专病专科中医古今证治通览丛书

# 肠易激综合征

主　编　黄绍刚　黄穗平

中国中医药出版社
·北京·

图书在版编目（CIP）数据

肠易激综合征／黄绍刚，黄穗平主编．—北京：中国中医药出版社，2015.9
（专病专科中医古今证治通览丛书）
ISBN 978－7－5132－1370－7

Ⅰ．①肠… Ⅱ．①黄… ②黄… Ⅲ．①结肠－肠疾病－综合征－中医治疗学 Ⅳ．①R259.746.2

中国版本图书馆 CIP 数据核字（2013）第 048970 号

中国中医药出版社出版
北京市朝阳区北三环东路 28 号易亨大厦 16 层
邮政编码 100013
传真 010 64405750
北京市泰锐印刷有限责任公司印刷
各地新华书店经销
*
开本 880×1230 1/32 印张 17.25 字数 342 千字
2015 年 9 月第 1 版 2015 年 9 月第 1 次印刷
书 号 ISBN 978－7－5132－1370－7
*
定价 45.00 元
网址 www.cptcm.com


**社长热线 010 64405720**
**购书热线 010 64065415 010 64065413**
**微信服务号 zgzyycbs**
**书店网址 csln.net/qksd/**
**官方微博 http://e.weibo.com/cptcm**
**淘宝天猫网址 http://zgzyycbs.tmall.com**

# 《专病专科中医古今证治通览丛书》

## 编委会

专病专科中医古今证治通览丛书

# 《肠易激综合征》
## 编委会

主　编　黄绍刚　黄穗平

副主编　黎颖婷　张海燕　杨小波

编　委　(按姓氏笔画排序)

丁冠福　李建华　陈　娜　陈利清

陈君千　林仰锦　林瑞达　胡丽娟

蔡俊媛

# 邓序

中医药学源远流长，是中华民族在与疾病长期斗争过程中积累的宝贵财富，薪火传承，流传至今，历代医家为后人留下了宝贵的财富。

中医历来重视名家的理论和经验，千百年来形成了一本又一本以《黄帝内经》《伤寒杂病论》等经典著作与各家学说为代表的中医古籍，构筑了中医学的理论体系和实践模式。可以说，离开了这些中医古籍，中医的临床实践和学术创新则犹如无根之木，难以生存和发展。张仲景在其《伤寒论》序中曾感叹“观今之医，不念思求经旨，以演其所知，各承家技，始终顺旧……夫欲视死别生，实为难矣。”话中指出了研读经典古籍的重要性。欲诣扶桑，非舟莫适；中医经典古籍对后来者犹如甘饴，胜似帆满行舟；遂有仲景“勤求古训，博采众方”著成伤寒；孙思邈“道合古今，学殚术数”而传千金；李时珍“长耽嗜典籍，若啖蔗饴”编纂本草。大凡传世之名家，无不穷搜博采，攻读名著无数。

目前，据统计，《全国中医图书联合目录》（1991 年出版）收载中医药图书12124种，其中古籍文献8000余种。随着社会发展，中医的现代著作和研究文献亦与日俱增，所形成的古今文献库虽然为后人储备了丰富的知识和经验，但浩瀚的数量也给使用者带来针对性不强和检阅不便等问题。本书之出版，对解决上述的问题大有帮助，可为读者提供一些专病专科的综合性文献汇编，使专病专科古今文献的检阅更加便利，以拓宽视野和提高专科的临床应用水平，有助于专病专科的建设与发展。故乐为之序。

邓铁涛

2012年9月

# 陈序

文献是人类文明延续的火种，历朝历代，无不重视书目的整理和汇编，使知识能得到传承，后人能从中获得启发，它是一切知识创新的源头。随着社会发展，越来越多的技术和方法被用于文献的研究，以促进知识经验的显性化，提高人们对知识的掌握和利用能力。

循证医学的目的，是系统评价现有的可及的医学证据，从而获取当前最佳的诊疗措施，并进一步形成诊疗方案和指南，以提高疗效，减少差错。目前，国际上认为中医经典文献和专家经验的证据级别不高，在一定程度上限制了先前医家经验的传承、传播和应用。然而，中医发展至今，几千年来积累的证治经验是一个巨大的宝库，只是这些宝贵的经验多藏于古籍的字里行间且表述形式各异，不一定为人们所知晓和掌握应用。通过科学的评价方法，从中汲取有效的经验并筛选特色优势技术，并将其汇编成书，不仅是一件十分有意义的工作，也是提升中医药证据级别和临床疗效的途径之一，更是促进中医循证医学发展的必由之路。

由广东省中医院组织编纂的《专病专科中医古今证治通览》系列丛书，选择临床中具有中医特色和优势的病种，运用循证医学理念进行文献评价研究。从病名源流、病因病机、辨证治疗及方药、名医经验和医案角度进行古今文献的系统阐述，同时汇编相关的古籍文献条文供读者考证，以求起到探古求源，佐助临证，提高疗效的作用。书中文献查阅较为翔实，涵盖了新中国成立之前的中医经典著作和近年来现代中医临床应用经验，条理清晰，经纬分明，内容实用，可作为广大中医工作者和医学生的辅助读物。

该丛书的出版，不仅是对中医古今文献的综合集成，也是针对文献进行的二次研究和诠释，有利于加强专病专科建设，提升中医临床水平和服务能力，促进中医药发展。

是以为序。

陈可冀

2012年9月

# 前言

中医学具有其独特的哲学基础、基本理论体系、诊疗实践和教学模式，以及研究范式，并在学科自身发展中发挥了重要的作用。中医学术传承与发展的关键在于人才培养，而人才成长最关键的环节则是："读经典，跟明师"。正如晋·葛洪《抱朴子·勖学》中指出："夫不学而求知，犹愿鱼而无网焉，心虽勤而无获矣……欲见无外而不下堂，必由之乎载籍；欲测渊微而不役神，必得之乎明师。"

中医古籍传载了中医学术发展的主要成果，是发掘中医诊疗特色优势的巨大宝库。古代医家在勤求古训、精研理论的同时，努力学习前贤的证治方药针术经验，运用于自己的临床实践，迅速提高了他们的诊疗能力。不过在某些时候，若非师授家传，要获得高水平的中医典籍，并非易事。如中医大家孙思邈就在《备急千金要方》中发出"江南诸师秘仲景要方不传"的感慨。今天，中医学得到了长足的发展，获取中医典籍已经不像以往那么困难。随着中医学术的发展，现代中医文献日益增多，如何更有效率地发掘现代文献和古籍中的知识，加以学习利用，成为了中医临床工作者新的挑战。

目前，专病专科中医特色优势的形成与巩固，成为了继续提升中医临床诊疗水平的有力抓手。同时通过中医学和西医学两个视角认识疾病，围绕临床关键问题，优化主攻病种的诊疗方案，进一步形成具有中医特色优势的临床路径，提高临床综合服务能力，解决群众关注点健康问题，是各中医院、中医专科建设的主要内容，也是中医工作者实践和发展循证中医学的历史任务。

中医学的传承与发展一直体现着循证医学的理念，只是并未把这种理念完全清晰地表述出来。循证医学创立人之一 Dr. David L. Sackett 在《循证医学：如何教学与实践》中指出：循证医学理念起源于中国乾隆年间的《考证》一书。宋代的中医古籍《本草图经》中就已经描述了验证人参真伪的人体试验方法。景方建、刘志杰等通过对以《伤寒杂病论》为代表的汉传中医的深入研究，从中医学的证据筛选、推荐等方面进行探讨，认为“汉传中医是最古老的循证医学；现代研究循证医学，不承认和参考中医古代综合循证医学理念是不诚实也不现实的”。而近年来，国内外循证中医学研究方兴未艾，发表了大量文献，积累了宝贵的经验，同时也取得令人鼓舞的成绩。

根据循证医学的要求，临床关键问题的处理原则和解决措施应有足够的证据支持。文献研究是证据的主要来源之一，文献证据的收集和评价是制订诊疗方案的关键环节。专病专科的现代中医文献中不乏名医大家的真知灼见，设计严谨的高质量临床研究报告，以及行业学术组织的标准方案，但从方法学上看，高级别证据来源相对仍比较匮乏，因此进行现代文献研究的同时，有必要进行古籍研究，寻找补充证据。从古文献宝库中挖掘专科专病诊疗过程相关的内容并加以整理，不仅可为疾病的诊治提供更多的思路，更重要的是寻找和评价古籍证据，增强诊疗方案制定过程的科学性，最终达到使诊疗方案具备和凸显中医特色优势的目的。

众所周知，葛洪《肘后方·治寒热诸疟方第十六》中的记载，对我国具有自主知识产权、被国际公认的一类新药青蒿素的研发起到了至关重要的作用。诚然，“青蒿一握，切，以水二升渍，绞取汁，尽服之”这一有效的方法，在青蒿素发明之前并没有成为中医临床工作者治疗疟疾时的普遍选择。这一事实警醒我们，古籍中尚有许多珍宝，有待认真发现、甄别、验证，并加以创新，才能更好地履行我们肩负的发挥中医优势、保护人民健康的伟大使命。

广东省中医院历来重视专病专科建设，把“为患者提供最佳的诊疗方案，探索构建人类最完美的医学”作为医院和专科建设的最高目标。在卫生保健领域，广东省中医院开展临床路径、中医健康辨识和促进等研究，积累了较丰富的实践和研究经验。本丛书以此为基础，归纳整理了多个专科专病诊疗相关的中医古今证治文献内容，可作为中医专病专科建设单位的参考工具，也可作为医学生或对中医学感兴趣之人的读物。

本书编写过程中承蒙国家中医药管理局有关领导、中国中医药出版社和国内诸多知名教授、专家的大力支持、指导和帮助，谨在此向他们致以最诚挚的谢意。

诚然，中医古今文献浩如烟海，临床研究日新月异，虽然该丛书耗费了巨大的人力和时间，但仍未能包罗万象。另外，丛书是从专科临床实践角度出发进行整理，属于新的尝试和探索，对古籍实际内容的研究深度、广度相对有限，加上编者对古籍的点校、出版、校勘、辑佚、训诂等学识有限，书中未周、不妥或错漏之处在所难免，诚盼广大同仁及读者批评指正，以便再版时改正。

《专病专科中医古今证治通览丛书》编委会

2012年9月10日

# 编写说明

肠易激综合征是消化科临床上最为常见的功能性胃肠病之一，发病率呈逐年增高趋势，病情虽不至于危及生命，但严重影响患者的生活质量。本病有着复杂的临床表现和病理生理学变化，中医治疗从整体出发，具有综合作用和独特优势。

肠易激综合征是现代医学病名，传统中医学无肠易激综合征的病名，但古代中医对其相关探索已有数千年历史，从先秦时期到现代，历代医家通过长期的临床观察和实践认识，逐渐完善了肠易激综合征的发病规律和辨证要点，总结了丰富的临床用药经验，积累了大量的文献资料。中医古籍浩如烟海，精伪并存，故系统总结各时期对该病的相关论述及独到之处，回顾和研究不同阶段的特点，对今后深入探讨本病辨证治疗是非常有益的。为总结和挖掘古今文献中的经验和证据，我们从专科专病的角度出发，以“泄泻”“泻”“泄”“溏”“下利”“利”“大便难”“大便秘涩”“大便不通”“便秘”“后不利”“阳结”“阴结”“脾约”“便闭”“实秘”“虚秘”“风秘”“痰秘”“冷秘”

"热秘""燥结""腹痛"等与肠易激综合征有关的中医病名为索引，搜罗了数百种有代表性的中医古籍，运用内容分析法，按病名、病因病机、辨证治疗、方药研究等进行归类总结，还按年代顺序及著者由远及近的排列顺序，把古代文献资料进行汇总。自战国时代始，截至民国时期，且每种医籍按书名、著者成书或刊发年代、篇目、条文顺序进行收录；同时，我们对本病相关的现代文献研究也逐一归纳分析；此外，我们还对国内研究肠易激综合征有较深造诣的名中医的临床经验进行了总结。

希望本书的出版能够对从事中医、中西医胃肠病研究的工作者有所帮助，对从事中医古籍整理及文献研究的研究者有所启迪。同时，由于编者的水平和能力所限，书中错漏在所难免，希望读者提出宝贵意见，以便再版时进一步修订提高。

编者

2014 年 10 月

# 目　录

## 上　篇　肠易激综合征中医文献研究

## 下　篇　肠易激综合征古代文献汇编



## 附　篇　肠易激综合征文献检索过程

# 上篇

## 肠易激综合征中医文献研究

肠易激综合征（irritable bowel syndrome，IBS）是肠道动力和内脏感觉异常的胃肠功能性疾病，是指一组包括排便习惯改变（腹泻/便秘）、粪便性状异常（稀便、黏液便/硬结便）、腹痛及腹胀等临床表现的症候群，症状持续存在或间歇发作。肠易激综合征在中医古籍中没有明确的病名，根据其临床表现，本病属于中医学的“泄泻”“便秘”“腹痛”等范畴。在古籍文献中，“泄泻”又涉及“泄泻”“泻”“泄”“溏”“下利”“利”等，而便秘又涉及“大便难”“大便秘涩”“大便不通”“便秘”“后不利”“阳结”“阴结”“脾约”“便闭”“实秘”“虚秘”“风秘”“痰秘”“冷秘”“热秘”“燥结”等。由于肠易激综合征以腹痛或腹部不适伴有排便习惯和（或）大便性状异常为特征，故本次检索中把涉及“泄泻”“便秘”“腹痛”的条文逐一阅读分析，如泄泻、便秘伴有腹痛或腹部不适即可纳入本病研究范畴。故本次病名检索词包括：泄泻、泻、泄、溏、下利、利、大便难、大便秘涩、大便不通、便秘、后不利、阳结、阴结、脾约、便闭、实秘、虚秘、风秘、痰秘、冷秘、热秘、燥结、腹痛等。鉴于泄泻、便秘、腹痛的临床表现不同，故将文中所涉及的中医古籍文献研究按泄泻、便秘和腹痛分别进行论述。

# 第一章 肠易激综合征的中医病名

## 第一节 中医病名源流

### 一、有关“泄泻”的中医病名

泄泻是指以大便次数增多，粪质溏薄或完谷不化甚至泻出如水样为临床特征的病证。

早期中医并无“泄泻”病名，但相关病证内容已经出现。《黄帝内经》所言诸泄内容涵盖全面，有濡泄、飧泄、洞泄、鹜溏、溏泄、后泄等。《难经·五十七难》从脏腑角度提出“五泄”，即“胃泄”“脾泄”“大肠泄”“小肠泄”及“大瘕泄”。张仲景《伤寒杂病论》无“泄泻”之名，将痢疾和泄泻统称为“下利”；《金匮要略》中始列“呕吐哕下利病脉证”专篇，对“下利”进行详细的讨论。自此，后世医家多泄利并称。宋代是对泄泻病名认识发展的一个转折时期，至宋始有“泄泻”之名，《太平圣惠方》记载：“治脾劳，胃气不和，时有泄泻，食少无力，宜服松脂丸方。”陈无择《三因极一病证方论》开始出现“泄泻”

专篇，后世医家遂逐渐开始分篇论述泄泻，“泄泻”之名由此确立。

（一）先秦两汉时期

先秦两汉时期，并未出现泄泻病名，其相关内容多列为病证而论。

1.《黄帝内经》

《黄帝内经》所言诸泄，除无“泄泻”之名外，几乎包括后世所言之大部分泄泻相关病名：濡泄、飧泄、洞泄、鹜溏、溏泄、后泄等。

（1）濡泄

《素问·六元正纪大论篇第七十一》：“故风胜则动，热胜则肿，燥胜则干，寒胜则浮，湿胜则濡泄，甚则水闭胕肿，随气所在，以言其变耳。”

（2）飧泄

《素问·藏气法时论篇第二十二》：“脾病者，身重善肌肉痿，足不收，行善瘈，脚下痛；虚则腹满肠鸣，飧泄食不化，取其经，太阴阳明少阴血者。”

《灵枢·论疾诊尺第七十四》：“大便赤办，飧泄，脉小者，手足寒，难已。飧泄，脉小，手足温，泄易已。”

（3）洞泄

《素问·生气通天论篇第三》：“因于露风，乃生寒热。是以春伤于风，邪气留连，乃为洞泄，夏伤于暑，秋为疟。”

（4）鹜溏

《素问·气交变大论篇第六十九》：“复则埃郁，大雨且至，黑气乃辱，病鹜溏腹满，食饮不下，寒中肠鸣，泄注腹痛……”

《素问·至真要大论篇第七十四》曰：“阳明在泉，客胜则清气动下，少腹坚满而数便泻；主胜则腰重痛，少腹生寒，下为鹜溏。”

《素问·至真要大论篇第七十四》曰：“春行秋令，则大凉革候，革候则病咳，腹中鸣，注泄鹜溏矣。”

（5）溏泄

《素问·气交变大论篇第六十九》曰：“岁土太过……病腹满溏泄，肠鸣，反下甚；岁水太过……病腹满溏泄，肠鸣；岁木不及……民病中清，胠胁痛，少腹痛，肠鸣、溏泄。”

《素问·至真要大论篇第七十四》云：“少阴之胜，心下热，善饥，齐下反动，气游三焦，炎暑至，木乃津，草乃萎，呕逆躁烦，腹满痛，溏泄，传为赤沃。”

（6）后泄

《素问·举痛论篇第三十九》：“寒气客于小肠，小肠不得成聚，故后泄腹痛矣。”

2.《难经》

《难经·五十七难》从脏腑角度提出了“五泄”，谓：“泄凡有五，其名不同。有胃泄，有脾泄，有大肠泄，有小肠泄，有大瘕泄，名曰后重。胃泄者，饮食不化，色黄。脾泄者，腹胀满，泄注，食即呕吐逆。”

3.《伤寒杂病论》

张仲景在《金匮要略·呕吐哕下利病脉证并治》篇中

将泄泻、痢疾统称为下利。

《金匮要略·呕吐哕下利病脉证治第十七》：

“下利脉沉弦者，下重；脉大者，为未止；脉微弱数者，为欲自止，虽发热不死。

下利手足厥冷，无脉者，灸之不温，若脉不还，反微喘者，死。少阴负趺阳者，为顺也。

下利有微热而渴，脉弱者，今自愈。

下利脉数，有微热，汗出，今自愈；设脉紧，为未解。

下利脉反弦，发热身汗者，自愈。

下利脉沉而迟，其人面少赤，身有微热，下利清谷者，必郁冒，汗出而解。病人必微厥，所以然者，其面戴阳，下虚故也。

下利后脉绝，手足厥冷，晬时脉还，手足温者生，脉不还者死。”

（2）《金匮要略·五藏风寒积聚病脉证并治第十一》：“大肠有寒者，多鹜溏；有热者，便肠垢。小肠有寒者，其人下重便血；有热者，必痔。”

（3）《金匮要略·水气病脉证并治第十五》：“师曰：寸口脉沉而迟，沉则为水，迟则为寒，寒水相搏，趺阳脉伏，水谷不化，脾气衰则鹜溏。”

（二）晋隋唐时期

这个时期泄泻相关病名的发展，与先秦两汉时期变化不大，多以《黄帝内经》“诸泄”和《伤寒杂病论》“下利”而言。张仲景所言之“下利”，这一时期更发展为“下痢”“泄痢”，两个病证混谈的情况更为多见，医家、方家都未对此加以区别，大致言“洞泄”“溏泄”“飧泄”“鹜溏”“肠垢”“注泄”之类。

杨上善《黄帝内经太素》曰：“五泄有溏泄、鹜泄、飧泄、濡泄、滑泄也，此乃五泄。”此与《难经》所云：“五泄”不同，是从病因病性和病状上描述泄泻。

（三）宋金元时期

宋代是对泄泻病名认识发展的转折时期，自宋代开始，始有“泄泻”之名，最早见于《太平圣惠方》中，至《三因极一病证方论》开始设立“泄泻”专篇，李东垣、朱丹溪等论及泄泻，均用“泄泻”之名。

1.《太平圣惠方》

《太平圣惠方》出现“泄泻”内容之条文：“治脾劳，胃气不和，时有泄泻，食少无力，宜服松脂丸方。”但本书并未将泄与痢分门别类，多“泄利”统称，如《太平圣惠方·卷第八十四·治小儿吐利诸方》云：“夫小儿吐利者，由肠虚而胃气逆故也，小儿有解脱，而风冷入于肠胃，则泄利。”

2.《圣济总录》

《圣济总录》始有关于“泄泻”的专章论述，包括濡泄、大便不禁、产后泄泻，自此泄泻与痢疾衮同而治之弊始有改善。

3.《三因极一病证方论》

陈无择《三因极一病证方论》开始出现“泄泻”专篇，《三因极一病证方论·卷十一·泄泻叙论》云：“方书所载泻利，与《经》中所谓洞泄、飧泄、溏泄、溢泄、濡泄、水谷注下等其实一也，仍所因有内外不内外差殊耳。”指出泻利即前人所谓洞泄、飧泄、溏泄、溢泄、濡泄、水谷注下等，“泄泻”之名由此确立。后世医家逐渐开始例分篇论述泄泻。

4.《素问玄机原病式》

刘完素从泄泻寒热为分，提出“暴泄”“久泄”之异，至此首次出现“暴泄”“久泄”之名。《素问玄机原病式·六气为病》云：“暴注，卒暴注泄也。肠胃热甚而传化失常，火性疾速，故如是也。”

5.《儒门事亲》

张子和提出“五泄”之“五变”。《儒门事亲·卷十》云：“天之气一也。一之用为风、火、燥、湿、寒、暑。故湿之气，一之一也，相乘而为五变，其化在天为雨，在地为泥，在人为脾，甚则为泄。故风而湿其泄也，胃暑而湿其泄也，脾燥而湿其泄也，大肠热而湿其泄也，小肠寒而湿其泄也。”此乃“五泄”。又云：“大瘕，若胃不已，变而为飧泄；飧泄不已，变而为洞泄；洞泄不已，变而为脾泄寒中。此风乘湿之变也。若脾泄不已，变而为霍乱；霍乱不已，变而为注下；注下不已，变而为肿蛊。此暑乘湿之变也。若大肠泄不已，变而为胀；胀不已，变而为肠鸣；肠鸣不已，变而为支满溏。此燥乘湿之变也。若小肠泄不已，变而为肠；肠不已，变而为脏毒；脏毒不已，变而为前后便血。此热乘湿之变也。若大瘕泄不已，变而为脱肛；脱肛不已，变而为广肠痛；广肠痛不已，变而为乳痔肠风。此寒乘湿之变也。”此乃“五泄”之“五变”。

6.《医学启源》

张元素遵《难经》之言，把泄泻分为脾泄、胃泄、大肠泄、小肠泄、大瘕泄等五泄。《医学启源·卷之上》云："……次发脾泄，胃泄，大肠泄，小肠泄，大瘕泄，霍乱吐泻……"

7.《丹溪心法》

朱丹溪根据病因把泄泻分为寒泄、湿泻、伤食泻、禄食泻、脾肾泻、暑泻。《丹溪心法·泄泻十》云："泄泻，有湿、火、气虚、痰积。"又云："寒泄，寒气在腹，攻刺作痛，洞下清水，腹内雷鸣，米饮不化者……湿泻由坐卧湿处，以致湿气伤脾，土不克水，梅雨久阴，多有此病……伤食泻，因饮食过多，有伤脾气，遂成泄泻，其人必噫气，如败卵臭……有脾气久虚，不受饮食者，食毕即肠鸣腹急，尽下所食物，才方宽快，不食则无事，俗名禄食泻，经年不愈……虽省即饮食忌口，但得日间上半夜无事，近五更其泻复作，此病在肾，俗呼为脾肾泻……暑泻，因中暑热者，宜胃苓汤或五苓散，加车前子末少许甚效。"另外还提出了"痛泻"的病名。《丹溪心法·泄泻十》云："治痛泄，炒白术（三两），炒芍药（二两），炒陈皮（两半），防风（一两）。"

8.《世医得效方》

危亦林首次提出"酒泄"病名。《世医得效方·卷第五·大方脉杂医科》云："饮酒多，遂成酒泄，骨立不能食，但再饮一二盏泄作。"

（四）明清时期

这个时期的医家对泄泻病名的认识趋于完善，逐渐对泄与痢做出较为明确和完整的区分。明代医家从命门的角度论述泄泻，提出了“肾泄”“五更泄泻”的病名，清代医家多专篇论述泄泻。

1.《玉机微义》

徐彦纯首次明确地将痢疾与泄泻进行区分，在《玉机微义》中将痢疾称为“滞下”，泄泻称为“泻痢”，并分门而论。《玉机微义·卷五·滞下门·仲景治痢大法》云：“按丹溪曰仲景治痢可下者十法，可温者五法，或解表，或利小便，或待其自已，区别易治、难治、不治之证，至为详密，但与泄痢衮同立论而未分。今载于滞下门内，故于泻痢条内不载，宜于此通考焉。”

2.《周慎斋遗书》

周慎斋提出了“肾泄”的病名。《周慎斋遗书·卷七·阴虚》云：“若元阴不足而泄，名曰肾泄。”

3.《症因脉治》

秦景明提出了“五更泄泻”的概念。《症因脉治·卷四·泄泻论》云：“五更泄泻，多属肾虚……”

## 二、有关“便秘”的中医病名

便秘是指粪便在肠内滞留过久，秘结不通，排便周期延长；或周期不长，但粪质干结，排出艰难；或粪质不硬，虽有便意，但便而不畅的病证。

本病名属于中医学的“大便难”“大便秘涩”“大便不

通”“便秘”“后不利”“阳结”“阴结”“脾约”“便闭”“实秘”“虚秘”“风秘”“痰秘”“冷秘”“热秘”“燥结”等范畴。

便秘既是一个独立的病证，也可作为一个症状见于多种疾病。中医古籍对便秘的描述，最初是作为症状来记载的，最早出自马王堆帛书《阴阳十一脉灸经》，该书提出了“闭”的称谓，其后经过多年的演变，逐渐成为一个独立的病名。直至民国时期，“便秘”一词在1919年第5卷第3期的《中华医学杂志》中被使用后，才正式作为病名。

(一) 先秦两汉时期

这个时期的便秘仅作为症状来记载，没有形成一个独立的病证，既可见单指大便难的称谓，亦有对大小便难的合称。

1. 《阴阳十一脉灸经》甲本

便秘作为一个症状被记载，最早出自于马王堆帛书《阴阳十一脉灸经》，该书提出了“闭”的称谓。《阴阳十一脉灸经》甲本云：“大（太）阴脈（脉）：是胃脈（脉）殹（也）……其所［产病］：□□，心烦，死；心痛与復（腹）张（胀），死；不能食，不能卧，强吹（欠），三者同则死；唐（溏）泄，死；［水与］闭同则死，为十病。”

2. 《黄帝内经》

在《黄帝内经》中，便秘主要作为一个症状被记载，被称为“大便难”“后不利”“大便不利”“不能大便”“大便结”“大便干燥”“鬲肠不便”“时窘之后”“前后不通”“不得大小便”“大小便不利”“便溲难”等，内容散见全书，在《灵枢·本藏第四十七》中，首次使用“结”描述便秘。

（1）大便难

《灵枢·胀论第三十五》：“胃胀者，腹满，胃脘痛，鼻闻焦臭，妨于食，大便难。”

（2）后不利

《素问·厥论篇第四十五》：“太阴之厥，则腹满䐜胀，后不利，不欲食，食则呕，不得卧。”

（3）大便不利

《灵枢·杂病第二十六》：“厥气走喉而不能言，手足清，大便不利，取足少阴。……腹满，大便不利，腹大，亦上走胸嗌，喘息喝喝然，取足少阴。……心痛，腹胀，啬啬然，大便不利，取足太阴。”

（4）不能大便

《灵枢·杂病第二十六》：“腹满食不化，腹向向然，不能大便，取足太阴。”

（5）大肠结

《灵枢·本藏第四十七》：“黄帝曰：应之奈何？岐伯曰：肺应皮。皮厚者，大肠厚，皮薄者，大肠薄；皮缓，腹里大者，大肠大而长；皮急者，大肠急而短；皮滑者，大肠直；皮肉不相离者，大肠结。”

（6）大便干燥

《素问·本病论篇第七十三》：“阳明不退位，即春生清冷，草木晚荣，寒热间作。民病呕吐，暴注，食饮不下，大便干燥，四肢不举，目瞑掉眩。”

(7) 鬲肠不便

《素问·气厥论篇第三十七》:“膀胱移热于小肠，鬲肠不便，上为口糜。”

(8) 时窘之后

《灵枢·邪气藏府病形第四》:“小肠病者，小腹痛，腰脊控睾而痛，时窘之后，当耳前热，若寒甚，若独肩上热甚，及手小指次指之间热，若脉陷者，此其候也。手太阳病也，取之巨虚下廉。”

(9) 前后不通

《素问·玉机真藏论篇第十九》:“岐伯曰：脉盛，皮热，腹胀，前后不通，闷瞀，此谓五实。脉细，皮寒，气少，泄利前后，饮食不入，此谓五虚。”

(10) 不得大小便

《素问·长刺节论篇第五十五》:“病在少腹，腹痛不得大小便，病名曰疝，得之寒。刺少腹两股间，刺腰髁骨间，刺而多之，尽灵病已。”

(11) 大小便不利

《灵枢·病本第二十五》:“有客气，有同气。大小便不利治其标，大小便利，治其本。”

(12) 便溲难

《灵枢·杂病第二十六》:“厥而腹向向然，多寒气，腹中榖榖，便溲难，取足太阴。”“心痛引小腹满，上下无常处，便溲难，刺足厥阴。”

3.《难经》

《难经》对便秘的论述较少，使用“溲便难”的称谓。

《难经·十六难》云："假令得肝脉，其外证：善洁，面青，善怒；其内证：脐左有动气，按之牢若痛；其病：四肢满，闭淋（癃），溲便难，转筋。有是者肝也，无是者非也。"

4.《神农本草经》

《神农本草经》采用"大小便不通"的称谓。《神农本草经·〈本草经〉佚文》云："夫大病之主，有中风伤寒，寒热温疟，中恶霍乱，大腹水肿，肠澼下利，大小便不通，贲肫，上气，咳逆，呕吐，黄疸，消渴，留饮，癖食，坚积，癥瘕，惊邪癫病，鬼注，喉痹，齿痛，耳聋，目盲，金创，踒折，痈肿，恶创，痔瘘，瘿瘤。男子五劳七伤、虚乏羸瘦，女子带下崩中、血闭阴蚀，虫蛇蛊毒所伤。此大略宗兆。其间变动枝叶，各宜依端绪以取之。"此处大小便不通代指一类病证，但说法笼统，未能形成一个独立的病名。

5.《伤寒杂病论》

《伤寒杂病论》中，沿用《黄帝内经》的"大便难"称谓，同时又使用"阳结""阴结""脾约""大便硬""不大便""不更衣""大便坚""闭"等。张仲景在《伤寒杂病论》中首次提出了"阴结""阳结""脾约"的称谓来描述便秘，为后世所引用。

（1）阳结、阴结

《伤寒论·辨脉法第一》云："其脉浮而数，能食，不大便者，此为实，名曰阳结也，期十六日当剧。其脉沉而迟，不能食，身体重，大便反硬，名曰阴结也，期十四日当剧。”此处从脉象来描述便秘，首次提出了阳结、阴结的病名。

(2) 脾约

《伤寒论·辨阳明病脉证并治第八》：“太阳阳明者，脾约（一云络）是也。”仲景首次提出“脾约”的称谓，一直沿用至今。

(3) 大便硬

《伤寒论》用“大便硬”来描述便秘，并首次描述了大便硬的程度，如“大便微硬”“初头硬”等。《伤寒论·辨不可下病脉证并治第二十》：“无阳阴强，大便硬者，下之则必清谷腹满。”

(4) 不大便

《伤寒论·辨少阴病脉证并治第十一》：“少阴病，六七日，腹胀不大便者，急下之，宜大承气汤。”

(5) 不更衣

《伤寒论·辨阳明病脉证并治第八》：“太阳病发汗，若下、若利小便，此亡津液，胃中干燥，因转属阳明。不更衣，内实，大便难者，此名阳明也。”

(6) 大便坚

《金匮要略·消渴小便不利淋病脉证并治第十三》：“趺阳脉数，胃中有热，即消谷引食，大便必坚，小便即数。”《伤寒论》中以“硬”描述便秘，而《金匮要略》中则以“坚”来描述。

(7) 闭

《金匮要略·腹满寒疝宿食病脉证治第十》：“痛而闭

者，厚朴三物汤主之。”

（二）晋隋唐时期

这个时期对便秘的称谓有所改变，一方面继续沿用前人的称谓，另一方面又提出了新的称谓。《诸病源候论》首次将便秘列为一个独立的病证来论述，而在《备急千金要方》中，便秘正式独立而成病，此后，便秘正式作为一个独立的病证来阐述。

1.《脉经》

《脉经》中便秘仍作为症状论述，沿用前人“大便难”“大便不利”“大便坚”“不得大小便”的称谓，又使用“闭塞不通”“秘塞之病”“泾溲不利”等名称。

（1）闭塞不通

在论述脏腑传变时，王叔和均使用“闭塞不通”来描述便秘。如《脉经·卷六·脾足太阴经病证第五》云：“病先发于脾，闭塞不通，身痛体重。”

（2）秘塞之病

《脉经·卷六·脾足太阴经病证第五》：“寒在胸膈，上虚下实，谷气不通，为秘塞之病。”此处首次使用秘塞之病来描述便秘。

（3）泾溲不利

《脉经·卷六·脾足太阴经病证第五》：“脾气虚，则四肢不用，五脏不安；实，则腹胀，泾溲不利。”

2.《诸病源候论》

《诸病源候论》最早将便秘作为一个独立的病证进行讨论。在病名上，其继承前人之说，仍沿用“大便难”“大便不通”“大便不利”“不得大小便”等称谓，又提出“秘涩”“大便秘难”的称谓，其首次使用“秘”“涩”的称谓，为后世一直沿用至今。

（1）秘涩

《诸病源候论·卷之四·虚劳病诸候下（凡三十六论）》云：“此由肠胃间有风热故也。凡肠胃虚，伤风冷则泄利；若实，有风热，则秘涩也。”

（2）大便秘难

《诸病源候论·卷之六·解散病诸候（凡二十六论）》云：“将适失宜，犯温过度，散势不宣，热气积在肠胃，故大便秘难也。”

3.《备急千金要方》

《备急千金要方·卷十五·脾脏方（凡十类）·秘涩第六》中将便秘称为“秘涩”，并独立形成一门，提出了大量的方药，标志着便秘正式成为一个独立的病名。

4.《外台秘要》

王焘《外台秘要》沿用“大便难”“大便不通”及“大便秘涩不通”的称谓，专设三节分别论述。《外台秘要·卷第二十七·许仁则大便暴闭不通方二首》中引许仁则“气秘”“风秘”之说，提示“风秘”“气秘”的说法始于唐朝。

（三）宋金元时期

这个时期对于便秘的称谓，多沿用前人之说，如“大便难”“大便不通”“秘涩不通”“秘涩”等，也有医家提出新的称谓。

1.《类证活人书》

此书首次使用“大便秘”的称谓，但未对便秘进行专门论述，仅作为症状出现，大便秘未能成为一个正式的病名。《类证活人书·卷第四》云：“假令手足逆冷而大便秘，小便赤，或大便黑色，其脉沉而滑者，皆阳证也。”

2.《圣济总录》

《圣济总录·卷九十七·大小便门·大便秘涩》从病因病机上来命名便秘，提出了“风秘”“热秘”“冷秘”“虚秘”的概念。“风秘”之名，前人已有，然“热秘”“冷秘”“虚秘”，则于此书首见。

3.《三因极一病证方论》

陈无择使用“秘结”的称谓，又提出了“脏结”的称谓，首次以“结”来作为便秘的名称。《三因极一病证方论·卷之十二·秘结证治》云：“或脏气不平，阴阳关格，亦使人大便不通，名曰脏结。”

4.《素问病机气宜保命集》

刘完素明确将便秘分为虚实两类，提出了“实秘”的称谓。《素问病机气宜保命集·卷中·泻痢论十九》云：“实秘者物也，虚秘者气也。”

5.《儒门事亲》

张从正把便秘称为“大便涩滞”“大便燥结”。《儒门事亲·卷四·大便涩滞二十一》《儒门事亲·卷七·燥形·大便燥结九十》将其独立成篇来论述。

6.《兰室秘藏》

李东垣称便秘为“大便结燥”。并提及了“热燥”“风燥”“阳结”“阴结”等不同类型的便秘。《兰室秘藏·卷下·大便结燥门·大便结燥论》云：“然结燥之病不一，有热燥，有风燥，有阳结，有阴结，又有年老气虚，津液不足。”

7.《严氏济生方》

严用和把便秘分为风秘、气秘、湿秘、寒秘、热秘。“气秘”一证首见于《鸡峰普济方》，然名称则首见于本书，“湿秘”一证首见于本书。《严氏济生方·大便门·秘结论治》云：“又论：秘凡有五，即风秘、气秘、湿秘、冷秘、热秘是也。”

（四）明清时期

这一时期对便秘的论述，多沿用前人的称谓。同时亦出现了“便秘”“痰秘”“血秘”的病名。

1.《秘传证治要诀及类方》

戴思恭首次正式用“大便秘”命名便秘，独立成《秘传证治要诀及类方·卷之八·大小腑门》一门。

2.《医学入门》

李梴《医学入门》沿用“燥结”论述便秘，并在《医学入门·外集·卷五·小儿门·痘证》中提出“三四日不便者为秘”，对便秘的天数做出了明确的界定。

3.《万病回春》

龚廷贤以“大便闭”论述便秘，首次以“大便闭”作为病名，并总结前人论述的病因，以病因命名，提出了“风闭”“气闭”“热闭”“虚闭”“寒闭”“湿闭”的概念。

4.《丹台玉案》

本书使用了“便秘”一词，但仅作为症状散见于全书中，仍沿用了前人“秘结”作为病名，著成《丹台玉案·卷之五·秘结门》以论述。

5.《景岳全书》

景岳沿用“秘结”之名，认为前人对便秘的分类过于繁杂，故只分阴结、阳结两类。《景岳全书·卷之三十四·天集·杂证谟·秘结》云：“不知此证之当辨者惟二，则曰阴结、阳结而尽之矣。”此外，景岳对排便时间、排便感觉、粪质做出了描述，指出欲解不解、排便不畅、大便不干硬均属便秘。《景岳全书·卷之三十四·天集·杂证谟·秘结》云：“大便本无结燥，但连日或旬日欲解不解，或解止些须而不能通畅，及其既解，则仍无干硬。”

6.《张氏医通》

张璐将便秘分为风秘、气秘、痰秘、冷秘、热秘、虚秘、实秘，首次提出了“痰秘”的病名。《张氏医通·卷七·大小府门·大便不通》云：“故古人有胃实脾虚、风秘气秘痰秘、冷秘热秘、虚秘实秘之分，临证所当细察详问也。”

7.《医碥》

何梦瑶将便秘分为热结、寒结、气秘、血秘、风秘，首次提出了“血秘”的病名。《医碥·卷三·杂症·大便不通》云：“有血秘，老人（老人后门固，寿之征）、产妇（产后有秘至数十日者，勿亟通之）。”

## 三、有关“腹痛”的中医病名

腹痛是指以胃脘以下，耻骨毛际以上部位发生疼痛为主要表现的病证。

腹痛作为一个常见的症状，在临床上多种急慢性病证过程中均可出现。由于肠易激综合征是以腹痛或腹部不适伴有排便习惯和（或）大便性状异常为特征的功能性疾病，故本次检索中，仅限于以慢性腹痛为主要表现的中医内科病证，外科病证及妇科病证不属于本研究范畴，内科的其他病证，如痢疾、霍乱、积聚、鼓胀、虫证等病证引起的腹痛症状，亦不属于本研究范畴。

### （一）先秦两汉时期

先秦时期的古籍中，腹痛主要作为一个临床症状出现。到两汉南北朝时期，腹痛逐渐向病名演变。

#### 1.《山海经》

“腹痛”一词，最早见于《山海经》。《山海经·北山经》云：“又北三百五十里曰梁渠之山。……有鸟焉，其状如夸父，四翼、一目、犬尾，名曰嚣，其音如鹊，食之已腹痛，可以止衕。”衕即是腹泻。

#### 2.《足臂十一脉灸经》

早期对腹痛论述较为详细的当属马王堆帛书《足臂十一脉灸经》，云：“足泰（太）阳阴（脉）……其病：病足大指废，胻内兼（廉）痛，股内痛，腹痛，腹张（胀），复口，不朁（嗜）食，善意（噫），心口，善肘。”帛书整理小组认为“肘”即指“小腹疾”。

3.《黄帝内经》

《黄帝内经》中有论及腹痛的条文，又记载了与腹痛相关的不同名称，如“环脐而痛”“肠鸣腹痛”“腹皮痛”“肠中切痛”“腹满痛”等。

（1）环脐而痛

《素问·腹中论篇第四十》：“帝曰：人有身体髀股胻皆肿，环脐而痛，是为何病？岐伯曰：病名伏梁，此风根也。”

（2）肠鸣腹痛

《素问·气交变大论篇第六十九》：“复则埃郁，大雨且至，黑气乃辱，病鹜溏腹满食饮不下寒中，肠鸣泄注，腹痛暴挛痿痹，足不任身，上应镇星辰星，玄谷不成。”

（3）腹皮痛

《灵枢·经脉第十》：“任脉之别，名曰尾翳，下鸠尾散于腹，实则腹皮痛，虚则痒搔，取之所别也。”

（4）肠中切痛

《灵枢·经脉第十》：“厥气上逆则霍乱，实则肠中切痛，虚则鼓胀，取之所别也。”

（5）腹满痛

《素问·至真要大论篇第七十四》：“少阴之胜，心下热，善饥，齐下反动，气游三焦，炎暑至，木乃津，草乃萎，呕逆躁烦，腹满痛，溏泄，传为赤沃。”

4.《中藏经》

《中藏经》中有腹中痛之名。《中藏经·论胃虚实寒热生死逆顺脉证之法第二十七》云：“胃者，腑也，又名水谷之海。……虚则肠鸣胀满，引水滑泄；寒则腹中痛，不能食冷物。”

5.《伤寒杂病论》

张仲景使用“绕脐痛”“少腹急结”“少腹里急”等称谓。

（1）绕脐痛

《伤寒论·辨阳明病脉证并治第十六》：“病人不大便五六日，绕脐痛，烦躁，发作有时者，此有燥屎，故使不大便也。”

（2）少腹急结

《伤寒论·辨太阳病脉证并治中第十四》：“太阳病不解，热结膀胱，其人如狂……外解已，但少腹急结者，乃可攻之，宜桃核承气汤。”

（3）少腹里急

《伤寒论·辨阴阳易差后劳复病脉证并治第十四》：“伤寒，阴阳易之为病，其人身体重，少气，少腹里急，或引阴中拘挛，热上冲胸，头重不欲举，眼中生花，膝胫拘急者，烧裩散主之。”

（二）晋隋唐时期

这个时期对腹痛的论述，医家多沿用前人的称谓。如王叔和《脉经》沿用前人的“腹中绞痛”“腹中满痛”“少腹里急”等称谓。葛洪《肘后备急方》中用“心腹烦痛”“腹内坚痛”的名称。至《诸病源候论》，开始将腹痛作为一个独立的病名。

巢元方《诸病源候论》将腹痛作为一个独立的病名，

并总结前人提出的有关腹痛的其他名称，如“腹中痛”“绕脐痛”“腹满痛”“腹急痛”“腹绞痛”“少腹肿痛”“肠内切痛”“少腹痛”“腹中尽痛”“腹内急痛”“心腹绞痛”“心腹刺痛”“心腹懊痛”“小腹切痛”“腹中苦痛”“肠内结痛”等名称。在这些名称中，以“腹痛”为最常见的表述称谓。《诸病源候论》将腹痛、心痛相提并论，说明两者是不同的两种病证，不能将其混为一谈。

（三）宋金元时期

这个时期，各医家对腹痛的相关病名有了新的论述。

1.《类证活人书》

朱肱提出“腹满时痛”的称谓。《类证活人书·卷第一》云：“问伤寒四五日，腹满咽干，手足自温，或自利不渴，或腹满时痛，尺寸俱沉细，此足太阴脾经受病也。”

2.《素问病机气宜保命集》

刘完素提出“腹中虚痛”的称谓。《素问病机气宜保命集·卷中·泻痢论第十九》云：“诸下痢之后，小便利而腹中虚痛不可忍者，此谓阴阳交错，不和之甚也，当服神效越桃散。”

3.《脾胃论》

李东垣提出“腹中刺痛”的称谓。《脾胃论·卷上·脾胃盛衰论》云：“腹中刺痛，或周身刺痛者；或里急者，腹中不宽快是也；或虚坐而大便不得者，皆血虚也，血虚则里急；或血气虚弱而目睛痛者，皆加当归身。”

（四）明清时期

这个时期医家多沿用前人有关腹痛的病名，少有创新之处。明朝前，医家多将胃脘痛和腹痛混称，明朝后才将两者明确分开，并专立腹痛病名。

秦景明《症因脉治·卷四·腹痛论》指出："痛在胃之下，脐之四旁，毛际之上，名曰腹痛。若痛在胁肋，曰胁痛。痛在脐上，则曰胃痛，而非腹痛。"明确指出了腹痛的病位，并且沿用至今。

（陈娜　黎颖婷　张海燕　李建华　胡丽娟）

## 第二节　中医病名现代研究

近几十年来，中医防治肠易激综合征的研究日趋受到重视，对肠易激综合征的病因病机、证候分型、治则方药的研究都取得了长足的进步。初步形成了一个较完整的理论体系。在这种情况下，中医关于肠易激综合征的病名问题也就日益突出了。没有一个统一的、恰当的病名，既不能满足中医临床、教学与科研的需要，也成为将肠易激综合征纳入中医内科学理论体系的主要障碍。纵观近年来对肠易激综合征的中医病名的研究，比较具有代表性的观点是中华中医药学会脾胃病分会于2010年发表的《肠易激综合征中医诊疗共识意见》：以腹痛、腹部不适为主症者，应属于中医"腹痛"范畴，可命名为"腹痛"；以大便粪质清稀为主症者，应属于中医"泄泻"范畴，可命名为"泄泻"；以排便困难、粪便干结为主症者，应属于中医"便秘"范畴，可命名为"便秘"；目前国内学者多用此种方式。

（黄穗平　黄绍刚）

# 第二章 肠易激综合征的病因病机

## 第一节 “泄泻”病因病机的古代文献研究

### 一、先秦两汉时期

先秦两汉时期是中医学早期经验的积累时期，并逐步对积累的经验进行了理论总结，为后世论治泄泻构建了基本框架。《黄帝内经》对该病病因病机进行了比较完整的阐述，为后世医家认识该病奠定了良好的理论基础。《伤寒论》虽将泄泻与痢疾统称为“下利”，但其强调辨证论治，倡六经辨证之理，从临床角度为后世治疗该病奠定了基础。

（一）《黄帝内经》对病因病机的认识

1. 外邪内侵

（1）感受寒邪

《素问·举痛论篇第三十九》：“寒气客于小肠，小肠不得成聚，故后泄腹痛矣。”《素问·至真要大论篇第七十四》："太阳之胜，寒入下焦，传为濡泄之类，是皆寒胜之为病也。"《素问·金匮真言论篇第四》："长夏善病洞泄寒中。"《灵枢·百病始生第三十八》："多寒则肠鸣飧泄，食不化。"

（2）感受风邪

《素问·生气通天论篇第三》："因于露风，乃生寒热，是以春伤于风，邪气留连，乃为洞泄……"

《素问·风论篇第四十二》："久风入中，则为肠风飧泄。"《素问·阴阳应象大论篇第五》："春伤于风，夏生飧泄。"《素问·脉要精微论篇第十七》："风成为寒热……久风为飧泄。"

（3）感受热邪

《素问·至真要大论篇第七十四》："诸呕吐酸，暴注下迫，皆属于热。"《灵枢·百病始生第六十六》："多热则溏出糜，留而不去。"

（4）感受湿邪

《素问·阴阳应象大论篇第五》："风胜则动，热胜则肿，燥胜则干，寒胜则浮，湿胜则濡泄。"另外《素问·六元正纪大论篇第七十一》亦云："故风胜则动，热胜则肿，燥胜则干，寒胜则浮，湿胜则濡泄，甚则水闭胕肿，随气所在，以言其变耳。"《素问·太阴阳明论篇第二十九》则曰"湿盛则濡泄。"

2. 饮食因素

（1）饮食不节

《素问·太阴阳明论篇第二十九》："饮食不节，起居不时者，阴受之……阴受之则入五脏……入五脏则䐜满闭塞，下为飧泄。”

（2）饮食太过

《素问·痹论篇第四十三》：“饮食自倍，肠胃乃伤。”

（3）饮食偏寒

《素问·风论篇第四十二》：“胃风之状……食寒则泄，诊形瘦而腹大。”

3．情志失调

《素问·调经论篇第六十二》：“志有余则腹胀飧泄。”《素问·举痛论篇第三十九》：“余知百病皆生于气也……怒则气逆，甚则呕血及飧泄，故气上矣。喜则气和志达，荣卫通利，故气缓矣。”

4．脏腑因素

《黄帝内经》所言诸泄责之于五脏，与脾胃、大小肠、肾之关系甚为密切，还指出大小肠为泄泻病位，并有感寒感热病证表现之不同；此外，从脉象上认识泄泻与肾脏、脾脏、肺脏、肝脏相关。

（1）与脾胃相关

《素问·至真要大论篇第七十四》云：“民病胃脘当心而痛，上支两胁，鬲咽不通，饮食不下，舌本强，食则呕，冷泄腹胀，溏泄，瘕水闭，蛰虫不去，病本于脾。”此言胃脘痛、腹胀、溏泄等皆因脾病所致。《灵枢·师传第二十九》云：“胃中寒，肠中热，则胀且泄。”《素问·藏气法时论篇第二十二》云：“脾病者……虚则腹满肠鸣，飧泄食不化，取其经，太阴阳明少阴血者。”此为脾虚、水谷运化不利而致飧泄。

（2）与大小肠相关

《素问·灵兰秘典论篇第八》："大肠者，传导之官，变化出焉。"此言大肠输泻五脏之浊，人之排泄与其关系密切。

《灵枢·胀论第三十五》："大肠胀者，肠鸣而痛濯濯，冬日重感于寒，则飧泄不化。"《素问·举痛论篇第三十九》："寒气客于小肠，小肠不得成聚，故后泄腹痛矣。"此言大小肠为寒邪所伤均可致泄泻。

《素问·痹论篇第四十三》："肠痹者，数饮而出不得，中气喘争，时发飧泄。"《灵枢·百病始生第六十六》："是故虚邪之中人也……留而不去，传舍于肠胃，在肠胃之时，贲响腹胀，多寒则肠鸣飧泄，食不化，多热则溏出糜。"《灵枢·师传第二十九》："肠中热，则出黄如糜。脐以下皮寒，肠中寒，则肠鸣飧泄。""肠中寒则肠鸣飧泄。胃中寒，肠中热，则胀且泄。胃中热，肠中寒，则疾饥，少腹痛胀。"上述条文言明大小肠为泄泻病位，同时指出肠道感受热邪则胀，粪便性质为黄糜；感受寒邪则肠鸣，粪便大多为清冷未消化食物。

（3）与肾相关

《素问·金匮真言论篇第四》："入通于肾，开窍于二阴"肾主大小便，司开阖。泄泻从肾论治之理，当是发于《黄帝内经》之论。另有《灵枢·营卫生会第十八》："下焦如渎。"乃是对下焦排泄粪便和尿液的形象说明，为后世从下焦论治泄泻奠定了理论基础。

（4）责之于五脏

《素问·太阴阳明论篇第二十九》：“食饮不节，起居不时者……阴受之，则入五藏。入六府，则身热不时卧，上为喘呼；入五脏，则䐜满闭塞，下为飧泄，久为肠澼。”此处以五脏统论，尤为重视太阴阳明二经表里关系。突出《内经》重视脾胃的思想，阐发了脾胃为后天之本的理论，而飧泄与肠澼之说也是最早关于泄泻与痢疾传变的认识。

《素问·咳论篇第三十八》：“故五脏各以治时感于寒则受病，微则为咳，甚者为泄为痛。”此处言五脏感寒于肺则为咳，肺与大肠相表里，寒邪传与肠腑则可致泄致痛，是脏病及腑的表现。

（5）与脏腑脉象相关

脉象可提示脏腑的虚衰。

《素问·脉要精微论篇第十七》：“胃脉实则胀，虚则泄。”脾胃脏腑相合，胃脉不足而泄，此处言胃脉之虚实，实则脾虚之泄，是腑病及脏的表现。

《素问·平人气象论篇第十八》：“尺寒脉细，谓之后泄。”所谓“脉细”，即尺脉细，乃肾元虚衰之象；肾主二阴下部，肾之衰在前后二阴的表现则是大小便失司。

《灵枢·邪气藏府病形第四》诊得肺脉“小甚为泄”，是其虚证；肾脉“小甚为洞泄”，乃肾虚不能固摄之证。

5. 与五运六气相关

《素问·气交变大论篇第六十九》：“本气位也，位天者，天文也；位地者，地理也；通于人气之变化者，人事也。故太过者先天，不及者后天，所谓治化而人应之也。”

此言人生天地之间，天地四时五运六气之变化亦影响及人，五运六气各有偏颇，故民亦随之而病。这部分内容主要从五运的太过与不及、六气的胜负来认识，其中不乏对泄泻的认识。

（1）岁木太过

《素问·气交变大论篇第六十九》："岁木太过，风气流行，脾土受邪。民病飧泄，食减，体重，烦冤，肠鸣腹支满，上应岁星。"岁木太过为"飧泄食减"，责之肝木过旺，横逆克脾土，脾脏受邪之证。

（2）岁土太过

《素问·气交变大论篇第六十九》："岁土太过，雨湿流行，肾水受邪。民病腹痛，清厥意不乐，体重烦冤，上应镇星。甚则肌肉萎，足痿不收，行善瘈，脚下痛，饮发中满食减，四支不举。变生得位，藏气伏，化气独治之，泉涌河衍，涸泽生鱼，风雨大至，土崩溃，鳞见于陆，病腹满溏泄肠鸣……"责之土湿伤脾，脾不自制而民病"腹满溏泄肠鸣"。

（3）岁水太过

《素问·气交变大论篇第六十九》："岁水太过，寒气流行，邪害心火。……湿气变物，病反腹满肠鸣溏泄，食不化……"此言阳气大衰，水气成湿，反克脾土而民病"腹满肠鸣溏泄，食不化"。

（4）岁木不及

《素问·气交变大论篇第六十九》："岁木不及，燥乃大行，生气失应，草木晚荣，肃杀而甚，则刚木辟著，柔萎苍干，上应太白星，民病中清，胠胁痛，少腹痛，肠鸣溏泄。”此言肝气虚衰，复感燥邪之气伤中，而民病“腹痛肠鸣溏泄”。

（5）岁火不及

《素问·气交变大论篇第六十九》：“岁火不及，寒乃大行，……复则埃郁，大雨且至，黑气乃辱，病溏腹满，食饮不下，寒中肠鸣，泄注腹痛……”此言阳气大衰，复感寒湿而民病“溏泄腹满腹痛”。

（6）岁土不及

《素问·气交变大论篇第六十九》：“岁土不及，风乃大行，化气不令，草木茂荣，飘扬而甚，秀而不实，上应岁星，民病飧泄霍乱，体重腹痛……”此言土弱风强，脾土为肝木所克，而民病“飧泄”，重则“霍乱”。

（7）岁水不及

《素问·气交变大论篇第六十九》：“岁水不及，湿乃大行，长气反用，其化乃速，暑雨数至，上应镇星，民病腹满身重，濡泄寒疡流水……”此言肾阴虚衰，复感土湿太过伤及肾阴而民病“腹满濡泄”。

上述条文指导后人认识泄泻时要关注其与气候、季节变化之间关系；同时，虽言运气，但都不离邪气之变、脏腑之本。

6．气机失调

在《内经》中用升降理论阐发人体的生理病理过程。

《素问·阴阳应象大论篇第五》：“清阳出上窍，浊阴出下窍，清阳发腠理，浊阴走五脏；清阳实四支，浊阴归六腑。”指出人体阴阳的升降规律。气机升降失常亦可致泄。

《素问·阴阳应象大论篇第五》：“清气在下，则生飧泄。”《素问·至真要大论篇第七十四》：“阳明在泉，客胜则清气动下，少腹坚满而数便写。”此用气机升降失常理论来解释泄泻病机。

《素问·至真要大论篇第七十四》：“阳明之复，清气大举……气归于左，善太息，甚则心痛否满，腹胀而泄……”此为气机不调、气机不畅而致腹胀腹泻。

（二）张仲景对病因病机的认识

东汉张仲景所著《伤寒杂病论》将泄泻、痢疾统称为下利，每以“便脓血”“下重”“圊脓血”与“痢疾”相鉴别。该书在流传过程中，分为《伤寒论》和《金匮要略》二书，“下利”在两书中均占有重要地位。仲景在两书中对其病因病机、证候特点作了甚为详要的论述，为后世认识该病做出了重要贡献。

1.《伤寒论》对病因的认识

（1）协热下利

《伤寒论·辨太阳病脉证并治下第七》：“太阳病，二三日，不能卧，但欲起，心下必结，脉微弱者，此本有寒分也。反下之，若利止，必作结胸；未止者，四日复下之；此作协热利也。”

《伤寒论·辨太阳病脉证并治下第七》：“太阳病，下之，其脉促（一作纵），不结胸者，此为欲解也；脉浮者，必结胸；脉紧者，必咽痛；脉弦者，必两胁拘急；脉细数者，头痛未止；脉沉紧者，必欲呕；脉沉滑者，协热利；脉浮滑者，必下血。”

《伤寒论·辨太阳病脉证并治下第七》：“太阳病，外证未除而数下之，遂协热而利，利下不止。”本证属屡经误治，表未解而脾阳大伤，升降失常、清气下陷而下利不止。

（2）水饮下利

《伤寒论·辨太阳病脉证并治下第七》：“太阳中风，下利、呕逆，表解者，乃可攻之。其人汗出，发作有时，头痛、心下痞硬满、引胁下痛、干呕、短气、汗出不恶寒者，此表解里未和也，十枣汤主之。”本证系内有水饮停聚于胸膈部位、表解里未和的证治，下利当作为副证来辨，水饮下趋于肠，传化失常则下利。

《伤寒论·辨少阴病脉证并治第十一》：“少阴病，二三日不已，至四五日，腹痛、小便不利，四肢沉重疼痛，自下利者，此为有水气。”本条即少阴寒化证，肾阳虚衰，气化失司，水饮浸渍于胃肠而下利。

《伤寒论·辨少阴病脉证并治第十一》：“少阴病，下利六七日，咳而呕、渴，心烦、不得眠者，猪苓汤主之。”本条即阴虚热化而兼水饮为患，饮趋于肠而作利。

（3）虚寒下利

《伤寒论·辨太阴病脉证并治第十》：“自利、不渴者，属太阴，以其脏有寒故也，当温之。”

《伤寒论·辨阳明病脉证并治第十六》：“脉浮而迟，表热里寒，下利清谷者，四逆汤主之。”

(4) 失治下利

仲景认为误下、误治、汗下失法均可致利。

《伤寒论·辨太阳病脉证并治下第七》:“伤寒服汤药,下利不止,心下痞硬,服泻心汤已,复以他药下之,利不止。”《伤寒论·辨太阳病脉证并治下第七》:“伤寒中风,医反下之,其人下利,日数十行,谷不化,腹中雷鸣……”《伤寒论·辨太阳病脉证并治中第六》:“此本柴胡证,下之以不得利,今反利者,知医以丸药下之,此非其治也。”“伤寒,医下之,续得下利清谷不止……”“太阳病,桂枝证,医反下之,利遂不止……”上述条文均言伤寒病医者误以药下之而致泄泻不已。

《伤寒论·辨厥阴病脉证并治第十二》:“伤寒厥而心下悸,宜先治水,当服茯苓甘草汤,却治其厥,不尔,水渍入胃,必作利也。”此条指出误治可致利。

《伤寒论·辨太阳病脉证并治下第七》:“伤寒汗出解之后,胃中不和,心下痞硬,干噫食臭,胁下有水气,腹中雷鸣下利者,生姜泻心汤主之。”本证属汗下失法,损伤脾胃,中气不运、气机痞塞,寒热互结于心下,水寒之气下注而为利。

2.《伤寒论》对病机的认识

(1) 太阳下利(太阳阳明合病,太阳病为主)

《伤寒论·辨太阳病脉证并治中第六》:“伤寒,表不解,心下有水气,干呕、发热而咳,或渴,或利……”《伤寒论·辨太阳病脉证并治中第六》:“太阳与阳明合病者,必自下利,葛根汤主之。”此言太阳为表,司卫外,如风寒之邪不解，内迫于里，影响大肠传导功能，致水谷不分而泄。

（2）阳明下利（阳明少阳合病，阳明病为主）

《伤寒论·辨阳明病脉证并治法第八》："阳明少阳合病，必下利。其脉不负者，为顺也；负者，失也。互相克贼，名为负也。脉滑而数者，有宿食也，当下之，宜大承气汤。"阳明属里，属胃与大肠，热邪煎迫致大肠传导失司而致泄。

（3）少阳下利（太阳少阳合病，少阳为要）

《伤寒论·辨太阳病脉证并治下第七》："太阳与少阳合病，自下利者，与黄芩汤……"少阳为枢，主半表半里，邪犯少阳，胆气疏泄不解，内迫于里则泄泻作矣。

（4）太阴下利

《伤寒论·辨太阴病脉证并治第十》："太阴为病，脉弱，其人续自便利……"太阴属脾，主运化，脾胃相表里，脾虚则水谷运化失利而泄。

（5）少阴下利

《伤寒论·辨少阴病脉证并治第十一》："少阴病，二三日不已，至四五日，腹痛、小便不利，四肢沉重疼痛，自下利者，此为有水气。"少阴属肾，少阴病则肾阳虚衰，命门火衰不能暖脾土，水气不化而成寒湿，脾胃运化失司，水谷不别，泄泻遂作。

（6）少阳太阴合病下利

《伤寒论·辨太阳病脉证并治下第七》："伤寒中风，医反下之，其人下利，日数十行，谷不化，腹中雷鸣，心下痞硬而满，干呕心烦不得安。医见心下痞，谓病不尽，复下之，其痞益甚。此非结热，但以胃中虚，客气上逆，故使硬也。”伤寒发汗或误下，致邪热内陷，损伤脾胃，升降机能失常，寒热错杂于中，脾虚运化失职，水谷不别而泄泻遂作。

（7）厥阴下利

《伤寒论·辨厥阴病脉证并治第十二》云：“厥阴之为病，消渴，气上撞心，心中疼热，饥而不欲食，食则吐蛔，下之利不止。”厥阴属肝，肝主疏泄，疏泄失常，则胃肠功能失调而致泄泻。

《金匮要略》和《伤寒论》一样是以“下利”而统括“泄泻”和“痢疾”的，另外还包含肠腑实热的热结旁流。《金匮要略》列有“呕吐哕下利病脉证治”篇，关于下利的内容丰富，为后世辨治此病提供了参考。根据其篇中所列证治条文，可知其认为肠腑湿热、脾肾阳虚、阴盛格阳、虚寒滑脱、气虚不固、湿阻气滞、饮留胃肠、邪扰胸膈为下利病因病机。

## 二、晋隋唐时期

这个时期对于泄泻的病因病机，多从脏腑进行探讨，尤其注重脏腑虚弱所致的泄泻。

（一）病因

1. 感受外邪

（1）感受毒风之邪

陈延之认为泄泻形成的原因主要是感受“毒风”即

“非时之气”，分为肝风、心风、折风、胃风。

《小品方·卷第二·治头面风（论杂风状）诸方》：“风者，四时五行之气也，分布八方，顺十二月，终三百六十日……其风非时至者，则为毒风也，不治则不能自瘥焉。今则列其证如下：春甲乙木，东方清风，伤之者为肝风，入头颈肝俞中。为病多汗，恶风，喜怒，两胁痛，恶血在内，饮食不下，肢节时肿，颜色苍，泄，嗌干鼽衄。夏丙丁火，南方汤风，伤之者为心风，入胸胁腑脏心俞中。为病多汗，恶风，憔悴，喜悲，颜色赤，洞泄清谷。”指出毒风即非时之风，有肝风、心风之分。又“折风为病，则因人，脉绝时而泄利，脉闭时则结不通，喜暴死也。其气内舍小肠中，外在右手太阳中。……新食竟取风为胃风，其状恶风，颈多汗，膈下塞不通，食饮不下，胀满，形瘦，腹大，失衣则瞋满，食寒则洞泄。”指出毒风还有折风、胃风之类，均可致泄泻。

（2）感受热气之邪

巢元方认为，感受热气之邪，乘虚而入，攻于肠胃，则下泄黄赤汁，如《诸病源候论·卷之九·时气病诸候（凡四十三论）》云：“时气病诸候；此由热气在于肠胃，挟毒则下黄赤汁也。”唐代王焘也认同他的观点。

（3）感受寒毒之邪

王焘认为，不止热气之邪可致泄泻，寒毒之邪入侵胃腑亦致腹痛泄泻，如《外台秘要·卷之二·伤寒下痢及脓血黄赤方一十六首》云：“病源伤寒病若表实里虚……若寒毒入胃，则腹满身热下清谷……”

(4) 感受风热之邪

巢元方认为，感受风热之邪亦可致泄泻。《诸病源候论·卷之十·温病诸候（凡三十四论）》："温病下利候：风热入于肠胃，故令洞泄。"

2. 饮食因素

(1) 饮食不节

巢元方认为，饮食失度、食不知饱均能损伤脾胃而致泄泻。

《诸病源候论·卷之六·解散病诸候（凡二十六论）》："解散卒下利候：行上违节，饮食失度，犯触解散，而肠胃虚弱，故卒然下利也。"

《诸病源候论·卷之四十七·小儿杂病诸候三（凡四十五论）》："小儿有嗜食，食已仍不知饱足，又不生肌肉。其亦腹大，其大便数而多泄，亦呼为豁泄，此肠胃不守故也。"

(2) 贪恋美食

孙思邈《千金翼方·卷第十二·养性·养性禁忌第一》："用精令人气乏，多睡令人目盲，多唾令人心烦，贪美食令人泄痢。"

(二) 病机

1. 外邪内侵肠胃

此期医家认为，毒风、热气、寒毒、风热等邪，皆可入侵犯人之肠胃，致大肠传导功能失司而为泄，如《诸病源候论·卷之十·温病诸候（凡三十四论）》："温病下利候：风热入于肠胃，故令洞泄。"

2. 脏腑虚弱

(1) 脾虚

《脉经·卷二·平人迎神门气口前后脉第二》云:“右手关上脉阴虚者,足太阴经也。病苦泄注……肠鸣。”此言脾虚致泄。此外孙思邈认为,脾脏虚冷,无火以腐熟水谷,水谷不分,下注肠道亦为泄,其在《备急千金要方·卷十五·脾脏方·脾虚实第二》曰:“右手关上脉阴虚者,足太阴经也。病苦泄注,腹满气逆,霍乱、呕吐、黄疸,心烦不得卧,肠鸣,名曰脾虚冷也。”

(2) 脾胃俱虚

《脉经·卷二·平人迎神门气口前后脉第二》:“右手关上脉阴阳俱虚者,足太阴与阳明经俱虚也。病苦胃中如空状,少气不足以息,四逆寒,泄注不已。”足太阴属脾,足阳明属胃,两经俱虚即言脾胃俱虚,运化无能,水谷不别,泄泻作矣。

(3) 心与小肠俱虚

王叔和认为,心火虚衰,无以暖脾土,水谷腐熟不全,小肠寒则洞泄苦寒。如《脉经·卷二·平人迎神门气口前后脉第二》云:“左手寸口人迎以前脉阴阳俱虚者,手少阴与太阳经俱虚也。病苦洞泄苦寒……”

(4) 大肠虚

《脉经·卷二·平人迎神门气口前后脉第二》云:“右手寸口气口以前脉阳虚者,手阳明经也。病苦胸中喘,肠鸣,虚渴唇口干,目急,善惊,泄白。”手阳明大肠经也,经气虚为大肠虚候,病“肠鸣泄白”。巢元方亦颇重视

“肠虚”致泄，其在《诸病源候论·卷之四·虚劳病诸候下（凡三十六论）》曰：“虚劳吐利候：夫大肠虚则泄利，胃气逆则呕吐。虚劳又肠虚胃逆者，故吐利。”

（5）肾与膀胱俱虚

《备急千金要方·卷十九·肾脏方·肾虚实第二》云：“右手尺中，神门以后，脉阴阳俱虚者，足少阴与太阳经俱虚也。病苦心痛，若下重不自收篡反出，时时苦洞泄，寒中泄，肾与心俱痛，名曰肾膀胱俱虚也。”

3. 脾热

《诸病源候论·卷之八·伤寒病诸候下（凡四十四论）》云：“若其人先苦身热，四肢不举，足胫寒，腹满欲呕而泄，恶闻食臭者，此脾热也。”

## 三、宋金元时期

宋金元时期是中医理论发展的一个重要时期，称为“新学肇兴”。在这一时期内，形成了金元医家百家争鸣的医学局面，推动了医学理论的发展。此期首先出现“泄泻”病名，并有专门论述“泄泻”的篇章，促进了后人对泄泻病证的进一步认识和发展。

（一）对病因的认识

1. 陈无择结合前贤医家之病因理论，总结、综合，创立了“三因论”，从“三因”角度，分论泄泻病因。陈氏将风、寒、湿、热归为泄泻外因，七情致泄归为内因，饮食劳倦归为泄泻的不内外因。如《三因极一病证方论·卷之十一·泄泻叙论》云：“方书所载泻利，与《经》中所谓洞泄、飧泄、溏泄、溢泄、濡泄、水谷注下等其实一也，仍所因有内外不内外差殊耳。《经》云：寒甚为泄；春伤风，夏飧泄。论云：热湿之气，久客肠胃，滑而利下，皆外所因。喜则散，怒则激，忧则聚，惊则动，脏气隔绝，精神夺散，必致溏泄，皆内所因。其如饮食生冷，劳逸所伤，此不内外因。以此类推，随证主治，则不失其病源也。”

2. 张子和还认为痰饮下注大肠亦可为泄。《儒门事亲·卷三·饮当去水温补转剧论二十四》云：“因隆暑津液焦涸，喜饮寒水，本欲止渴，乘快过多，逸而不动，亦为留饮，……久则成痰……下入大肠则为泻。”

3. 朱丹溪认为湿邪为泄泻之本，但亦注意到痰积为泄泻病因之一，其在《丹溪心法·卷二·泄泻十》篇言：“泄泻，有湿、火、气虚、痰积。”并把痰分为湿痰、食积痰、风痰。

（二）对病机认识

金元时期各医家对泄泻病证多有自己的认识和阐发。张子和认识泄泻从湿从脾立论，张元素、李东垣从脾胃立论，朱丹溪从气从痰论治，这些对泄泻病证的病因病机理论的发展都有较大帮助，现细述于下。

1. 外邪留积于脏腑

（1）刘完素认为外邪由口鼻而入，“留积于脾”而可导致下利，并强调该病的发生全在邪积于脾，中焦脾胃是关键。如《素问病机气宜保命集·卷中·泻痢论第十九》云：“口食味，鼻食气，从鼻而入，留积于脾，而为水泻。”

(2) 朱丹溪则认为，痰积乘大肠虚而下注可作泄。如《脉因证治·泄》云："痰积下流，因太阴分有积痰，肺气不得下流降而瘀，大肠虚而作泄，当治上焦，以萝卜子等吐之。"

2. 脾胃受湿

张子和从脾从湿立论，如《儒门事亲·卷一·霍乱吐泻死生如反掌说七》云："泄注者，土主湿，湿主脾，湿下注，故泄注也。"《儒门事亲·卷十·〈金匮〉十全五泄法后论》云："天之气一也。一之用为风、火、燥、湿、寒、暑。故湿之气，一之一也，相乘而为五变，其化在天为雨，在地为泥，在人为脾，甚则为泄。故风而湿其泄也，胃暑而湿其泄也，脾燥而湿其泄也，大肠热而湿其泄也，小肠寒而湿其泄也。"此指出湿是五变之根源。

3. 脾胃虚弱

张元素认为脾虚"则多澼喜吞，注痢不已"，胃气虚"则肠鸣胀满，滑泄"，李东垣师从张元素，认为百病皆由脾胃生。《脾胃论·卷上·脾胃胜衰论》云："形体劳役则脾病，病脾则怠惰嗜卧，四肢不收，大便泄泻。脾既病，则其胃不能独行津液，故亦从而病焉。"《丹溪手镜·五脏虚实》亦云："脾虚，四肢不举，饮食不化，吞酸或不下食，食则呕吐，腹痛肠鸣，溏泄。脉沉细软弱。"

4. 脾胃升降失常

李东垣认为脾胃在升降中占有枢纽地位，脾胃升降失常，清浊不分，则泄泻作矣。如《脾胃论·卷上·脾胃虚实传变论》云："阴精所奉，谓脾胃既和，谷气上升，春夏令行，其人寿。阳精所降，谓脾胃不和，谷气下流，收藏令行，故其人夭，病从脾胃生者二也。”又云：“故胆者，少阳春生之气，春气升则万化安。故胆气春升，则余脏从之；胆气不升，则飧泄肠澼，不一而起矣。”

5. 脾虚肝实

朱丹溪在《丹溪心法·卷二·泄泻十》中云：“治痛泄，炒白术（三两），炒芍药（二两），炒陈皮（两半），防风（一两）。”即为后世临床常用的著名方剂“痛泻要方”。本方的主治重点在肝脾，亦即所谓“土虚木贼”。吴鹤皋云：“泻责之脾，痛责之肝，肝责之实，脾责之虚，脾虚肝实，故令痛泻。”

## 四、明清时期

该时期医家大多承袭前人对泄泻病因病机的认识，并加以总结，在继承前贤的理论基础上也有所创新。

（一）病因

1. 伤于湿

（1）戴原礼赞同其师朱丹溪“泄泻以湿为本”观点，认为脾伤于湿，土不克水则成湿泻，如《秘传证治要诀及类方·卷之八·大小腑门》云：“湿泻，由坐卧湿处，以致湿气伤脾，土不克水，梅雨阴久，多有此病。”其又列有“湿之五兼”，如《金匮钩玄·附录·泄泻从湿治有多法》云：“夫泄有五。飧泄者，水谷不化而完出，湿兼风也；溏泄者，所下汁积黏垢，湿兼热也；鹜泄者，所下澄澈清冷，小便清白，湿兼寒也；濡泄者，体重软弱，泄下多水，湿自甚也；滑泄者，久下不能禁固，湿胜气脱也。”

(2) 李中梓《医宗必读·卷七·泄泻》：“无湿则不泄，故曰湿多成五泄。”

(3)《丹台玉案·卷之三·脾胃门》：“湿土之气郁而不发，则鼓胀黄胆之疾成，湿土之气溃而下注，则痢疾泻泄之病作。”

(4)《明医指掌·卷一·病机赋》：“东南地卑水湿，多染疸、肿、泄痢。”

(5)《医学心悟·泄泻》云：“湿多成五泻，泻之属湿也，明矣。”

(6)《医学从众录·卷七·泄泻》：“泄泻之症有五，而总不离于湿。”

2. 伤于酒

(1)《秘传证治要诀及类方·卷之八·大小腑门》：“因伤于酒。每晨起必泻。”

(2) 王伦认为酒为湿热之品，伤人易致泄，如《明医杂著·卷之二·泄泻》：“若饮酒便泄，此酒积热泻也。”

(3) 张景岳认为伤酒致泻，湿热之证固多，其间也不乏属寒湿证者，如《景岳全书·卷之一·入集·传忠录（上）·里证篇（五）》：“酒湿伤阳，腹痛泻利呕恶者，寒湿之病也，温之补之。”

3. 伤于痰、饮

(1)《金匮钩玄·卷第一·泄泻》：“或泻，时或不泻，或多或少，是痰也。”

(2) 王纶认为痰为病随气升降，可致包括泄泻在内的多种病证，《明医杂著·卷之二·痰饮》：“痰属湿热，乃津液所化，因风寒湿热之感，或七情饮食所伤，以致气逆液浊，变为痰饮，或吐咯上出，或凝滞胃膈，或留聚肠胃，或客于经络四肢，随气升降，遍身上下无处不到。其为病也，为喘，为咳，为恶心呕吐，为痞隔壅塞、关格异病，为泄，为眩晕，为嘈杂、怔忡、惊悸，为癫狂，为寒热，为痛肿，或胸间辘辘有声，或背心一点常如冰冷，或四肢麻痹不仁，皆痰所致。”

（3）《丹台玉案·卷之三·痰门》：“痰本脾胃津液，周流运用，血气山之如道路，然不可无者。但内外感伤，则津液壅逆稠浊，或随气升降，遍身上下无处不到，其为病也种种不一……生于脾多四肢倦怠，或腹痛肿胀泄泻，其脉缓，肥人多有之，名曰湿痰。”

（4）《医学入门·外集·卷四·杂病提纲·内伤》：“人知气血为病，而不知痰病尤多。生于脾，多四肢倦怠，或腹痛肿胀泄泻，名曰湿痰。”

4. 伤于饮食

（1）戴原礼重视“饮食”病因所致泄泻，如《秘传证治要诀及类方·卷之八·大小腑门》：“伤食泻，因饮食过多，有伤脾气，遂成泻泄，俗呼为伤败腹，其人必噫气如败卵臭。”《金匮钩玄·卷第一·泄泻》：“腹痛甚而泻，泻后痛减者，是食积也。”

（2）王纶亦认为饮食不节损伤脾胃而致泄，其在《明医杂著·卷之二·泄泻》云：“泄本属湿，然多因饮食不节，致伤脾胃而作。”王氏又将伤食泄泻详分：伤冷、伤热、伤湿面、伤米食、伤肉食、伤鱼腥、伤角黍炊饭，食消泄未愈、食少难化。

(3)《景岳全书·卷之二十四·心集·杂证谟·泄泻》亦云：“若饮食失节，起居不时，以致脾胃受伤，则水反为湿，谷反为滞，精华之气不能输化，乃致合污下降而泻痢作矣。”

(4)《古今医鉴·泄泻》：“夫泄泻者，注下之症也，盖大肠为传导之官，脾胃为水谷之海，或为饮食生冷之所伤，或为暑湿风寒之所感，脾胃停滞，以致阑门清浊不分，发注于下，而为泄泻也。”

(5)《血证论·卷六·饮食》：“一凡平人内伤饮食，多是中寒洞泄，治宜理中汤。”

(6)《扁鹊心书·卷上·禁戒寒凉》：“若以冷水饮人，不须三日，即为腹疼泄泻，脾虚胃败矣。”

(7)《古今医案按·卷二·泄泻》云：“过食则呕吐泄泻。”

(8)《急救广生集·卷一·慎疾法语·摄生要言》云：“多食凉水瓜果，则病泄痢腹痛。”

5. 伤于寒邪

(1)《景岳全书·卷之十五·性集·杂证谟·寒热》：“若寒自外入者，必由浅及深，多致呕恶胀满，或为疼痛泄泻”。

(2)《医学入门·内集·卷一·脏腑·脏腑条分》：“重感于寒，当脐而痛，即泄。”

6. 情志失调

（1）《景岳全书·卷之二十四·心集·杂证谟·泄泻》："凡遇怒气便作泄泻者，必先以怒时挟食，致伤脾胃。"

（2）《景岳全书·卷之二·入集·传忠录（中）·天年论（十九）》："有困于气者，每恃血气之强，只喜人不负我，非骄矜则好胜，人心不平，争端遂起，事无大小，怨恨醉心，岂虞忿怒最损肝脾，而隔食气蛊，疼痛泄泻，厥逆暴脱等疾，犯者即危。"

（3）《扁鹊心书·卷中·着恼病》："多思则伤脾，多忧则伤肺，多怒则伤肝，多欲则伤心，至于忧时加食则伤胃。方书虽载内因，不立方法，后人遇此皆如虚证治之，损人性命。其证若伤肝脾则泄泻不止……"

（4）李冠仙《知医必辨·论肝气》："肝气一动，即乘脾土，作痛作胀，甚则作泻。"

7. 瘀血

王清任在《医林改错·卷上·膈下逐瘀汤所治症目》提出："……瘀血，卧则将津门挡严，水不能由津门出，由幽门入小肠，与粪合成一处，粪稀溏，故清晨泻三五次。""泻肚日久，百方不效，是总提瘀血过多。"

（二）病机

1. 与脾胃相关

（1）脾胃虚弱

《血证论·卷一·男女异同论》云："脾阳不足，水谷不化；脾阴不足，水谷仍不化也。"说明运化水谷是由脾阴、脾阳共同完成的，二者病变均可见大便失调。《景岳全书·卷之二十四·心集·杂证谟·泄泻》谓："泄泻之本，无不由于脾胃。"可见脾胃虚弱、功能失调是此病的基本病机。

(2) 脾胃虚寒

中焦脾胃虚寒，无火以腐熟水谷，水谷不分，下注肠道而为泄泻。

《明医杂著·卷之一·枳术丸论》："若元气素弱，饮食难化，食多即腹内不和，疼痛，泄泻，此虚寒也。"

《类经·疾病类·十二经病》："脾寒则为溏泻，脾滞则为瘕。"

《景岳全书·卷之十五·性集·杂证谟·寒热》："其有脾肾虚寒，每多腹痛飧泄。"

《医宗己任编·卷一·二十五方主症》："凡见脾胃衰弱，饮食不思，大便泄泻，总属君火不旺所致。"

《金匮翼·卷四·胀满统论》："有寒气入于里而胀于内者，盖阴气凝聚，久而不散，内攻肠胃，则为寒中胀满泄利之症。"

《笔花医镜·卷二·脾部》云："脾寒之症，右关必沉迟，唇舌必白，其症为呕吐、为泄泻。"

2. 与肝相关

(1) 肝强脾弱

肝为木，脾为土，肝气太过或脾土弱均可因肝木乘脾土而成泄泻，如《医方考·卷二·泄泻门第十二》曰："泻责之于脾，痛责之肝，肝责之实，脾责之虚，脾虚肝实故令痛泻。”又如《景岳全书·卷之二十四·心集·杂证谟·泄泻》云：“气泄证，凡遇怒气便作泄泻者，必先以怒时挟食，致伤脾胃。故但有所犯，即随触而发，此肝脾二脏之病也，盖以肝木克土，脾气受伤而然。使脾气本强，即见肝邪，未必能入，今既易伤，则脾气非强可知矣。”

（2）肝肾气虚

《冯氏锦囊秘录·杂症大小合参卷五》：“泄泻而属脾胃者，人固知之矣。然门户束要肝之气也。守司于下，肾之气也。若肝肾气实，则能闭束而不泻泄，虚则闭束失职，而无禁固之权矣。”

（3）肝气郁结

肝主疏泄，若肝气郁结，疏泄失职，气机不畅，大肠传导失司亦致泄泻。如《类证治裁·卷之三·肝气肝火肝风论治》曰：“凡上升之气，自肝而出。肝木性升散，不受遏郁，郁则经气逆，为嗳，为胀，为呕吐，为暴怒胁痛，为胸满不食，为飧泄，为疝，皆肝气横决也。”

（4）血少肝燥

陈士铎认为，肝血少亦可致肝燥而引发泄泻，如《辨证录·卷之十·恼怒门（二则）》云：“人有少逢拂意之事，便觉怒气填胸，不能自遣，嗔恼不已，人以为肝气之逆也，谁知肝血之少乎。夫肝性急，宜顺不宜逆，恼怒之事，正拂抑之事也。拂抑必致动怒，怒极必致伤肝，轻则飧泄，重则呕血者甚多。”

3. 与肺、大肠相关

（1）《医门法律·卷一·一明营卫之法》：“秋月伤肺，

伤于肺之燥也……但在肺，则为咳嗽，在大肠，则为飧泄。但使肺热，不传于大肠，则飧泄自止。”

（2）《本草备要·木部》：“有脏腑相移者，如肺火咳嗽，久则移热于大肠而泄泻。”

4. 与肾脏相关

（1）赵献可认为，肾司二阴，肾虚则开阖失度，表现为二便失禁。如《医贯·卷之五·先天要论（下）·泻利并大便不通》云：“肾既主大小便而司开阖。故大小便不禁者责之肾。”

（2）张景岳认为，肾阳不足，脾失温养，运化失常，而致泄泻。正如《景岳全书·卷之二十四·心集·杂证谟·泄泻》所云：“肾为胃关，开窍于二阴，所以二便之开闭，皆肾脏所主。今肾中阳气不足，则命门火衰，而阴寒独盛……阴气极盛之时，则令人洞泄不止也”。

（3）《类证治裁·卷之四·泄泻论治·论肾泄》对肾泄（五更泻）论述详尽，指出：“肾中真阳虚而泄泻者，每于五更时，或天将明，即洞泄数次。此由丹田不暖，所以尾闾不固，或先肠鸣，或脐下痛，或经月不止，或暂愈复作，此为肾泄。盖肾为胃关，二便开闭，皆肾脏所主，今肾阳衰，则阴寒盛，故于五更后，阳气未复，即洞泄难忍。”

（4）《张氏医通·卷七·大小府门·泄泻》亦云：“肾脏真阳虚则水邪胜，水气内溢，必渍脾而为泄泻。”

（5）明代罗周彦另辟蹊径，抓住肾阴虚损为患这一病因，在《医宗粹言》中指出：“元阴不足而泄泻者，名曰肾泻。其状则水谷不分，至圊即去，足胫冷，少腹下重，但去有常度，昼夜或一二次，与他证之泻不同，盖元阴之气衰弱，不能健运其水谷故也。”

5. 与心、小肠相关

（1）小肠寒湿

《儒门事亲·卷十·〈金匮〉十全五泄法后论》谓：“小肠寒而湿其泄也。”

（2）心脾移热小肠

《医宗金鉴》云：“胃主消化水谷，小肠主盛受消化，心脾之热下移小肠胃府，则运化之职失矣，故下注泄泻也。”

（陈娜　陈利清　陈君千　杨小波）

## 第二节　“便秘”病因病机的古代文献研究

### 一、先秦两汉时期

先秦两汉时期是中医学早期经验的积累时期，并逐步形成了一些理论总结。《黄帝内经》主要从感受外邪、脏腑因素、情志失调、五运六气的角度来阐述，为后世医家认识便秘的病因病机奠定了良好的理论基础。《难经》在《黄帝内经》的基础上，进一步阐述了便秘与肝的关系。《伤寒论》发展了《黄帝内经》的学说，强调六经辨证，从临床角度为后世治疗该病奠定了基础。

(一)《黄帝内经》对病因病机的认识

《黄帝内经》对于便秘的病因病机有着较完整的阐述。

1. 感受外邪

(1)感受热邪

《素问·气厥论篇第三十七》:“膀胱移热于小肠,鬲肠不便,上为口糜。”

《素问·举痛论篇第三十九》:“热气留于小肠,肠中痛,瘅热焦渴,则坚干不得出,故痛而闭不通矣。”

(2)感受寒邪

《素问·长刺节论篇第五十五》:“病在少腹,腹痛不得大小便,病名曰疝,得之寒。刺少腹两股间,刺腰髁骨间,刺而多之,尽炅病已。”

(3)感受湿邪

《素问·至真要大论篇第七十四》:“太阴司天,湿淫所胜,则沉阴且布,雨变枯槁,胕肿骨痛,阴痹。阴痹者,按之不得,腰脊头项痛、时眩、大便难,阴气不用,饥不欲食,咳唾则有血,心如悬。病本于肾,太溪绝,死不治。”

2. 脏腑因素

《黄帝内经》认为便秘的发病与脏腑密切相关,主要包括脾、肾、肝、胃,与小肠亦有一定关系。

(1)与脾相关

《素问·厥论篇第四十五》:“太阴之厥,则腹满䐜胀,后不利,不欲食,食则呕,不得卧。”均论述了太阴脾土气机失常所致的便秘。

《灵枢·口问第二十八》："凡此十二邪者，皆奇邪之走空窍者也。故邪之所在，皆为不足。故上气不足，脑为之不满，耳为之苦鸣，头为之苦倾，目为之眩。中气不足，溲便为之变，肠为之苦鸣。下气不足，则乃为痿厥心悗。补足外踝下留之。"说明脾气亏虚，中气不足，可致肠道推动无力，而致便秘。

（2）与肾相关

《素问·金匮真言论篇第四》："入通于肾，开窍于二阴。"认为肾主大小二便，司开阖。

《素问·至真要大论篇第七十四》："太阴司天，湿淫所胜，则沉阴且布，雨变枯槁，胕肿骨痛，阴痹。阴痹者，按之不得，腰脊头项痛，时眩，大便难，阴气不用，饥不欲食，咳唾则有血，心如悬。病本于肾，太溪绝，死不治。"《灵枢·五邪第二十》："邪在肾，则病骨痛，阴痹。阴痹者，按之而不得，腹胀，腰痛大便难，肩背颈项痛，时眩。"认为大便难当责之于肾。

（3）与肝相关

《灵枢·杂病第二十六》："心痛引小腹满，上下无常处，便溲难，刺足厥阴。"提出便秘与肝有一定的关系。

（4）与胃相关

《灵枢·胀论第三十五》："胃胀者，腹满，胃脘痛，鼻闻焦臭，妨于食，大便难。"说明胃病而气机失常则可见便秘诸症。

（5）与小肠相关

《灵枢·邪气藏府病形第四》："小肠病者，小腹痛，腰脊控睾而痛，时窘之后，当耳前热，若寒甚，若独肩上热甚，及手小指次指之间热，若脉陷者，此其候也。”认为小肠病亦可见便秘。

3. 情志失调

《素问·通评虚实论篇第二十八》：“隔塞闭绝，上下不通，则暴忧之病也。”指出暴忧可使气机不畅，而致便秘。

4. 五运六气

《素问·本病论篇第七十三》：“阳明不退位，即春生清冷，草木晚荣，寒热间作。民病呕吐，暴注，食饮不下，大便干燥，四肢不举，目瞑掉眩。”此为阳气升发不足，不足以温养脏腑而致便秘。

（二）《难经》对病因病机的认识

《难经》在《黄帝内经》的基础上，进一步阐述了便秘与肝的关系。《难经·十六难》：“假令得肝脉，其外证：善洁，面青，善怒；其内证：脐左有动气，按之牢若痛；其病：四肢满，闭淋（癃），溲便难，转筋。有是者肝也，无是者非也。”认为肝失疏泄可使便难。

（三）《伤寒杂病论》对病因病机的认识

张仲景在《伤寒杂病论》中发展了《黄帝内经》的学说，主要以实热、津伤、寒凝、瘀热互结、脾约、血虚等方面来阐述便秘的病因病机。

1. 实热便秘

（1）《伤寒论·辨阳明病脉证并治第八》：“阳明病脉迟，虽汗出，不恶寒者，其身必重，短气腹满而喘，有潮热者，此外欲解，可攻里也，手足濈然而汗出者，此大便已硬也，大承气汤主之。”“阳明病，潮热，大便微硬者，可与大承气汤；不硬者，不与之。若不大便六七日，恐有燥屎，欲知之法，少与小承气汤，汤入腹中，转矢气者，此有燥屎，乃可攻之；若不转矢气者，此但初头硬，后必溏，不可攻之，攻之，必胀满不能食也。欲饮水者，与水则哕。其后发热者，必大便复硬而少也，以小承气汤和之。不转矢气者，慎不可攻也。”说明阳明腑实则大便不通。

（2）《金匮要略·消渴小便不利淋病脉证并治第十三》：“趺阳脉数，胃中有热，即消谷引食，大便必坚，小便即数。”说明胃热可致便秘。

（3）《伤寒论·辨阳明病脉证并治第八》：“病人不大便五六日，绕脐痛，烦躁，发作有时者，此有燥屎，故使不大便也。”“大下后，六七日不大便，烦不解，腹满痛者，此有燥屎也。所以然者，本有宿食故也，宜大承气汤。”燥屎内结，实际上即阳明热盛，实热内盛而致便秘。此条亦首次提出本有宿食的病因。

2. 津伤便秘

纵观《伤寒杂病论》，仲景认为误汗、误下、误利小便等，均可致津伤便秘。

（1）《伤寒论·辨脉法第一》：“趺阳脉迟而缓，胃气如经也。趺阳脉浮而数，浮则伤胃，数则动脾，此非本病，医特下之所为也。荣卫内陷，其数先微，脉反但浮，其人必大便硬，气噫而除。何以言之？本以数脉动脾，其数先微，故知脾气不治，大便硬，气噫而除。今脉反浮，其数改微，邪气独留，心中则饥，邪热不杀谷，潮热发渴，数脉当迟缓，脉因前后度数如法，病者则饥。数脉不时，则生恶疮也。”此为误下致荣卫内陷，脾气不治，邪气独留，灼伤津液所致。

（2）《伤寒论·辨太阳病脉证并治下第七》：“太阳病，重发汗，而复下之，不大便五六日，舌上燥而渴，日晡所小有潮热（一云：日晡所发心胸大烦），从心下至少腹，硬满而痛，不可近者，大陷胸汤主之。”此为误汗后又复误下，津伤则舌上燥而渴，不大便。

（3）《伤寒论·辨阳明病脉证并治第八》：“少阳阳明者，发汗，利小便已，胃中燥烦实，大便难是也。”“太阳病发汗，若下、若利小便，此亡津液，胃中干燥，因转属阳明。不更衣，内实，大便难者，此名阳明也。”“阳明病，自汗出，若发汗，小便自利者，此为津液内竭，虽硬不可攻之，当须自欲大便，宜蜜煎导而通之。若土瓜根及与大猪胆汁，皆可为导。”

此为误汗、下、利小便，则亡津液，胃中干燥，故大便难。

（4）《伤寒论·辨阳明病脉证并治第八》：“伤寒若吐、若下后，不解，不大便五六日。”此为误下、吐，令不大便。

（5）《伤寒论·辨不可发汗病脉证并治第十五》：“诸脉得数动微弱者，不可发汗，发汗则大便难，腹中干，胃燥而烦，其形相象，根本异源。”此指出误汗可致腹中干，胃燥，则大便难。

3．寒凝便秘

《金匮要略·腹满寒疝宿食病脉证治第十》：“趺阳脉

微弦，法当腹满，不满者必便难，两胠疼痛，此虚寒从下上也，以温药服之。”此是寒邪从下而袭，致肠腑为阴寒所凝，发为便秘。

4. 瘀热互结便秘

《伤寒论·辨阳明病脉证并治第八》：“病人无表里证，发热七八日，虽脉浮数者，可下之。假令已下，脉数不解，合热则消谷喜饥，至六七日，不大便者，有瘀血，宜抵当汤。”此为脉数则有内热，说明瘀热互结亦可致不大便。

5. 脾约

《金匮要略·五脏风寒积聚病脉证并治第十一》：“趺阳脉浮而涩，浮则胃气强，涩则小便数，浮涩相搏，大便则坚，其脾为约，麻子仁丸主之。”认为胃气强则脾弱，乃成脾约。

## 二、晋隋唐时期

这个时期从便秘的描述性记录转变为对病因病机的探讨与总结。《脉经》偏于病机的阐述，从脏腑病变的角度论述便秘的病机，且独重脾胃。巢元方《诸病源候论》对便秘的病因病机作了详细的阐述，孙思邈《备急千金要方》中首次明确提出了宿食可致便秘的观点。

（一）病因

1. 感受外邪

（1）感受热邪

陈延之认为，便秘多为感受热邪所致。如《小品方·卷第三·治渴利诸方》云：“张仲景云：足太阳者，是膀胱之经也，膀胱者是肾之腑也，而小便数，此为气盛，气盛则消谷，大便硬；衰则为消渴也。”此条气盛指热盛。又如《小品方·卷第九·治寒食散发动诸方》云：“又若大便难，腹中坚如盘蛇者，为犯温积久，腹中有干粪不去故也。”指出感受温病（即热邪）日久可致大便难。

巢元方亦认为感受热气之邪可致便秘。《诸病源候论·卷之三·虚劳病诸候上（凡三十九论）》云：“下焦有热，则大便难；有寒则小腹痛而小便数。”指出下焦有热则大便难。《诸病源候论·卷之八·伤寒病诸候下（凡四十四论）》云：“若其人先苦嗌干，内热连足胫，腹满大便难，小便赤黄，腰脊痛者，此肾热也。”指出肾热可致大便难。《诸病源候论·卷之十二·冷热病诸候（凡七论）》云：“客热者，由人腑脏不调，生于虚热。客于上焦，则胸膈生痰实，口苦舌干；客于中焦，则烦心闷满，不能下食；客于下焦，则大便难，小便赤涩。”此条热邪客于下焦，则大便难。

（2）感受寒邪

巢元方提出，外感寒邪、寒冷疼痛可致便秘。《诸病源候论·卷之二十·疝病诸候（凡十一论）》云：“或少腹痛，不得大小便。”此处发展《内经》之论，认为外感寒邪，寒气搏击于少腹可令不得大便。

2. 宿食致秘

孙思邈在《备急千金要方》中明确提出了宿食可致便秘这一观点。《备急千金要方·卷十五·脾脏方（凡十类）·秘涩第六》云：“巴豆丸，主寒癖宿食，久饮饱不消，大便不通方。”“练中丸，主宿食不消，大便难方（《肘后》名承气丸）。”

（二）病机

1. 外邪致病

（1）热邪入里，积于胃肠

此期医家认为，外感热邪、寒邪均可致便秘，巢元方《诸病源候论》对外邪致病的病机作了详细的论述。

《诸病源候论·卷之六·解散病诸候（凡二十六论）》：“将适失宜，犯温过度，散势不宣，热气积在肠胃，故大便秘难也。”认为外感温热之邪，无以宣散，则热气积于胃肠，致大便秘难。

《诸病源候论·卷之八·伤寒病诸候下（凡四十四论）》：“伤寒病，其人或未发汗吐下，或经服药以后，而脉洪大实数，腹内胀满，小便赤黄，大便难，或烦或渴，面色变赤，此为腑脏有结热故也。”此条伤寒病未经汗吐下三法，脉洪大实数为外感之热邪入里，里热炽盛，则大便难。

（2）外感寒邪，搏击少腹，寒凝气虚

《诸病源候论·卷之二十·疝病诸候（凡十一论）》：“疝者，痛也。或少腹痛，不得大小便；或手足厥冷，绕脐痛，白汗出；或冷气逆上抢心腹，令心痛；或里急而腹痛。此诸候非一，故云诸疝也。”此条认为，外感寒邪，寒气搏击于少腹，腹痛气耗，寒凝而气虚，肠道传导失司，故不得大便。

（3）肾脏受邪

《诸病源候论·卷之十四·大便病诸候（凡五论）》：

“又云：邪在肾，亦令大便难。所以尔者，肾脏受邪，虚而不能制小便，则小便利，津液枯燥，肠胃干涩，故大便难。”此条认为，肾脏受邪，则肾虚无以制小便，小便利则津液枯燥，肠胃干涩，故便秘。

2. 热盛津伤

巢元方认为，热盛津伤所致便秘多由脾胃热盛，兼发汗太过损伤津液所致。《诸病源候论·卷之九·时气病诸候（凡四十三论）》云：“此由脾胃有热，发汗太过，则津液竭，津液竭，则胃干，结热在内，大便不通也。”《诸病源候论·卷之九·热病诸候（凡二十八论）》云：“夫经发汗，汗出多则津液少，津液少则胃干结，热在胃，所以大便不通。又有腑脏自生于热者，此由三焦痞隔，脾胃不和，蓄热在内，亦大便不通也。”脾胃热盛，又复发汗太过，津液少，胃中无液则干，故令大便不通。

3. 津液不足

巢元方认为，便秘亦可单纯由津液不足所致。《诸病源候论·卷之十四·大便病诸候（凡五论）》云：“又，渴利之家，大便也难，所以尔者，为津液枯竭，致令肠胃干燥。”指出渴利者大便难是因津液枯竭而致。

4. 脾胃实

王叔和认为，脾胃实则胃气不转，谷气不通，故见便秘。如《脉经·卷二·平人迎神门气口前后脉第二》云：“脾胃俱实，右手关上脉阴阳俱实者，足太阴与阳明经俱实也。病苦脾胀腹坚，抢胁下痛，胃气不转，大便难，时反泄利，腹中痛，上冲肺肝，动五脏，立喘鸣，多惊，身热，汗不出，喉痹，精少。”指出脾胃俱实，则胃气不转，脾胃枢纽之气不行，则大便难。又如《脉经·卷六·脾足太阴经病证第五》云：“在胸膈，上虚下实，谷气不通，为秘塞之病。”“脾气虚，则四肢不用，五脏不安；实，则腹胀，泾溲不利。”指出脾气实则水谷运化失常，谷气不通则为便秘。《脉经·卷十》云：“中央如外者，足阳明也。动，苦头痛，面赤，微滑，苦大便不利，肠鸣，不能食，足胫痹。中央如外者，足阳明也。动，苦头痛，面赤热，浮微滑，苦大便不利，喜气满。”从脉象上提出足阳明胃实，无以通行水谷，则苦大便不利。

5. 脾气弱

王叔和认为，脾气虚弱，则中焦运化失司，大肠传导失常，故大便坚。《脉经·卷六·脾足太阴经病证第五》云：“脾气弱，病利，下白，肠垢，大便坚，不能更衣，汗出不止，名曰脾气弱。”

6. 脏腑传变

王叔和在论述脏腑传变时，指出“病先发于脾”，则“闭塞不通”，他脏之病，亦可传之于脾而致闭塞不通。

（1）《脉经·卷六·脾足太阴经病证第五》：“病先发于脾，闭塞不通，身痛体重；一日之胃，而腹胀……”

（2）《脉经·卷六·肝足厥阴经病证第一》：“病先发于肝者，头目眩，胁痛支满；一日之脾，闭塞不通，身痛体重；二日之胃，而腹胀……”

（3）《脉经·卷六·心手少阴经病证第三》：“病先发于心者，心痛……五日之脾，闭塞不通，身痛体重……”

(4)《脉经·卷六·胃足阳明经病证第六》:“病先发于胃，胀满……五日上之脾，闭塞不通，身痛体重(《灵枢》云：上之心)……”

(5)《脉经·卷六·肺手太阴经病证第七》:“病先发于肺，喘咳……一日之脾，闭塞不通，身痛体重；五日之胃，腹胀……”

(6)《脉经·卷六·膀胱足太阳经病证第十》:“病先发于膀胱者，背胎筋痛，小便闭……一日之脾，闭塞不通，身痛体重……”

7. 寒热错杂

巢元方认为，大便难与大便不通均由寒热错杂所致。

大便难在于冷热之气互结，并与肠中糟粕并结而致。《诸病源候论·卷之十四·大便病诸候(凡五论)》云：“大便难者，由五脏不调，阴阳偏有虚实，谓三焦不和，则冷热并结故也。”“胃为水谷之海，水谷之精，化为荣卫，其糟粕行之于大肠以出也。五脏三焦既不调和，冷热壅涩，结在肠胃之间。其肠胃本实，而又为冷热之气所并，结聚不宣，故令大便难也。”

大便不通是由冷热之气不调，热入肠胃，灼伤津液，致糟粕内结，壅塞肠道所致。《诸病源候论·卷之十四·大便病诸候(凡五论)》云：“大便不通者，由三焦五脏不和，冷热之气不调，热气偏入肠胃，津液竭燥，故令糟粕痞结，壅塞不通也。”

## 三、宋金元时期

这个时期是中医理论发展的一个重要时期，形成了百家争鸣的医学局面，推动了医学理论的发展。此期对于便秘病因病机的认识，可以分为两个阶段，前一阶段的相关著作有《太平圣惠方》和《圣济总录》，主要是继承《诸病源候论》的观点并加以阐发，使便秘的病因病机渐趋系统。后一阶段则对便秘的病因病机提出了一些新的观点，代表医家有陈无择、刘完素、张从正、李东垣、严用和、杨士瀛、朱丹溪等。

### （一）病因

#### 1. 风、热、冷、虚、宿食

《圣济总录》提出，风、热、冷、虚、宿食均可致便秘。首次根据病因将便秘分为风、热、冷、虚四类。《圣济总录·卷九十七·大小便门·大便秘涩》云："若风气壅滞，肠胃干涩，是谓风秘；胃蕴客热，口糜体黄，是谓热秘；下焦虚冷，窘迫后重，是谓冷秘；或因病后重亡津液，或因老弱血气不足，是谓虚秘；或肾虚小水过多，大肠枯竭，渴而多秘者，亡津液也；或胃实燥结，时作寒热者，中有宿食也。"

#### 2. "三因"学说

陈无择结合前贤的理论，创立了"三因"学说，首次将便秘的病因分为内因、外因及不内外因。《三因极一病证方论·卷之十二·秘结证治》云："人或伤于风寒暑湿，热盛，发汗利小便，走枯津液，致肠胃燥涩，秘塞不通，皆外所因；或脏气不平，阴阳关格，亦使人大便不通，名曰脏结，皆内所因；或饮食燥热而成热中，胃气强涩，大便坚秘，小便频数，谓之脾约，属不内外因。既涉三因，亦当随其所因而治之，燥则润之，涩则滑之，秘则通之，约则缓之，各有成法。”认为外因是外感风寒暑湿之邪，内因是脏气不平、阴阳关格，不内外因是饮食燥热。

3. 外感燥热

刘完素、张从正认为，便秘多因燥、热而致。如《素问玄机原病式·六气为病·火类》云：“风、热、燥并郁甚于里，故烦满而或閟结也。”《素问玄机原病式·六气为病·热类》云：“閟，俗作秘，大便涩滞也。热耗其液，则粪坚结，而大肠燥涩紧敛故也。”指出外感风热燥邪均可致便秘。又《儒门事亲·卷七·燥形·大便燥结九十》云：“燥于下则便溺结闭。夫燥之为病，是阳明化也。水寒液少，故如此。”《儒门事亲·卷三·斥十膈五噎浪分支派疏二十三》云：“结，谓结热也。小肠热结则血脉燥；大肠热结则后不圊；膀胱热结则津液涸。”指出燥、热均可致秘。

4. 误用热治

张从正还认为，便秘可为误用热治之法所致。《儒门事亲·卷一·七方十剂绳墨订一》云：“所谓燥剂者……此为大寒之故……非积寒之病，不可用也。若久服，则变血溢、血泄、大枯大涸、溲便癃闭、聋瞽痿弱之疾。”

5. 饮食失节、劳役过度

李东垣认为，便秘是因饮食失节、劳役过度所致。《兰室秘藏·卷下·大便结燥门·大便结燥论》云：“若饥饱失节，劳役过度，损伤胃气，及食辛热味浓之物，而助火邪，伏于血中，耗散真阴，津液亏少，故大便结燥。”

6. 肠胃不足、外感风寒湿热

严用和认为，肠胃不足、外感风寒湿热均可见便秘。《严氏济生方·大便门·秘结论治》云：“多因肠胃不足，风寒湿热乘之，使脏气壅滞，津液不能流通，所以秘结也。”

7. 外感风热之邪、年老体虚、宿食留滞

杨士瀛认为，外感风热之邪、年老体虚、宿食留滞均可致秘。《仁斋直指方论·卷十五·秘涩·大便秘涩方论》云：“热邪入里，则胃有燥粪，三焦伏热，则津液中干，此大肠之挟热然也；虚人脏冷而血脉枯，老人肠寒而气道涩，此大肠之挟冷然也。腹胀痛闷，胸痞欲呕，此证结聚，以宿食留滞得之；肠胃受风，涸燥秘涩，此证闭塞，以风气燔灼得之。”

（二）病机

1. 三焦脏腑不和，气机壅滞

（1）《太平圣惠方》认为，便秘的病机是三焦脏腑不和、气机失调、胃肠壅滞所致。《太平圣惠方·卷第五十八·治大便不通诸方》云：“夫大便不通者，是三焦五脏不和，冷热不调，热气遍入肠胃，津液竭燥，故令糟粕痞结，壅塞不通也。”

《太平圣惠方·卷第二十三·治大肠风热秘涩不通诸方》：“夫大肠风热秘涩不通者，是五脏气不调，阴阳偏有虚实，三焦不和，冷热并结也。胃为水谷之海，化谷精之气，流行荣卫，其糟粕传行大肠出焉。五脏三焦既不调和，冷热壅涩，结在肠胃，其肠胃本实，而又冷热气相并，津液枯燥，结聚大肠，胃中干涩，故令大便不通也。”《太平圣惠方·卷第五十八·治大便难诸方》：“夫大便难者，由五脏不调，阴阳偏有虚实，谓三焦不和，则冷热并结故也。胃为水谷之海，水谷之精化为荣卫，其糟粕行之于大肠以出也。五脏三焦既不调和，冷热壅涩，结在肠胃之间。其肠胃本实，而又为冷热之气所结聚不宣，故令大便难也。”此处详论便秘是由五脏不调，阴阳偏有虚实，三焦不和，冷热并结，胃肠壅滞所致。

《太平圣惠方·卷第二十九·治虚劳大便难诸方》：“夫虚劳之人，脾肺损弱，谷食减少，气血阻隔，阴阳不和，胃气壅滞，上焦虚热，流注大肠，故令秘涩也。”指出了脾肺损弱，则阴阳不和，气机壅滞则便秘。

（2）严用和认为，便秘是三焦气涩，津液运行不畅，肠道失于濡润所致。《严氏济生方·大便门·秘结论治》：“摄养乖理，三焦气涩，运掉不得，于是乎壅结于肠胃之间，遂成五秘之患。”

2. 营卫不和、阴阳相持

《圣济总录》认为，营卫不和、阴阳相持是便秘的基本病机。《圣济总录·卷九十七·大小便门·大便秘涩》：论曰：“大便秘涩，盖非一证，皆营卫不调、阴阳之气相持也。”

3. 阳气怫郁

刘完素认为，阳气怫郁是外感六气热病、导致便秘的基本病机。外感六气热病，气机郁滞，津液无以输布，则发为便秘。《素问玄机原病式·六气为病·热类》云："郁，怫郁也，结滞壅塞而气不通畅，所谓热甚则腠理闭密而郁结也。""所谓结者，怫郁而气液不能宣通也，非谓大便之结硬耳。"

4. 肺与大肠相表里

张锐认为，便秘为肺经受风，传于大肠所致。《鸡峰普济方·卷第九·大便秘·通肠丸》云："若但秘涩，余无所苦，此由风搏肺经，传于大肠，肠中受风，津液燥少，诊其脉浮涩，谓之风秘。"

杨士瀛认为肺与大肠相表里，故提出便秘的发生与肺的宣肃失常有关。《仁斋直指方论·卷十五·秘涩·大便秘涩方论》云："然而大肠与肺为表里，大肠者，诸气之道路关焉。热则清利，冷则温利，积聚者挨其积，风壅者疏其风，是固然尔，孰知流行肺气，又所以为四者之枢纽乎。不然，叔和何以曰肺与大肠为传送。"

5. 热盛津伤

刘完素认为，外感热病、热灼津液可致便秘。《素问玄机原病式·六气为病·热类》云："热耗其液，则粪坚结，而大肠燥涩紧敛故也。"

李东垣认为，饥饱失节、劳役过度均可助火邪，火热之邪耗伤真阴，津液亏少则发生便秘。《兰室秘藏·卷下·大便结燥门·大便结燥论》云："若饥饱失节，劳役过度，损伤胃气，及食辛热味浓之物，而助火邪，伏于血中，耗散真阴，津液亏少，故大便结燥。"

杨士瀛提出，外感热邪入里，三焦伏热，津液耗伤，则大便秘涩。《仁斋直指方论·卷十五·秘涩·大便秘涩方论》云："热邪入里，则胃有燥粪，三焦伏热，则津液中干，此大肠之挟热然也。"

6. 脾约

朱丹溪承上人所言，认为脾约能致便秘。他从脾、肺、肝来论述，认为大汗之后，阴血亏虚，虚火内燔，灼伤肺脾，肺金耗则肝木失制，木旺伤土，而虚火又伤脾土，则大便秘结。《格致余论·脾约丸论》云："成无己曰：约者结约之约，胃强脾弱，约束津液，不得四布，但输膀胱，故小便数而大便硬，故曰脾约……原其所由，久病大下大汗之后，阴血枯槁，内火燔灼，热伤元气，又伤于脾，而成此证。伤元气者，肺金受火，气无所摄；伤脾者，肺为脾之子，肺耗则液竭，必窃母气以自救，金耗则木寡于畏，土欲不伤，不可得也。"

## 四、明清时期

这一时期对于便秘病因病机上的认识，多是总结前人的经验加以阐述发挥，亦有所创新，逐渐形成一个完整的体系。

（一）病因

1. 感受热邪、年老体虚、误汗、误利小便、宿食留滞

戴思恭认为，便秘的病因有外感热邪、年老体虚、误汗、误利小便、宿食留滞等。

(1)《秘传证治要诀及类方·卷之八·大小腑门》："热秘，面赤身热，肠胃胀闷，时欲得冷，或口舌生疮，此

由大肠热矣。”指出热秘是大肠受热所致。

（2）《秘传证治要诀及类方·卷之八·大小腑门》：“老人虚秘，及出汗利小便过多，一切病后血气未复而秘者……”指出虚秘是因年老体虚、误汗、误利小便所致。

（3）《秘传证治要诀及类方·卷之八·大小腑门》：“宿食留滞，结而不通，腹胀气急，胸中痞满。”指出便秘还可由宿食留滞所致。

2. 药石毒、痰滞不通

李梴在《医学入门》中首次明确提出了药石毒、痰滞不通均是便秘的病因。

《医学入门·外集·卷四·杂病·外感·燥结》：“有药石毒者，大小便闭，气胀如鼓者，三和散合三黄汤；饮食毒者，香连丸；胃火者，白虎汤。”

《医学入门·外集·卷四·杂病·外感·燥结》：“痰滞不通者，二陈汤加枳壳、槟榔。”

3. 七情、劳倦、色欲

张景岳提出，欲解不解、排便不畅、大便不干硬的病因是七情、劳倦、色欲。《景岳全书·卷之三十四·天集·杂证谟·秘结》云：“大便本无结燥，但连日或旬日欲解不解，或解止些须而不能通畅，及其既解，则仍无干硬。凡此数者，皆非火证，总由七情、劳倦、色欲，以致阳气内亏不能化行，亦阴结之属也。”

4. 外感风寒、外感温热、饮食过热、情志失调、久病年高

秦景明将便秘的病因分为外感、内伤两大类，认为便

秘的病因有外感风寒、外感温热、饮食过热、情志失调、久病年高等。

(1)《症因脉治·卷四·大便秘结论·外感便结·伤寒便结》:“肠胃素热,偶因外感风寒……而大便先已秘结矣。”

(2)《症因脉治·卷四·大便秘结论·外感便结·温热便结》:“经云:冬伤于寒,春必温病。《伤寒论》云:若遇温气,则为温病。更遇温热,则为温毒。温热内结,肠胃燥热,则大便闭结矣。”

(3)《症因脉治·卷四·大便秘结论·内伤便结·积热便结》:“或膏粱积热,热气聚于脾中而不散,或过服温热,热气伏于大肠而干结,皆能令人大便闭结也。”指出饮食过热可致便秘。

(4)《症因脉治·卷四·大便秘结论·内伤便结·气秘便结》:“怒则气上,思则气结,忧愁思虑,诸气怫郁,则气壅大肠,而大便乃结。”指出情志失调可致便秘。

(5)《症因脉治·卷四·大便秘结论·内伤便结·内伤便结》:“或久病伤阴,阴血亏损,高年阴耗,血燥津竭,则大便干而秘结。”指出久病年高可致便秘。

5. 痰饮湿热

张璐认为,痰秘是由痰饮湿热所致。《张氏医通·卷七·大小府门·大便不通》云:“痰秘者,痰饮湿热阻碍。”

（二）病机

1. 风寒、温热侵袭脏腑

戴思恭认为，风邪搏击肺脏，寒邪袭击肠胃均可导致便秘。《秘传证治要诀及类方・卷之八・大小腑门》云："风秘之病，由风搏肺脏，传于大肠，故传化难；或其人素有风病者，亦多有秘。"指出风秘是由风邪搏击肺脏，传于大肠所致。《秘传证治要诀及类方・卷之八・大小腑门》云："冷秘由冷气横于肠胃，凝阴固结，津液不通，胃道秘塞，其人肠内气攻，喜热恶寒。"指出冷秘是寒邪横于肠胃，凝阴固结，津液不通而致。

秦景明认为，外感风寒、郁而发热、表里互相蒸酿可致便秘，伤于温热、内结肠胃亦可致便秘。《症因脉治・卷四・大便秘结论・外感便结・伤寒便结》云："肠胃素热，偶因外感风寒，郁而发热，表里互相蒸酿，是以三阳表邪未解，而大便先已秘结矣。"《症因脉治・卷四・大便秘结论・外感便结・温热便结》云："温热内结，肠胃燥热，则大便闭结矣。"

2. 内热津伤

虞抟认为，便秘的病机是房劳过度、饮食失节而致内热，进而火盛水亏，津液不生，则肠道传导失常。《医学正传・卷之六・秘结》云："原其所由，皆房劳过度，饮食失节，或恣饮酒浆，过食辛热，饮食之火起于脾胃，淫欲之火起于命门，以致火盛水亏、津液不生，故传道失常，渐成结燥之证。"

3. 火邪伤津

（1）秦景明认为，血中伏火、耗伤真阴可致便秘。《症因脉治·卷四·大便秘结论·内伤便结·内伤便结》云："若血中伏火，煎熬真阴，阴血燥热，则大便亦为之闭结。"

（2）陈士铎认为，因火而成之便秘有阴阳虚实的区别，实证是外感火邪逼迫于大肠之中，灼伤肠中津液，是为阳火所致便秘；虚证是肾水亏损，无以滋润大肠，虚火伤津，是为阴火所致便秘。《辨证玉函·卷之一·阴症阳症辨·大小便闭》云："邪火逼迫于大肠之中，烧干大肠，以致肠结而痛，手按之不可近者，必须用祛荡之品而大泻之，否则邪留于腹中，必变为谵语发狂之症矣。此等之病，乃阳火作祟也。若夫肾水亏损，不能滋润于大肠，以致粪如羊屎者，往往有经月而尚未便者，虽觉急迫，而终亦不甚，忍至二三日而如前不相异。老人多有此症，乃阴火作祟也。阴火者，相火，乃虚火也。"

（3）陈士铎还认为，火有脏腑之别，可分为胃火、肝火、脾火、心火、肺火，均能灼伤津液，致肠道失于濡养而致便秘。

《辨证录·卷之九·大便闭结门九则》

"夫阳明胃火一发，必有烁干肾水之祸。大便不通，正胃火烁干肾水也。"

"故肝火不动则已，动则引心包之火而沸腾，引阳明之火而震动，火多而水有不涸者乎，水涸而大肠安得不闭结哉。"

“然而土焦，非阳明之焰下逼，必命门之火上炎，二火合攻，脾之津液涸矣……大肠无津液之润，则肠必缩小，不能容物，安得不闭结哉。”

“……心火太盛，则心不能受，自分其火与大肠。而大肠又最畏心火，火盛烁金……无如肺先受心火之刑，自救不遑……安有余波以及兄弟，来救援大肠乎？此大肠之所以不通也。”

“不知肺乃娇脏，仅可微火熏蒸，不可猛火锻炼，故一遇火生，即移其热于大肠也。且肺主皮毛，肺气少虚，风寒袭之，因肺中正气与邪气相战，寒变热而风变邪，肺因生火，自烁其津，肺与大肠既相唇齿，肺之津涸，大肠之液亦竭矣。”

4. 与脾胃相关

（1）李梴把燥与结分而论之，认为结是太阴津伤，内有燥粪所致。《医学入门·外集·卷四·杂病·外感·燥结》：“结属太阴有燥粪，苦以泻之。”

（2）张景岳认为，便秘当属阳明热结。《景岳全书·卷之三十四·天集·杂证谟·秘结》云：“秘结之由，除阳明热结之外，则悉由乎肾。”

（3）叶天士提出，便秘与脾胃密切相关，脾阳虚衰、胃阴不足均可导致便秘。《临证指南医案·卷四·便闭》云：“脾宜升则健，胃宜降则和。盖太阴之土，得阳始运，阳明阳土，得阴自安。以脾喜刚燥，胃喜柔润。仲景急下存津，治在胃也，东垣大升阳气，治在脾也。今能食不运，医家悉指脾弱是病，但诊脉较诸冬春，盛大兼弦，据经论病，独大独小。斯为病脉，脾脏属阴，胃腑属阳，脉见弦大。”

5．与肾相关

（1）张景岳认为，便秘除阳明热结外，悉由乎肾，指出肾阳虚则阳气不行，阴凝于下而成阴结；肾阴虚则精血枯燥，无以濡养肠道而成阴结。

《景岳全书·卷之三十四·天集·杂证谟·秘结》云：“秘结之由，除阳明热结之外，则悉由乎肾。盖肾主二阴而司开阖，故大小便不禁者，其责在肾，然则不通者，独非肾乎。”

《景岳全书·卷之三十四·天集·杂证谟·秘结》云：“阴结证，但察其既无火证，又无火脉，或其人喜热恶冷，则非阳证可知。然既无邪，何以便结不通？盖此证有二，则一以阳虚，一以阴虚也。凡下焦阳虚，则阳气不行，阳气不行，则不能传送而阴凝于下，此阳虚而阴结也。下焦阴虚，则精血枯燥，精血枯燥，则津液不到而肠脏干槁，此阴虚而阴结也。”

（2）陈士铎认为，肾水肾火亏虚均可导致便秘的发生，肾水亏虚，无以济肾火，则火有余而水不足，大肠无以濡润则便秘；肾火不足，则大肠失于温煦，无以传导则便秘。

《辨证录·卷之九·大便闭结门九则》云：“夫肾水为肺金之子，大肠与肺为表里，肺能生子，岂大肠独不能生水乎？不知金各不同，金得清气则能生水，金得浊气不特不能生水，反欲得水以相养，故大肠得气之浊，无水则不能润也。虽然大肠之开阖，虽肾水润之，亦肾火主之也。

而肾火必得肾水以相济，无肾火，而大肠洞开矣。无肾水以济肾火，则大肠又固结而不得出……此等之症，老人最多，正以老人阴衰干燥，火有余而水不足耳。”“大肠者，传导之官也，有火则转输无碍，无火则幽阴之气闭塞……然而大肠本经，不可有火也。火在大肠，则大肠有太热之虞；火在肾中，则大肠无大寒之惧。倘肾中无火，则大肠何以传化水谷哉。”

6. 与肺相关

（1）孙文胤认为，风秘是因外感风邪，入里伤肺，从肺下传于大肠所致。《丹台玉案·卷之五·秘结门》云：“又有所谓风秘者，常欲转失气，而气终不泄，肛门壅塞，努力伸之，则有声如裂帛，而粪又不下者，其根始于伤风咳嗽，咳嗽将愈，而此病即发以肺大肠相为表里，风入于肺而传病于大肠故也。”

（2）秦景明认为，肺热下移大肠可致便秘。《症因脉治·卷四·大便秘结论·内伤便结·积热便结》云：“肺热下遗大肠，清肺饮。”

7. 气机不畅

（1）戴思恭认为，气秘是气机不畅，谷气不行所致。《秘传证治要诀及类方·卷之八·大小腑门》云：“气秘而气不升降，谷气不行，其人多噫。”

（2）龚廷贤遵严用和《严氏济生方》的观点，认为便秘是三焦气涩，津液运行不畅，肠道失于濡润所致。风闭、气闭、热闭、寒闭、湿闭均可从气机不畅这点来立论。《寿世保元·卷五·大便闭》云：“夫阴阳二气，贵乎不偏。然后津液流通，肠胃润溢，则传送如经矣。摄养乖理，三焦气滞运掉不行，遂成闭结之患有五：曰风闭、气闭、热闭、寒闭、湿闭是也。更有发汗利小便，及妇人产后亡血，走耗精液，往往皆能令人闭结。”

（3）孙文胤把秘、结分而论之，认为秘是气机闭塞、欲下而不行所致，年轻人多数患秘。《丹台玉案·卷之五·秘结门》云：“秘者气之闭也……气闭则攻击于肠胃，而瘀塞于魄门，欲下不下，虽努力以伸肛门燥结而沥血者……少壮之人多患秘，以其气有余而不及转运也。”

（4）李梴曾论及痰滞不通是便秘的病因之一，但未提及其病机。张璐认为，痰秘是痰饮湿热、阻遏气机，故致传导失常，便秘乃生。《张氏医通·卷七·大小府门·大便不通》云：“痰秘者，痰饮湿热阻碍，气不升降，头汗喘满，胸胁痞闷，眩晕腹鸣。”

8．气血津液不足

（1）李梴认为，燥是由于津液不足，肠道失于濡养所致。《医学入门·外集·卷四·杂病·外感·燥结》云：“燥属少阴津液不足。”

（2）龚廷贤提出发汗利小便者、体虚者、老人等发生便秘均是由于气血津液耗损所致。《万病回春·卷之四·大便闭》云：“因汗出多，大便不通者，精液枯竭而闭也；风证大便不通者，是风闭也；老人大便不通者，是血气枯燥而闭也；虚弱并产妇及失血，大便不通者，血虚而闭也。”

（3）孙文胤认为，结是由于粪结于内，津液亏少，肠道干涩，可下而难下所致，老年人多患结。《丹台玉案·卷之五·秘结门》云："结者粪之结也……衰老之人多患结，以其血不足而大肠干燥也。"

（4）秦景明认为，便秘是气虚肺气不能下达大肠，肠道传导失司所致。《症因脉治·卷四·大便秘结论·内伤便结·气秘便结》云："若元气不足，肺气不能下达，则大肠不得传道之令，而大便亦结矣。"

（5）陈士铎认为，气虚无力推动可致便秘。《辨证录·卷之九·大便闭结门九则》云："人有大肠闭结不通，饮食无碍，并无火症之见，亦无后重之机，有至一月不便者，人以为肾中之无津也，谁知是气虚而不能推送乎。夫大肠无津，固不能润，而气弱亦不能行。阳气一衰，则阳不能通阴，而阴与阳相隔，水谷入于肠，各消各化，不相统会，故留中而不下也。"

（6）李用粹提出，燥属肾，虽有因风、因热、因火、因气血虚、阴结阳结之分，总体来说均为血虚所致。《证治汇补·卷之八·下窍门·秘结》云："肾主五液，故肾实则津液足而大便润，肾虚则津液竭而大便秘，（正传）虽有热燥、风燥、火燥、气血虚燥、阴结阳结之不同，要皆血虚所致。大约燥属肾，结属脾，须当分辨。（汇补）"

（7）张璐认为，风秘是由肾脏血虚所致，开风秘血虚之先河。《张氏医通·卷七·大小府门·大便不通》云："肾脏血虚，大肠风秘。"

（8）何梦瑶认为，老人、产妇血液干枯；或病后血虚，或误治伤津，津血同源，都可导致血虚而出现大便秘结。《医碥·卷之三·杂症·大便不通》云："血液干枯，或病后血虚，或发汗利小便以致津涸。（津亦属血）”

9．瘀血内停

陈士铎认为，拂郁不快之事可致气机郁塞不通，则血停留于肠道，搏结成块，阻塞气机，故而便秘。《辨证录·卷之九·大便闭结门九则》云：“夫蓄血之症，伤寒多有之，今其人并不感风寒之邪，何亦有蓄血之病？不知人之气血，无刻不流通于经络之中，一有拂抑，则气即郁塞不通，血即停住不散，于是遂遏于皮肤而为痈，留于肠胃而成痛，搏结成块，阻住传化之机，隔断糟粕之路，大肠因而不通矣。”

（黎颖婷　林瑞达）

## 第三节　“腹痛”病因病机的古代文献研究

### 一、先秦两汉时期

春秋战国时期至汉代是中医学早期经验的积累时期，并逐步形成了一些理论总结。该时期的医家们对腹病的病因病机作了初步的记述和探讨，为后世医家认识该病的病因病机奠定了坚实的理论与实践基础，为后世构建了一个对腹痛病证认识和治疗的基本框架。

（一）《黄帝内经》对病因病机的认识

《黄帝内经》对腹痛病因病机较为完整的阐述，为后世医家对该病的诊治奠定了良好的理论基础。

1. 感受外邪

从邪气性质而言，有寒、风、湿邪之分。

（1）与寒相关

《素问·举痛论篇第三十九》云：“寒气客于厥阴之脉，厥阴之脉者，络阴器系于肝，寒气客于脉中，则血泣脉急，故胁肋与少腹相引痛矣。厥气客于阴股，寒气上及少腹，血泣在下相引，故腹痛引阴股。”指出寒邪客于脉中所致的气血凝滞是造成腹痛的主要原因。这也提示了“不通则痛”的病机学说起源所在。

（2）与风相关

《素问·气交变大论篇第六十九》：“岁土不及，风乃大行，化气不令，草木茂荣，飘扬而甚，秀而不实，上应岁星。民病飧泄、霍乱、体重、腹痛。”指出风邪侵袭人体可致腹痛。

（3）与湿相关

《素问·气交变大论篇第六十九》：“岁土太过，雨湿流行，肾水受邪。民病腹痛，清厥意不乐，体重烦冤”。指出湿邪侵犯可致腹痛。

2. 食积所伤

《灵枢·百病始生第三十八》指出：“其著于缓筋也，似阳明之积，饱食则痛，饥则安。”说明胃中食积可导致腹痛。

3. 气机逆乱

《灵枢·五邪第二十》：“阳气不足，阴气有余，则寒中肠鸣腹痛”。

4. 运气变化

天地四时的五运六气变化，金、木、水、火、土五行的失调，均会影响到人体而导致腹痛的发生。例如岁土太过或岁水不及易导致湿邪腹痛；岁金太过或岁木不及易导致燥邪腹痛；岁火不及易导致寒邪腹痛；岁土不及易导致风邪腹痛。

（二）《难经》对病因病机的认识

1. 肾气不足

肾气不足可导致腹泻、腹痛。《难经·十六难》指出："假令得肾脉，其外证：面黑，善恐欠；其内证：脐下有动气，按之牢若痛；其病：逆气，小腹急痛，泄如下重，足胫寒而逆。有是者肾也，无是者非也。"

2. 肾邪入心

肾邪入心会导致小腹痛。《难经·四十九难》中指出："何以知中湿得之？然：当喜汗出不可止。何以言之？肾主湿，入肝为泣，入心为汗，入脾为涎，入肺为涕，自入为唾。故知肾邪入心，为汗出不可止也。其病身热而小腹痛，足胫寒而逆。其脉沉濡而大。"

（三）《金匮要略》对病因病机的认识

《金匮要略》一书发展了《黄帝内经》的病因学说，指出："千般疢难，不越三条：一者，经络受邪，入藏府，为内所因也；二者，四肢九窍，血脉相传，壅塞不通，为外皮肤所中也；三者，房室、金刃、虫兽所伤。由此详之，病由都尽。"为后世病因病机学说的发展出来了深刻影响。张仲景在本书中论述了各种原因所致的腹痛，与本研究有关的病因病机如下。

1. 寒气入侵腹痛

《金匮要略·腹满寒病宿食病脉证治第十》:“夫瘦人绕脐痛,必有风冷。谷气不行,而反下之,其气必冲;不冲者,心下则痞。”“腹中寒气,雷鸣切痛,胸胁逆满,呕吐,附子粳米汤主之。”

2. 便闭腹痛

《金匮要略·腹满寒病宿食病脉证治第十》:“痛而闭者,厚朴三物汤主之。”

(四)《中藏经》对病因病机的认识

1. 辨脏腑

《中藏经》认为,腹痛与肝、肾、胃、小肠、大肠、心、脾等脏腑功能的失调相关,对每一脏腑的虚实状况造成的腹痛进行了论述。《中藏经·论大肠虚实寒热生死逆顺脉证之法第二十九》云:“积冷不去则当脐而痛,不能久立,痛已则泄白物是也。”认为大肠内有积冷可见脐部作痛,不能久立。

2. 三焦辨证

《中藏经》认为,按三焦分类来说,腹痛的发生与下焦功能的失调相关。《中藏经·论三焦虚实寒热生死逆顺脉证之法第三十二》云:“下焦实热,则小便不通,而大便难、苦重痛也。”

## 二、晋隋唐时期

这个时期医家们对腹痛病因病机的认识,主要体现在巢元方的《诸病源候论》中，该书认为，外感六淫、七情内伤、饮食、虫毒、金疮等均是腹痛的病因；而脏腑不足，复感外邪，邪正相搏是腹痛发生的主要病机。

（一）病因

1. 感受外邪

《诸病源候论》认为外感风、寒等六淫之邪可致腹痛。

（1）感受风邪

《诸病源候论·卷之二·风病诸候下（凡三十论）》：“风入腹拘急切痛候：风入腹拘急切痛者，是体虚受风冷，风冷客于三焦，经于脏腑，寒热交争，故心腹拘急切痛。”

（2）感受寒邪

《诸病源候论·卷之十六·腹痛病诸候（凡四论）》：“腹痛候：腹痛者，由腑脏虚，寒冷之气客于肠胃、募原之间，结聚不散，正气与邪气交争相击，故痛。”

（二）病机

脏腑虚弱，复感风寒之邪，邪正相搏

《诸病源候论·卷之三十七·妇人杂病诸候一（凡三十二论）》：“腹中痛候：腹痛者，由脏腑虚弱，风冷邪气乘之，邪气与正气相击，则腹痛也。”

《诸病源候论·卷之三·虚劳病诸候上（凡三十九论）》：“虚劳心腹痛候：虚劳者，脏气不足，复为风邪所乘，邪正相干，冷热击搏，故心腹俱痛。”

## 三、宋金元时期

这个时期是中医理论发展的一个重要时期，形成了百家争鸣的医学局面。众多医家著书立说，推动了医学的发展，对腹痛病因病机的论述也日渐详尽。

（一）病因

1.“三因”学说

陈无择《三因极一病证方论》中，将病因分为三类：外因六淫，内因七情，其余饮食、劳累、外伤等，均为不内外因。此说在病因学发展中起到了重要的作用。外感六淫，内伤七情，以及饮食、劳累、外伤等原因而致经脉阻滞，气血不通，均可发为疼痛。本书中有些腹痛内容包含在心痛内容中，但对单纯性腹痛的病因病机没有具体分析。

2. 外感寒、风冷、热邪

（1）感受寒邪

刘完素宗前人之旨，认为寒邪可致腹痛。如《素问玄机原病式·六气为病·寒类》中指出：“诸病上下所出水液，澄彻清冷，瘕，疝，坚痞腹满急痛，下利清白，食已不饥，吐利腥秽，屈伸不便，厥逆禁固，皆属于寒。”又如《黄帝素问宣明论方·卷二·诸证门·濡泄证》指出：“寒客于脾胃，故伤湿而腹痛滑利不止。”

（2）感受风冷之邪

刘完素还认为，风冷之邪侵袭可令腹痛不已。《黄帝素问宣明论方·卷一·诸证门·飧泄证》指出：“风冷入中，泄利不止，脉虚而细，日夜数行，口干，腹痛不已。”

（3）感受热邪

刘完素首次明确提出热邪是造成腹痛的重要原因，体现其“火热为病”的思想。《素问玄机原病式·六气为病·寒类》云："或热郁于内，而腹满坚结痛者，不可言为寒也。"

3. 寒、积热、死血、食积、湿痰

朱丹溪认为，寒、积热、死血、食积、湿痰均可致腹痛。《金匮钩玄·卷第二·腹痛》云："寒痛者，绵绵痛而无增减者是。时痛时止者，是热也。死血痛者，每痛有处不行移者是也。食积者，甚欲大便，利后痛减者是。湿痰者，凡痛必小便不利。"

4. 情志失调

严用和提出情志失调可致腹痛。《严氏济生方·心腹痛门·心痛论治》曰："加味七气汤，治喜、怒、忧、思、悲、恐、惊七气为病，发则心腹刺痛不可忍，时发时止，发则欲死。"

（二）病机

1. 寒客脾胃、脾胃受伤

（1）刘完素认为，腹痛的发生与脾胃密切相关，如《黄帝素问宣明论方·卷一·诸证门·飧泄证》指出"风冷入中"可致腹痛，又《黄帝素问宣明论方·卷二·诸证门·濡泄证》指出"寒客于脾胃"则腹痛。

（2）李东垣认为脾胃有伤可致腹痛。《内外伤辨惑论·卷上·辨阴证阳证》云："既脾胃有伤，则中气不足，中气不足，则六腑阳气皆绝于外，故经言五脏之气已绝于外者，是六腑之元气病也。气伤脏乃病，脏病则形乃应，是五脏六腑真气皆不足也。惟阴火独旺，上乘阳分，故荣卫失守，诸病生焉。其中变化，皆由中气不足，乃能生发耳。”指出脾胃受伤是导致疾病的主要原因。

2. 肾阴不足

除脾胃外，刘完素亦认为腹痛与肾阴不足相关。《素问病机气宜保命集·卷上·病机论第七》指出，肾阴不足所导致的腹痛特征为“虚则胸中痛，大腹小腹痛，清厥意不乐”。而命门火衰所致的腹痛为腹中暴痛，是由于君火不足而相火偏胜所致。

3. 气血郁滞

朱丹溪认为气血郁滞是万病之源。《金匮钩玄·卷第一·六郁》云：“气血中和，万病不生，一有怫郁，诸病生焉”。

## 四、明清时期

这一时期对于腹痛病因病机上的认识，多是总结前人的经验，并在此基础上有所创新，逐渐形成一个完整的体系。

（一）病因

1. 虚、实、伤寒、痰火、食积、死血

虞抟延续前人论述，认为虚、实、伤寒、痰火、食积、死血等病因均可导致腹痛。《医学正传·卷之四·腹痛》云：“《内经》举痛论言寒邪外客而为痛者，甚为详悉，但未能尽述，学人自宜检阅。外有因虚、因实、因伤寒、因痰火、因食积、因死血者，种种不同，亦当表而出之，庶使学人易为参考焉。”

2. 感受寒邪

王肯堂总结腹痛的寒、热、湿、食、虫、瘀血等诸多病因中，以寒邪最为多见。《证治准绳·杂病·第四册·诸痛门》云："举痛论在乎其邪各自为病，所以独引寒淫一者，亦为寒邪之能闭塞阳气最甚故也"。

3. 寒、宿食、热、痰、瘀血、虫积

龚廷贤《寿世保元》将腹痛列为单独的病证，指出寒、宿食、热、痰、瘀血、虫积等病因均可导致腹痛。《寿世保元·卷五·腹痛》云："夫腹痛，寒气客于中焦，干于脾胃而痛者；有宿积停于肠胃者；有结滞不散而痛者。有痛而呕者，有痛而泻者，有痛而大便不通者。有热痛者，有虚痛者，有实痛者，有湿痰痛者，有死血痛者，有虫痛者。种种不同，治之皆当辨其寒热虚实，随其所得之证施治。"

4. 寒、热、食、虫、血

张景岳认为，导致腹痛的病因有寒、热、食、虫、血。《景岳全书·卷之二十五·心集·杂证谟·心腹痛》云："下焦小腹痛者，或寒，或热，或食，或虫，或血，或气逆，皆有之。"

5. 瘀血致痛

唐宗海认为，腹痛与各类血证密切相关。《血证论·卷六·腹痛》云："血家腹痛，多是瘀血。"

(二) 病机

1. 邪正相搏

王肯堂认为，邪正相搏是腹痛发生的基本病机。《证治准绳·杂病·第四册·诸痛门》云："或问腹痛何由而生？

曰邪正相搏，是以作痛。夫经脉者，乃天真流行出入，脏腑之道路也。所以 水谷之精悍为荣卫，行于脉之内外，而统大其用，是故行六气，运五行，调和五脏，洒陈六腑，法四时升降浮沉之气，以生长化收藏。其正经之别脉，络在内者，分守脏腑部位，各司其属，与之出纳气血。凡是荣卫之妙用者，皆天真也。”

2. 寒凝经脉

高士栻认为，不同部位的腹痛，其病因病机亦有所不同，脐旁痛即为寒凝经脉所致。《医学真传·心腹痛》云：“其有脐旁左右痛者，乃冲脉病也。冲脉当脐左右，若为寒气所凝，其冲脉之血不能上行外达，则当脐左右而痛。”

3. 邪干脾胃、脾胃虚寒

（1）龚廷贤认为，病邪干于脾胃，则致腹痛。《寿世保元·卷五·腹痛》云：“夫腹痛，寒气客于中焦，干于脾胃而痛者，有宿积停于肠胃者。”

（2）高士栻认为，大腹痛当属脾胃虚寒所致。《医学真传·心腹痛》云：“其大腹痛者，乃太阴脾土之部，痛在内而缓，坤土虚寒也。”

（张海燕　黄绍刚　丁冠福　杨小波）

## 第四节　肠易激综合征病因病机的现代文献研究

中医学对肠易激综合征的病因病机已有了比较系统的认识，其病因主要包括情志刺激、饮食不节、外邪内侵、体质虚弱等方面；病机上，多数学者认为，肠易激综合征的发病与肝脾有关，因肝脾两脏同属中焦，肝属木，主疏泄、畅气机，宜条达舒畅；脾属土，主运化、主升清。若肝脾功能失调，则可发生腹痛、腹泻等临床症状。

## 一、病因

大多数学者认为，肠易激综合征的病因有情志不畅、感受外邪、饮食所伤、劳倦过度和先天不足等，其中情志不畅与肠易激综合征发病的关系最为密切。

白兆芝认为，肠易激综合征的病因涉及感受外邪、精神因素、脾肠虚弱、饮食不节、劳倦内伤等方面。可导致脾虚不能运化，小肠的受盛化物和泌别清浊的功能失常，气机郁结不畅、升降失司而发病。病理因素主要有寒凝、热郁、食积、气滞、湿阻等，其中以湿邪最为重要。

朱西杰认为，肠易激综合征的病因主要有情志不舒或精神紧张、忧思过度、劳倦内伤、外感六淫、饮食不节、调养不当或禀赋不足等，并认为其中情志失调、思虑劳倦与肠易激综合征发病的关系最为密切，饮食不调为发病的重要环节。

时乐等认为，本病的病因及诱发因素与感受寒邪、寒冷和高脂饮食、精神因素、手术创伤等密切相关。

## 二、病机

### （一）肝郁脾虚

目前较多医家都遵循《医方考》：“泻责之脾，痛责之肝，肝责之实，脾责之虚，肝实脾虚，故令痛泻。”这一观点认为，肝气郁滞、肝脾不和，会导致气机的升降失调而引起肠道气化不利。

周向阳等认为，虽然肠易激综合征的证候表现以脾胃为主，但其本多在肝。其发病可由情绪过激或欲望不遂等原因而导致肝之疏泄失常，肝脾气机不调酿成。由于肝失疏泄，致使肝木乘脾，导致脾失健运而泄泻；或因气机失调而腹痛；或肝脾气滞，胃气不降而便秘。脾胃素虚者，尤易招致肝木乘脾，脾虚日久，可导致脾阳或肾阳亦虚，以致寒湿内生，基于上述认识，认为本病应从肝论治。

李国栋教授认为，肝气乘脾和脾胃虚弱是肠易激综合征的两个主要病机。其中，肝与恼怒情绪变化的关系最为密切，因肝为将军之官，不受遏郁，主疏泄气机，易为情志所伤，一旦肝木有病，则气机怫郁，脾运化受制。由此可知，抑郁恼怒或精神紧张等因素，可使肝气郁滞，肝失疏泄，气机不畅，横逆乘犯脾土，脾胃受制，运化失常而发为泄泻；或肝郁气滞，升降失调，大肠传导失职则发生便秘；或木郁不达，风木冲击而贼脾土，气机不畅，发为腹痛。因此，情志失调是肠易激综合征发病的基本原因，而肝气乘脾是其基本病机。正气的强弱是机体发病与否的一个决定性内因，因此，尽管肝郁是肠易激综合征发病的一个重要因素，但脾之强弱也具有决定性的作用，即脾强则不受木侮。肠易激综合征患者常由于罹患过“痢疾”或急性泄泻等疾病，或生活紧张、过度劳累、思虑过度等原因，导致脾血暗耗，脾胃损伤，运化失司，水谷精微不能吸收反而湿滞肠中，发生泄泻。故脾胃虚弱是肠易激综合征的另一病因病机。

（二）脾肾阳虚

刘周怀等认为，IBS 的发生与脾肾关系密切。肾为先天之本，脾为后天之本，命门肾火温煦脾阳，又赖后天精气滋养，脾虚久泻则下元不固，可致命门之火衰惫；肾虚则火不暖土，可导致脾运不健，发为泄泻。

黄修玲等认为，脾胃的腐熟、输运依赖肾阳温煦，肾为五脏之本，“脾阳根于肾阳”，肾虚不足以温煦脾阳，亦是脾失健运的重要原因。故脾虚为发病基础，肾虚是致病关键，气郁、湿浊、寒结、热结、血瘀为病理产物，证候系本虚标实、虚实夹杂证候。

（三）肺失宣肃

张书生认为，肺主一身之气，肺失宣肃，则一身之气皆滞，故主张从肺论治。肠易激综合征是一种慢性心身疾患，症状发作和加重常与情绪因素有关。肝郁乘脾，土不生金，肺气虚弱，治节不伸，气化不展，降下无权，致肠道气机不利，不通则痛。传化失常，导致腹泻或便秘。肺与大肠相表里，主输布津液。肺卫失固，营卫不调，并影响肠道气血不和；反之，肠道气机不利，亦累及于肺。肺气肃降正常，大肠腑气通畅，则出入有常；若肺失宣肃，气机升降无主，津液不归正道，必影响肠道传化。

（四）络脉瘀阻

张艳国等认为，络脉瘀阻是 IBS 的主要病机。气机不畅，或阳虚而阴寒偏盛，或寒邪入侵，或外感湿邪，或湿从内生，皆可阻滞经络，导致络脉瘀阻，不通则痛。

（黎颖婷　陈利清　蔡俊媛）

## 参考文献

[1] 胡明丽．白兆芝教授治疗肠易激综合征经验．世界中西医结合杂志，2010，2（5）：105－106.

[2] 王延丽，朱西杰，肖清燕，等．朱西杰教授中西医结合论治肠易激综合征的思路与方法．北方药学，2012，9（3）：80－81.

[3] 时乐，卜平，郑新梅，等．211例肠易激综合征证候病机的研究．中医研究，2005，18（11）：24－26.

[4] 周向阳，王世勋，王荣林．四逆散为主辨证治疗肠易激综合征．四川中医，1999，14（1）：7.

[5] 肖成，胡连海，李燕．李国栋教授辨治肠易激综合征经验．贵阳中医学院学报，2010，32（3）：6－7.

[6] 刘周怀，齐爱珍．肠易激综合征中医病机病理浅析．陕西中医，2005，6（9）：975.

[7] 黄修玲，郑丽．解郁温肾健脾调肠法治疗腹泻型肠易激综合征40例疗效观察．中国中药卫生杂志，2005，6（16）：65－66.

[8] 张书生．肠易激综合征从肺论治．四川中医，2005，23（3）：6－7.

[9] 张艳国，佟秀芳，郑秀梅，等．腹泻型肠易激综合征络脉瘀阻证病因病机探讨．中国中医药杂志，2011，9（19）：103－104.

# 第五节　名中医论述肠易激综合征病因病机的文献研究

## 一、李寿山

中医学认为，肠易激综合征的发生与七情失和、饮食不节、脾肾两虚、外感寒湿等因素有关。李师认为，脾胃为一身气机升降的枢纽，七情失和可导致肝气郁结，肝气横逆犯脾，肝脾不和，脾气虚弱，脾失健运，水湿不化，湿邪阻滞肠道，肠道传导失常而致泄泻；脾虚气亏，无力推动肠道，大肠传导失常可致便秘。不论本病的转归如何，其病机关键为脾气虚弱。

## 二、梁乃津

中医学认为，肝属木，脾属土，肝脾之间具有相克关系。若肝疏泄太过，肝强凌弱，横逆脾土，或疏泄不及，木不疏土，土壅失运，均可致脾失健运，出现脾胃病。本病以慢性腹泻、便秘、腹痛及精神神经症状的交替或综合出现为特点，属于中医脾胃病的范畴。梁老认为本病的发生与肝密切相关。

### （一）腹泻与肝的关系

正常生理情况下，脾的运化功能有赖于肝之疏泄。肝疏泄有度，则水谷精微正常输布全身，残余糟粕正常下传大肠。《素问·宝命全形论篇第二十五》所谓“土得木而达”就概括了此点。若情志所伤，肝疏泄失常，肝气乘脾或土失木疏，均可导致脾失健运，肠排泄糟粕异常，泄泻乃作。正如《景岳全书·泄泻》云：“凡遇怒气便作泄者，必先以怒时挟食，致伤脾胃，故但有所犯，即随触而发，此肝脾二脏之病也，盖以肝木克土，脾气受伤而然。”《血证论》亦云：“木之性主于疏泄。食气入胃，全赖肝木之气以疏泄之，而水谷乃化。设肝之清阳不升，则不能疏泄水谷，濡泄中满之症，在所不免。”可见，泄泻可因肝之疏泄功能失常而致。

（二）便秘与肝的关系

便秘，或便秘与腹泻交替，常见于 IBS 患者。情志所伤，肝气郁结，气机不畅，升降失调，大肠传导失职，粪便内停，久之为秘。《证治要诀·大便秘》有云：“气秘者，因气滞后重迫痛，烦闷胀满，大便结燥而不通。”除气秘外，尚有阴结、阳结，均与肝有关。因肝肾同源，均属下焦。若肝郁日久化热、灼烁阴津，或肝之阴血素虚，津失输布，大肠失润，以致大便干结而难排。若肝经虚寒，肾阳受累，温煦无权，寒自内生，凝滞肠道，亦致排便艰难。正如《景岳全书·秘结》中所说：“下焦阴虚，则精血枯燥，津液不行而肠腑干槁，此阴虚而阳结；下焦阳虚，则阳气不行，阳气不行则不能传送，阴凝于下，此阳虚而阴结也。”

（三）腹痛与肝的关系

IBS 以乙状结肠激惹为多，故常伴左下腹痛。中医称

“少腹痛”。少腹为足厥阴肝经所过部位，其痛多与肝之虚实有关。而腹痛的发生，有“不通则痛”“不荣则痛”和“不松则痛”之说。若情志所伤，肝失疏泄，气机不畅，经脉不通，不通则痛；若肝郁日久，内耗阴血，或肝阴素虚，经脉失养，不荣亦痛。正如《金匮翼》云：“肝虚者，肝阴虚也。阴虚缺荣，则经脉失养而痛。”《素问·举痛论》亦曰：“脉寒则缩踡，缩踡则脉绌急，则外引经络，故卒然而痛。”这种少腹痛既可因肝经虚寒，寒引络脉，挛缩而痛；又可因肝失疏泄，气机不畅，阳郁于里，温通失职，肠肌急引，不松而痛。

## 三、蔡淦

中医学认为，人体的消化功能有赖于胃的和降、脾的运化、肝的疏泄，及胆、小肠、大肠等脏腑的共同作用，这是脏腑气机升降出入的具体表现形式之一。唯有气机调畅，升降出入处于相对平衡的状态，才能维持正常的消化功能。肠易激综合征主要因感受外邪、饮食不节、情志不舒、脾胃素虚等因素，影响脏腑气机，导致了上述正常功能的失调所引发。其病机为七情所伤致肝气郁滞，进而损及脾肾。若肝失于疏泄，则三焦气机不畅；脾失于升清，则水谷流于肠间；肾失于摄纳，则二阴开合失司，故见腹痛腹胀、大便异常等诸症，因此辨证多从脏腑入手。

## 四、姜树民

姜树民教授认为，脾胃虚弱是肠易激综合征的病理基础，其病机主要在于肝脾气机不畅，运化失常，大肠传导失司，日久及肾，导致肝、脾、肾、肠胃等脏腑功能失调，而见腹痛、腹胀、便秘或腹泻等症。

## 五、周福生

周教授认为，肝郁脾虚、心神不宁、心胃不和是肠易激综合征的主要病机。本病为胃肠功能性疾病，其病在肝，其制在脾胃，其标在肠，其统在心。由于肝失疏泄、肝木乘脾，致脾失健运而泄泻；或因气机失调而致腹痛；气机不畅或疏泄不及，则可使粪便内停，久之形成便秘。在治疗胃肠疾病中，周教授认为，心主神志的功能与胃肠消化系统主受纳、腐熟、运化水谷、分清泌浊等功能相互联系、相互影响，故主张从心论治，用调心安神和胃法，并收到良好效果。

## 六、聂惠民

聂惠民教授通过长期、大量的临床观察，认为该病常因饮食不节、情志失调、感受外邪、紧张劳累而诱发。腹泻型 IBS 患者主要表现为腹部不适，或腹痛腹胀，肠鸣泄泻，泻后舒畅，纳差食少，消化不良，情绪急躁，苔薄或厚腻，脉沉弦缓。聂教授认为，此型患者以泄泻为主症，病位虽然在肠道，但是与肝、脾胃、肾关系密切。因为肝主疏泄、调畅气机，肝主疏泄功能正常可促进脾胃运化和气机升降；如果精神紧张、过度思虑、性情抑郁等情志失调因素导致肝失疏泄，肝气郁滞，横逆犯脾，同时饮食不节或感受外邪致脾胃虚弱，土虚木乘，肝脾不和，疏泄运化失职，脾胃升降失常，则可发为本病。病久可由脾及肾，而致肾阳亏虚，命门火衰，火不暖土，加重病情或使病复发。聂教授概括本病：脾胃虚弱是根本，肝脾失调是关键，病久及肾，易复发。

## 七、谢昌仁

谢昌仁教授认为，本病病症虽在肠腑，却与肝、脾关系最为密切。肝郁失疏、饮食失调、体弱劳倦、感受外邪等，均可导致肝脾失和、热郁气滞、湿热夹滞，肠腑失调而发为本病。

肝主疏泄，郁怒忧思过度，导致肝失疏泄、气机不畅，甚至气滞血瘀，络脉不通而腹痛；肝气郁结，横逆乘脾，运化失常可见泄泻；脾运失健，敷布失常，湿邪蕴结肠腑，可见黏液便；气机阻滞，肠失通降可见大便秘结；肝脾不调，升降失常，肠腑传导失司，则腹泻与便秘交替。

脾主运化，饮食劳倦最易伤脾。长期贪凉食冷，脾阳受损，寒凝气滞则腹胀腹痛；脾运失权，水谷不化精微而反为湿滞，清浊不分，混杂而下，泄泻乃作。嗜好烟酒或嗜食辛辣肥甘，痰热中困，运化失常而腹胀腹痛、泄泻、大便不畅；或胃肠积热，伤津化燥，肠失濡润，通降失司而便秘。“劳倦生脾火”，耗阴伤津，脾虚血少，不能下润肠腑，腑气滞涩则腹胀便秘。六气偏盛皆能伤脾，禀赋不足、后天失调或病后体虚之人，更易感受相应外邪而伤脾。

阳虚气弱之体，每遇气候变化，感受风寒暑湿而为病，腹胀腹痛、肠鸣泄泻；阴虚内热之体，则每易感受燥热之邪，而便秘腹胀甚至腹痛。

## 八、田振国

田振国教授对 IBS 病机的探讨如下：

（一）脾虚为致病之本

1. 脾胃、大肠、小肠的生理病理基础

脾居中焦，为五脏之至阴，喜燥而恶湿，体阴而用阳，以升为健；胃为燥土，喜润而恶燥，体阳而用阴，宜降则和。所谓“太阴湿土，得阳始运，阳明燥土，得阴自安”（叶天士《临证指南医案·脾胃》）。脾胃为仓廪之官，刚柔相济，燥湿相合，阴阳互制，为后天之本，气血生化之源，共司受纳腐熟、运化水谷之职。脾胃中气健旺，则水谷精微善消能运，气血化源充足，周身得以充养。正如仲景所言：“四季脾旺不受邪。”《脾胃论》亦强调：“平则万物安，病则万化危。”“内伤脾胃，百病由生。”脾主运化，以升为健；胃主受纳，以降为和，大小肠亦以通降为顺，此张景岳所谓“大小肠皆属于胃”。小肠之受盛化物和泌别清浊功能，实际上是脾胃升清降浊功能的具体体现；而大肠之传化糟粕功能，实际上是胃降浊功能的延伸。

现代人民生活条件良好，但为什么脾虚人群众多，田振国教授常从天、地、人三方面加以论述：

（1）自然气候因素：全球气候变暖，“天人相应”，现今人们的体质亦以“阳常有余而阴常不足”为多见。即心、肝常有余而肺、脾、肾常不足，即脾虚者多见。

（2）社会环境因素：现代社会竞争激烈，人们思想压力过大，生活紧张、过度劳累，因而“形体劳役则脾病”，如《脾胃论·脾胃胜衰论》所谓：“思出于心，而脾应之。”思虑过度，耗伤脾血，损伤脾胃。

（3）个人生活因素：当今人们的生活水平普遍提高，饮食结构与古人大有不同，今人多食肥厚油腻，或嗜好烟酒，皆可酿湿生热而伤脾。

另从临床上看，大多数 IBS 患者有过胃肠损伤史，如曾患痢疾或急性泄泻，致使脾胃正气受损。脾虚不能运化，而致水湿内生，气机失调；气机不调，湿邪不化，困遏中土，脾气愈虚，二者互相影响，互为因果，以致脾胃日益衰弱，病久迁延难愈。

2. 脾虚易导致便秘、腹泻、腹痛

若脾胃虚弱，健运通降失职，则可影响大小肠的功能，致肠腑传导失司、通降不利，而出现多种肠道病症，如腹痛、腹胀、泄泻、便秘等。

（1）泄泻之本，无不由于脾胃

泄泻型肠易激综合征（D－IBS）以排便次数增多、粪质稀溏或水样便、腹部不适或疼痛，反复或持续发作超过1年为特点。长期饮食不节、饥饱失调，或劳倦内伤，或久病体虚，或素体脾胃虚弱，导致脾胃不能受纳水谷、运化精微，则水反为湿，谷反为滞，清浊相混，水走肠间而为泄泻。如《内经》所云：“清气在下，则生飧泄。”《素问·脏气法时论》曰：“脾病者，虚则腹满肠鸣，飧泄食不化。”《圣济总录》云：“脾胃怯弱，水谷不分，湿饮留滞，水走肠间，禁固不能，故令人腹胀下利。”《症因脉治》云：“脾气素虚，或大病后，过服寒冷，或饮食不节，劳伤脾胃，皆成脾虚泄泻之证。”《景岳全书·泄泻》亦称：“泄泻之本，无不由于脾胃。”

另从临床看，肠易激综合征病程长，均为1年以上，患者大多面色少华、纳呆形瘦、神疲乏力等，皆为脾胃气虚症状，故田振国教授认为脾胃虚弱乃本病之根本原因。脾胃损伤，运化失常，水湿内停，蕴久化热，一旦感受外界湿热之邪，便会“同气相求”“内外相引”而发病，因此本病以反复发作者多见。诚如章虚谷所说：“湿热之邪，始虽外受，终归脾胃。”本病患者舌苔多表现为黄腻或黄，或有口苦，此为湿热内蕴之临床症状。湿为阴邪，前人治泻多以温化，但田振国教授认为，D－IBS的患者以脾虚为本，兼挟湿热之邪者较多，应以清化治之。

（2）脾虚气滞、大肠壅滞不行

便秘型肠易激综合征，患者质弱形弱，言语力怯，神思倦怠，大便不出。其病机根本在于脾虚气滞，大肠壅滞不行。

脾气虚弱，传导无力；或气虚及阳，肠道失于温煦；或母病及子，脾虚致肺气壅滞或肺气虚弱，气机升降不利，大肠传导失职，则可发生便秘。如《症因脉治》云：“若质弱形弱，言语力怯，神思倦怠，大便不出，此气虚不振之症也。”又云：“元气不足，肺气不能下达，则大肠不得传导之令，而大便亦结矣。”

对脾虚便秘型肠易激综合征的治疗，应从健脾入手，不应单纯理气通便，否则气暂降而郁暂开，不久又闭矣，须以健脾之品为君，佐以理气之品。

3. 脾虚之人“意智”薄弱

《难经·三十四难》谓“脾藏意与智”，“意”与“智”反映人的感觉、意识、意志和智力等等。田振国教授历来重视观察来诊患者的精神状态，即观其“神”。“神”从狭义上说，即神志，指人的精神、意识、情志活动，神志是人体对外界事物的一种反映，而内脏有所改变亦可反过来影响精神活动的变化。心藏神，脑为髓海，心脑都依赖气血的濡养，脾为气血生化之源，故脾胃不足达到一定程度，自然会影响人的神志。脾虚神弱，“意”与“智”均不足；脾气渐旺，“意”与“智”也相应改善。所以“意”与“智”薄弱之人，极易为事物所困而情绪激动。田振国教授在临证时常指出，肠易激综合征为慢性疾病，久病耗伤气血，心脾失养故“意”“智”脆弱。

（二）肝郁为发病之标

1. 肝气郁滞，易伤情志

《素问·天元纪大论》曰：“人有五脏化五气，以生喜怒思忧恐。”喜、怒、忧、思、悲、恐、惊是人类情志活动所产生的七种不同的感情变化，是机体随环境的改变而发生相应变化的一种生理适应性活动，它与脏腑气血密切相关，系五脏精气所化生，过度的七情变化，会引起脏腑气血的功能紊乱。肝为将军之官，不受遏郁，主疏泄气机，易为情志所伤。肝病，则气机拂郁，脾运化受制。如叶天士所云：“肝病必犯土，是侮其所胜也，克脾则腹胀，便或澹或不爽。”当代，“心身医学”将这种在发病原因上和情志变动密切相关的躯体疾病称为“心身疾病”。田振国教授指出：人的精神情志活动由心主宰，与肝有密切的关系，早在《素问·举病论》即有“百病皆生于气也。怒则气上，喜则气缓，悲则气消，恐则气下……惊则气乱，思则气结”的记载。又如《灵枢·本神》曰：“肝气虚则恐，实则怒。”《丹溪心法·六郁》曰：“气血冲和，万病不生；一有怫郁，诸病生焉。故人生诸病，多生于郁。”

2. 肝郁伤情志易诱发或加重病情

田振国教授指出，IBS 的发生与情志失调密切相关，是典型的身心疾病。社会、心理、行为因素通过脑－肠交通影响 IBS 患者的认知功能，并且是 IBS 临床症状的重要调节因素。IBS 患者的性格存在内向和不稳定的特点，这些个性特征和情绪反应可以直接影响其身心健康。

其一，影响人体气机，如《三因极一病证方论·七气叙论》云：“喜伤心，其气散；怒伤肝，其气出；忧伤肺，其气聚；思伤脾，其气结；悲伤心包，其气急；恐伤肾，其气怯；惊伤胆，其气乱。虽七诊自殊，无逾于气。”说明七情对人体气机的影响。

其二，亦可直接伤及内脏，《灵枢·百病始生》云：“喜怒不节则伤脏，脏伤则病起于阴也。”《素问·阴阳应象大论》云：“怒伤肝，喜伤心，思伤脾，忧伤肺，恐伤肾。”《三因极一病证方论·三因论》云：“七情，人之常性，动之，则先自脏腑郁发，外形于肢体。”

（三）肝郁脾虚为基本病机

1. 肝脾相合，土健而木达

肝为刚脏，体阴而用阳，在五行属木，主疏泄，调节情志，喜条达，恶抑郁，有调畅气机的功能。脾为五脏之至阴，在五行属土，主运化、升清，喜燥而恶湿，为后天之本。肝与脾在五行中为木土相克之关系。肝脾之间的生理关系，可以从两方面加以论述：

第一，肝主疏泄既能够促进脾气升清，使水谷之精微得以上归心肺，又能够协助胃气下降，使水谷之浊气依次下达小肠、大肠。正如唐容川所云："木之性主于疏泄，食气入胃，全赖肝木之气以疏泄之，而水谷乃化。(《血证论·脏腑病机论》)"脾之运化、升清功能需赖肝之疏泄，故有"土得木而达"之说。

第二，肝疏泄功能的正常发挥，亦依赖于脾运化功能的健旺。如《素问·宝命全形论篇》云："食气入胃，散精于肝，淫气于筋。"肝为刚脏，必赖脾气之柔润濡养，方不致刚强太过而为害。

2. 木郁土塞，演化不同

肝与脾密切相关，木强可以克土，土虚肝木易乘。肝强与脾弱的病机既有联系，又有区别，其主次先后必须加以确定。IBS 以肠道症状为主，脾气虚弱是其致病之本，为内因；情志失调、肝气郁结、疏泄失常为标，是外因。脾虚与肝郁互为因果，正虚邪实，是导致 IBS 的基本病理基础。

临床所见，本病既有少气乏力、形瘦神疲、纳谷不香、胃脘痞满、头晕、便溏、舌淡胖、脉沉细等脾气虚弱之征，又有忧郁、急躁、焦虑、多愁善感或神经质等性格心理特征，同时还伴有腹痛即泻、腹胀、头痛、失眠、口苦咽干、舌苔薄黄、脉弦等肝郁失疏之候。

田振国教授认为，素体脾胃虚弱、运化不力、复因情志刺激或精神紧张，土虚木贼，肝脾失调，最易导致IBS。故脾胃虚弱、肝气郁结、肝脾不和当为本病的基本病机，并演化多端。田振国教授从六方面加以论述：

（1）木旺乘土

情志失调、肝气疏泄太过、横逆犯脾，则可使脾气虚弱、运化失职，可见胸闷太息、胃脘疼痛痞满、腹痛泄泻等症，即所谓“木旺乘土”。正如东垣《脾胃论》中曰：“皆由喜、怒、悲、忧、恐，为五贼所伤，而后胃气不行。”又曰：“喜、怒、悲、忧、恐，损耗元气，脾胃气衰，元气不足……阴火得从乘其土位。”清代冯曦晴在《颐养诠要·卷之一》中曰：“七情伤人，忧愁最深，恼怒最烈……怒则肝火易盛，则伤本经之血，且伤脾经。”清代李冠仙对肝气乘脾的病理作了较为详细的论述，曰：“肝气一动，即乘脾土，作痛作胀，甚则作泻。（《知医必辨》）”

（2）木郁土壅

肝气疏泄不足，肝气郁结，肝失条达，气机阻滞，亦可导致脾气郁滞，同样可产生腹胀、腹痛、便秘或泄泻等症，亦即所谓“木郁土壅”。如《冯氏锦囊》曰：“泻属脾胃，人故知之，然门户之要者肝之气也……若肝气实，则能约束不泻，虚则失职而无查故之权矣。”

(3) 风水相搏

情绪激动，肝阳化风，风性善动，风与水在肠腔相搏，产生肠鸣及便泄，《素问·风论》有“久风入中，则为肠风飧泄”之记述。《证治准绳》云：“治思虑伤脾，脾气郁结，不能升举，陷入下焦而泄泻者，开其郁结，升举清阳之气。”故治之当注重升发脾气。

(4) 秘泻交作

IBS 常见便秘与腹泻交替出现，病程长，且易反复发作，故纯虚纯实者少见，虚实夹杂者多。本病出现的黏液便，为腹泻与便秘过程中常见的伴随症状，常有排便不畅、后重窘迫等感觉。此属肝脾不调，导致生寒、生热、生湿、生痰，形成寒热互结、虚实夹杂之证。陈修园在《时方妙用》中曾提出：“久泻诸药不效，有脏热肠寒、脏寒肠热之辨。”

(5) 腹痛不止

患者过度紧张抑郁、情绪波动，可致肝失疏泄，木郁不达，风木冲击而贼脾土，则痛于脐下，临床表现腹痛、腹胀、嗳气、大便不爽等症。

(6) 病程长

本病病程较长，久病脾虚，更易为肝木乘克，而成脾虚肝郁之证。

(四) 心脾不和是重要病机演化

肠易激综合征是肠道功能紊乱疾病，临床表现为腹痛、腹胀、大便性状和排便次数异常，可持续性或间断性发作。但多数患者都伴有心理障碍，表现为心情抑郁、情绪不宁、胸部满闷、失眠多梦、易怒善哭等症。田振国教授认为，本病在脾虚肝郁的病理基础上，心脾不和是病情发展迁延的重要病机演变。

1. 心、肝二脏在情志调理中起主要作用，心又处于主导，肝以阴血为体，而肝阴血与心主血脉相关。心、肝又为母子之脏，肝火旺引发心火，继而有失眠、多梦的情志症状。《素问·灵兰秘典论》曰："心者，君主之官也……主不明则十二官危。"心在脏腑之中处于主导地位。

2. 《素问·逆调论》曰："胃不和则卧不安。"反之，卧不安也可以导致脾胃不和，即心火盛之失眠多梦可影响脾胃的升降运化功能，进而出现脾虚。即由肝火引发心火致失眠多梦，再由失眠多梦导致脾失健运，即心脾不和，土虚而泄泻；失眠多梦致脾胃的升降运化功能失常，气机郁结于内，不通而腹痛；气机不畅，疏泄不及，则可使粪便内停，久之形成便秘，情志气机贯穿本病的发生发展。

在治疗 IBS 过程中，经疏肝解郁后，多虑多疑、心烦易怒、失眠多梦等症依然存在。田振国教授强调亦从心论治，用调心安神和胃之法，收到良好效果，使患者神疲乏力、烦躁易怒、失眠多梦等症状明显改善。故心主神志与胃肠受纳、腐熟、运化水谷、分清泌浊功能相联系。

## 九、施奠邦

中医认为，IBS 病位在胃与大肠，主要与肝、脾、肾的功能失调有关。以腹痛则泄、泄后痛减之"痛泻"为主症；久病且反复发作则表现为不思饮食，面色萎黄，肢倦无力，稍进油腻则泻，舌质黯淡，苔黄白腻等脾虚湿盛现象。故其基本病机为肝脾不和。明《医方考》云："泻责之脾，痛责之肝，肝责之实，脾责之虚，脾虚肝实，故令痛泻。"施老认为，肝属木，主疏泄，脾属土，主运化，肝的疏泄功能正常与否是脾胃正常升降的关键。若长期情志失调、抑郁恼怒、精神紧张，将导致肝失疏泄，食滞气郁，伤及脾土，引起脾虚肝旺，肝脾不和，清浊不分，病发泄泻。肝气郁滞，疏泄不及，腑气通降不利则腹痛，肠道传导失司则便秘，从而引起 IBS 的系列症状，本病多属虚实夹杂。

（林仰锦　黄穗平　张海燕）

## 参考文献


[1] 李薇，于家军．李寿山主任医师治疗肠易激综合征经验．中国中医急症，2011，20（4）：574－589.

[2] 黄穗平．岭南中医药学家梁乃津．广州：广东科技出版社，2010：89－90.

[3] 高孟尧．姜树民教授治疗肠易激综合征经验拾萃．实用中医内科杂志，2010，24（4）：14－15.

[4] 朱梅萍．蔡淦治疗肠易激综合征的临床经验．中医文献杂志，2004，(3)：40.

[5] 陈晓敏．周福生教授治疗肠易激综合征经验介绍．新中医，2006，38（6）：10－11.

[6] 路广林，张秋霞，郭华．聂惠民教授治疗肠易激综合征的经验．北京中医药大学学报，2011，34（9）：637－638.

[7] 程彬彬．谢昌仁治疗肠易激综合征经验．中医杂志，2006，47（10）：739.

[8] 辛世勇. 田振国教授中医辨证治疗肠易激综合征经验. 首届国际中西医结合大肠肛门病学术论坛暨第十二届全国中西医结合大肠肛门病学术会议，2007.

[9] 马玉萍，苏进义，丁乾，等. 施莫邦治疗肠易激综合征经验浅谈. 辽宁中医杂志，2011，38（2）：230-231.

# 第三章　肠易激综合征的辨证治疗

## 第一节　“泄泻”辨证治疗的古代文献研究

### 一、先秦两汉时期

这个时期对泄泻辨治的发展，从《黄帝内经》提出治疗原则到《伤寒杂病论》提出六经辨证及具体的治疗大法，为后世辨治泄泻提供了方向。

（一）《黄帝内经》

《黄帝内经》虽未针对具体证候提出一法一方，但可从经文中散见一些治疗原则。后世对本病的认识虽有很多发展，但多以《内经》的观点为基本指导思想。

1. 治病求本

《黄帝内经》提出“治病求本”原则。《素问·厥论篇第四十五》：“少阴厥逆，虚满呕变，下泄清，治主病者。”“治主病者”意为治其受病之经，治其主病之脏。又《素问·标本病传论篇第六十五》云："先病而后泄者治其本，先泄而后生他病者治其本，必且调之，及治其他病。"指出泄泻与他病合并时当治其本。

2. 分利小水

后世医家从《内经》引申出利小便以实大便之理，如东垣言："《内经·标本论》：大小便不利，无问标本，先利大小便。"历代诸家多有阐发，分利之法一直沿用至今。

3. 顾护胃气

《素问·玉机真藏论篇第十九》云："浆粥入胃，泄注止，则虚者活。"此乃注意顾护胃气的食养之法，体现《内经》重视脾胃中气的思想，为东垣"脾胃论"和"保胃气"的治疗原则奠定基础。

4. 针刺治疗的补虚泻实

《灵枢》中提出了针灸治疗的基本原则和方法。《灵枢·经脉第十》云："盛则泻之，虚则补之，热则疾之，寒则留之，陷下则灸之，不盛不虚，以经取之。"

具体补泻法如下：《素问·调经论篇第六十二》云："志有余则腹胀飧泄，不足则厥……志有余则泻然筋血者，不足则补其复溜。"指出志有余则泻。《素问·刺热篇第三十二》云："脾热病者，先头重、颊痛、烦心、颜青、欲呕、身热。热争则腰痛，不可用俯仰，腹满泄，两颔痛。甲乙甚，戊己大汗；气逆则甲乙死，刺足太阴阳明。"指出实热证当用泻法，取其表里两经。《灵枢·四时气第十九》云："飧泄补三阴之上，补阴陵泉，皆久留之，热行乃止。"指出脾胃虚寒之泄当用补法，取脾经合穴以治。

（二）《伤寒杂病论》

仲景治疗泄泻，强调辨证论治，在《伤寒论》中倡导六经辨证，结合脉症提出了很多治疗大法，为后世所推崇，并将其治疗方法总结为九种大法，其中与肠易激综合征相关的治泄大法有八条。《金匮要略》为仲景所著《伤寒杂病论》另一重要组成部分，在理论体系上重视整体，以脏腑经络为辨证的核心；治疗上注重“辨证论治”“治病求本，重视人体正气”“治未病”及“因势利导”。

1.《伤寒论》

（1）表里双解法

仲景认为，感受外邪、卫表失疏、邪入里伤肠，或误下而致泄，当属表里同病，治宜表里双解。如《伤寒论·辨太阳病脉证并治中第六》云：“太阳与阳明合病者，必自下利，葛根汤主之。”及“太阳病，桂枝证，医反下之，利遂不止，脉促者，表未解也；喘而汗出者，葛根黄芩黄连汤主之。”

（2）疏肝理脾法

《伤寒论·辨少阴病脉证并治第十一》云：“少阴病，四逆，其人或咳，或悸，或小便不利，或腹中痛，或泄利下重者，四逆散主之。”此言肝主疏泄，脾主运化，肝郁则气不畅，脾虚则运失健，且肝郁易克脾土，致清阳被遏，脾运失职，故下利。治宜疏肝理脾、透达郁阳以止泄。

（3）温阳散寒法

仲景认为，脾阳不运、寒湿内生，浊阴下流则下利，治宜温阳散寒。如《伤寒论·辨太阳病脉证并治下第七》

云："自利、不渴者，属太阴，以其脏有寒故也，当温之。宜服四逆辈。""宜服四逆辈"指用药当灵活，轻可用理中汤温中祛寒，重可用四逆汤补火生土，以达止泄之目的。

（4）温肾利水法

仲景认为，先天不足或误治损伤肾阳，肾阳虚衰，气化失司，水饮浸渍于胃肠而下利，治宜温肾利水，阳复水去则利止。如《伤寒论·辨少阴病脉证并治第十一》云："少阴病，二三日不已，至四五日，腹痛、小便不利，四肢沉重疼痛，自下利者，此为有水气。其人或咳，或小便利，或下利，或呕者，真武汤主之。"

（5）涩滑固脱法

《伤寒论·辨太阳病脉证并治下第七》云："伤寒服汤药，下利不止，心下痞硬，服泻心汤已，复以他药下之，利不止；医以理中与之，利益甚。理中者，理中焦，此利在下焦，赤石脂禹余粮汤主之。"此指太阳病误下致元气受伤，固摄无权。下焦指肾，主司二便，现不能约束而致滑脱不禁、下利不止，当用赤石脂禹余粮汤涩肠固脱、填补下焦，以断下利。

（6）淡渗利水法

仲景认为，因脾失健运，水湿偏渗于大肠，清浊不分以致之泄泻，治宜利小便而实大便，水湿去而利自止。《伤寒论·辨太阳病脉证并治下第七》云："伤寒服汤药，下利不止……此利在下焦，赤石脂禹余粮汤主之。复不止者，当利其小便。"

(7) 温清并用法

《伤寒论·辨太阳病脉证并治下第七》云："伤寒汗出解之后，胃中不和，心下痞硬，干噫食臭，胁下有水气，腹中雷鸣下利者，生姜泻心汤主之。""伤寒中风，医反下之，其人下利，日数十行，谷不化，腹中雷鸣，心下痞硬而满，干呕心烦不得安。"此两条泻心汤证属汗下失法，损伤脾胃，中气不运，气机痞塞，寒热互结于心下，水寒之气下注而为利，治宜温清兼施、寒热并用。

(8) 针刺温灸法

仲景认为，阳虚气陷所致下利，可用针刺、温灸升阳止利。《伤寒论·辨少阴病脉证并治第十一》云："少阴病，下利，脉微涩，呕而汗出，必数更衣，反少者，当温其上，灸之。"

2.《金匮要略》

(1) 泄、痢以下利并论，揭示二者共同治疗规律

当代医家认为，泄泻与下痢皆为脾家之疾，病因皆与外感时邪、内伤饮食相关，应以寒热虚实为其分证纲领。故《金匮要略》中，将泄、痢以下利并论，在治疗方面均以祛除病邪、恢复肠道功能为调治目标，清、温、下是其常用之法，揭示了两者共同的治疗规律。

(2) 同是气利，宜分虚实

《金匮要略·呕吐哕下利病脉证治第十七》云："下利气者，当利其小便。"又云："气利，诃黎勒散主之。"此两条同语"气利"，但一实一虚。前者为水湿困脾、脾湿健运，治法"当利其小便"，即利湿健脾之意，当用五苓散之

类；后者诃黎勒乃温涩固脱之品，故其病机为虚寒滑脱不固。这也体现了仲景辨证精微，注重辨证论治的思想。

（3）虚寒下利，温里为先

《金匮要略·呕吐哕下利病脉证治第十七》云："下利清谷，不可攻其表，汗出必胀满。""下利腹胀满，身体疼痛者，先温其里，乃攻其表。温里宜四逆汤，攻表宜桂枝汤。"此两条均是表里同病，"身体疼痛"是外有表邪，"下利清谷"与"腹胀满"是里有虚寒。在外有表邪未解、而里气已虚的情况下，当先温里而后解表。若阴寒内盛，则可能出现阴盛格阳，而出现假热现象，治疗仍然急当救里为主，如"下利清谷、里寒外热、汗出而厥者，通脉四逆汤主之。"

（4）治病求本，祛邪扶正

《金匮要略·痰饮咳嗽病脉证并治第十二》云："病者脉伏，其人欲自利，利反快，虽利，心下续坚满，此为留饮欲去故也，甘遂半夏汤主之。"此条为留饮致利证。因肠间本有水饮，正气欲抗邪外出，留饮从大便去而见下利。但饮虽去而新饮复出，故利而心下续坚满，用甘遂、甘草相反相成而因势利导，激发水饮尽去，以绝其根，实是治病求本也，故不可见利治利。

## 二、晋隋唐时期

这个时期医学的兴盛，主要表现在一些综合性医著的问世方面。脉学、针灸、方药都经历了一个汇总的阶段。

（一）《脉经》

王叔和在《脉经》中指出寸口脉象可反映脏腑与泄泻的关系，同时根据脉证提出相应治法。其中，既有单独施针，如《脉经·卷六·肝足厥阴经病证第一》云：“是主肝所生病者，胸满，呕逆，洞泄，狐疝，遗溺，闭癃。……取之所别。”《脉经·卷六·脾足太阴经病证第五》云：“脾病者……虚则腹胀，肠鸣，溏泄，食不化。取其经，足太阴、阳明、少阴血者。”又有针药合用，如《脉经·卷二·平三关病候并治宜第三》云：“关脉伏，中焦有水气，溏泄，宜服水银丸，针关元，利小便，溏泄便止。”

（二）《集验方》

本书重视大病后期及病初愈后出现泄泻的情况，强调饮食调理和身心养摄。《集验方·卷第一·伤寒温病瘥后禁忌》云：“食猪肉及肠血肥鱼油腻等，必大下痢，医不能治也，必至于死。”指出病后胃气虚弱、胃气尚弱之时，食入肥甘厚腻食物，可进一步损伤胃气，甚至危及生命。指出“病新瘥，但得食糜粥，宁可少食令饥，慎勿饱”，而不应该过早予服温补之剂，待正气恢复、胃气鼓舞之时，方可逐渐服用温润之品，同时在日常生活上也要注意静养。

（三）《诸病源候论》

巢元方对于脏腑泄证，尤重视辨清虚实而治，另还重视养生导引之法。

1. 虚则补之

《诸病源候论·卷之十五·五脏六腑病诸候（凡十三论）》云：“脾病候：脾气不足，则四肢不用，后泄，食不化，呕逆，腹胀，肠鸣，是为脾气之虚也，则宜补之。”《诸病源候论·卷之十五·五脏六腑病诸候（凡十三论）》云：“胃病候：胃气不足，则饥而不受水谷，飧泄呕逆，是为胃气之虚也，则宜补之。”《诸病源候论·卷之十五·五脏六腑病诸候（凡十三论）》云：“大肠病候：大肠气不足，则寒气客之，善泄，是大肠之气虚也，则宜补之。”《诸病源候论·卷之十五·五脏六腑病诸候（凡十三论）》云：“五脏六腑病诸候：三焦之气不足，则寒气客之，病遗尿，或泄利，或胸满，或食不消，是三焦之气虚也，则宜补之。”以上四条指出，无论是脾、胃、大肠，还是三焦之气不足，皆应使用补法。

2. 实则泻之

《诸病源候论·卷之十五·五脏六腑病诸候（凡十三论）》云：“肾病候：肾气盛，为志有余，则病腹胀、飧泄、体肿、喘咳、汗出、憎风、面目黑、小便黄，是为肾气之实也，则宜泻之。”指出肾气盛则当泻之。

（四）《备急千金要方》

1. 从脏腑辨治

孙思邈重视脏腑虚实寒热辨证，将疾病分属五脏六腑共十一门。其中有关泄泻的论述，分别列于各脏腑之下，包括“心脏”“脾脏”“肺脏”“大肠腑”“膀胱腑”等，从脏腑的观点来辨证治疗泄泻，既有单脏，又有脏腑同论。

2. 从三焦辨治

孙思邈也重视从三焦辨治泄泻，《备急千金要方·卷二十·膀胱腑方·三焦虚实第五》论曰：“下焦如渎（渎者如沟，水决泄也），其气起胃下脘，别回肠，注于膀胱而渗入焉……若虚则大小便不止，津液气绝。”并提出方用黄柏止泄汤，“治下焦虚冷，大小便洞泄不止方”。

3. 创食疗之先河

孙思邈重视饮食调护，其在《千金方》中，特列有“食治”一门，详细介绍了“果实”“蔬菜”“谷米”“鸟兽”等各种食物的疗病作用。认为食物既有“悦神爽志，以资气血”之功，又有“排邪而安脏腑”之能。《备急千金要方·卷二十六·食治方食治方（凡五类）·谷米第四》云：“陈廪米，味咸酸，微寒无毒，除烦热，下气调胃，止泄利。”“沙牛髓，味甘温无毒，安五脏，平胃气，通十二经脉，理三焦约，温骨髓，补中，续绝伤，益气力，止泄利，去消渴，皆以清酒和，暖服之。肝，明目。胆，可丸百药。肉，主消渴，止唾涎出，安中益气力，养脾胃气。不可常食，发宿病。自死者，不可食。”孙思邈提倡的饮食疗法，在后世得到推广。

## 三、宋金元时期

此期是一个百花争艳的时期，各医家在对泄泻的辨证治疗上，既总结了前人经验，又提出了新的思想。

（一）《太平圣惠方》

该书“泄泻”相关内容散见于各篇中，治疗主要从脏腑、三焦虚实寒热角度辨证用方，此外，还宗孙思邈食疗之法。

1. 从脏腑论治

（1）脾气虚

《太平圣惠方·卷第五·治脾虚补脾诸方》：“治脾气虚，大肠下泄，腹痛、不思饮食、四肢少力，宜服补脾诃黎勒散方。”

（2）脾脏冷气

《太平圣惠方·卷第五·治脾脏冷气腹内虚鸣诸方》：“治脾脏冷气，腹内虚鸣，内寒外热，宿食不消，大便乍秘乍泄，腑脏不调，少思饮食，宜服厚朴丸方。”

（3）脾脏虚冷

《太平圣惠方·卷第五·治脾脏虚冷泄痢诸方》：“治脾脏虚冷，不思饮食，腹内疞痛，大肠泄痢，水谷不化，宜服厚朴散方。”及“治脾脏虚冷，大肠泄痢，腹内疼痛，心腹（四肢）不和，少思饮食，宜服木香散方。”“治脾脏虚冷，吃食减少，大肠泄痢，腹痛，四肢乏力，宜服白术散方。”

（4）大肠虚冷

《太平圣惠方·卷第六·治大肠虚冷诸方》：“治大肠虚冷、肠鸣泄利、腹胁气痛、饮食不化，宜服诃黎勒散方。”

（5）脾劳虚冷

《太平圣惠方·卷第二十六·治脾劳诸方》：“治脾劳虚冷，大肠滑泄，不思饮食，口舌生疮，四肢无力，日渐羸弱，宜服拌肝散。”

（6）脾劳

《太平圣惠方·卷第二十六·治脾劳诸方》云："治脾劳、胃气不和，时有泄泻，食少无力，宜服松脂丸方。"

2. 从三焦论治

（1）上焦虚寒

《太平圣惠方·卷第四十七·治上焦虚寒诸方》云："治上焦虚寒，精神不守，泄下便利，语声不出，白茯苓散方。"

（2）中焦虚寒

《太平圣惠方·卷第四十七·治中焦虚寒诸方》云："治中焦虚寒，或时吐泻腹痛，木香散方。"

（3）下焦虚寒

《太平圣惠方·卷第四十七·治下焦虚寒诸方》云："治下焦虚寒……或利下或不利，伏龙肝散方。"

3. 宗孙思邈食疗之法

《太平圣惠方》取法《千金方》，重视饮食保养脾胃之治。《太平圣惠方·卷第九十七·食治脾胃气弱不下食诸方》云："夫脾胃者，位居中宫，象之土也，土生万物，四脏含其气。故云：人之虚者补之以味，味以行气，气以实志，言滋形润神，必归于食。庄子云：纳滋味百节肥焉，脾养肌肉，脾胃气弱，即不能消化五谷。谷气若虚，则肠鸣泄痢。泄痢既多，则诸脏气竭，肌肉消瘦，百病辐凑。宜以饮食和益脾胃之气，滋润脏腑，养于经脉，祛疾之甚，可谓上医。故千金云：凡欲治疗，先以食疗，既食疗不愈。后乃用药尔。"

（二）《圣济总录》

《圣济总录》设“泄痢门”，开始将泄泻的病证和痢疾诸证分而论之。

1. 审因制宜

《圣济总录》下有“泄痢门”，其中“泄痢统论”“水泻”“濡泻”“飧泄”“洞泄寒中”“鹜溏”等内容着重论述泄泻，治疗上要求各随所宜以用之，如《圣济总录·卷第七十四·泄痢门·泄痢统论》云：“论曰：脾与胃合俱象土。外荣肌肉，腐熟水谷。风寒暑湿袭于外，则留连肌腠，传于脾胃。食饮不节害于内，则肠胃乃伤，不化糟粕。皆能为病，所得之源不一，故立名多端。且久风入中则为飧泄，湿胜则为濡泄，寒中则为洞泄，暑胜则为毒痢。……种种不同，悉由养摄失宜，饮食不慎，致肠胃不调、邪气交攻。施治之方，则有宜调补、宜攻化、宜收敛、宜渗泄，各随所宜以用之。”

2. 三焦论治泄泻

“三焦辨证”源于《内经》《难经》，张仲景、孙思邈均对其有所发挥，到《圣济总录》发展则较为全面、系统。其对泄泻的论治，责之三焦，尤重中下二焦。《圣济总录卷·第五十四·三焦门·三焦俱虚》云：“上焦虚则引气于肺，中焦虚则生寒、腹痛洞泄、便利霍乱，下焦虚，则大小便不止……”

（1）三焦俱虚，温补脾肾之虚以止泻

《圣济总录·卷第五十四·三焦门·三焦俱虚》云：“治三焦俱虚，脾肾二藏冷气，滑泄不止、饮食不进，致肌体羸瘦、行步少力，附子散方。”

(2) 中焦虚寒，多行温补之方

《圣济总录·卷第五十四·三焦门·三焦俱虚》：“治中焦有寒，胃中逆冷泄利，朴沉汤方。”

(3) 下焦脏寒气虚，治以涩固津液之方

《圣济总录·卷第九十六·大小便门·大便不禁》：“治大便不禁，浓朴豆蔻汤方。”

(三)《三因极一病证方论》

陈无择倡三因之说，从内外因、不内外因认识泄泻。其治泄分虚寒冷热，倡导理中焦、顾护脾胃为先，然后乃分利水谷之法，最后才用收涩之剂。

1. 治泄分虚寒冷热

(1) 虚寒泄泻

治以温中散寒止泻，方用香朴丸、健脾丸。《三因极一病证方论·卷之十一·虚寒泄泻治法》云：“香朴丸，治肠胃虚冷，泄泻注下无度，脾虚气闭，不进饮食。”

(2) 冷热泄泻

治以清热化湿、健脾和胃，方用戊己丸、补脾散等。《三因极一病证方论·卷之十一·冷热泄泻治法》云：“戊己丸，治脾胃受湿、泄利不止，及米谷不化、小儿疳痢，并宜服之。”“补脾散，治脾泄不止、食积不消、癥瘕块结、大肠滑泄、脏毒下利、腹痛肠鸣。”

(3) 实热泄泻

通因通用，方用小承气汤。下法易损人脾胃，故陈氏曰：“非大实热，勿轻用之。”体现其顾护胃气思想。《三因极一病证方论·卷之十一·冷热泄泻治法》：“小承气汤治下利谵语者，有燥屎故也（方见伤寒门）。夫泄泻却用大黄者，乃通因通用也。非大实热，勿轻用之。”

2. 治泄以理中焦、顾护脾胃为先

《三因极一病证方论·卷之十一·料简》：“凡治泻须理中焦，如理中汤丸等是也；次即分利水谷，如五苓散等是也。治中不效，然后断下，即用禹余粮赤石脂等是也。”

（四）《素问病机气宜保命集》

刘完素重视脾胃，认为脾胃是一身之根本，脾胃属土，而土为万物之母，人之五脏六腑都有赖于脾胃运化。在泄泻治疗上，刘完素认为“凡下利皆脾胃受湿”，提倡用白术、芍药、茯苓，认为其为“泄痢须用”，用白术之甘除脾胃之湿，芍药之酸涩除胃中之湿热，茯苓之淡渗通调水道而走湿，均是以脾胃为本、从湿治泄之理。

（五）《儒门事亲》

作为攻邪派的代表，张从正认为百病皆由邪气所生，当以速攻之。《儒门事亲·卷二·汗下吐三法该尽治病诠十三》曰：“夫病之一物，非人身素有之也。或自外而入，或由内而生，皆邪气也。邪气加诸身，速攻之可也，速去之可也……”张从正认为，邪气能使人体的上、中、下三部分发生病变，根据其发病部位和具体症状的不同，采用吐、汗、下三法治疗，提出“处之者三，出之者亦三也”。在泄泻的治疗上，张从正亦灵活运用汗、吐、下三法。此外，张从正反对妄用收涩药治疗泄泻，又遵仲景分利小溲之法，还重视食疗、小儿奉养等，在临证中运用心理疗法。

1. 汗法

《儒门事亲·卷二·凡在表者可汗式十五》：“设若飧泄不止，日夜无度，完谷下出，发汗可也。”此言得之于风之飧泄可用发汗解表法，风邪去而泄止。

虽然张从正倡导使用汗法治疗由风邪所致的泄泻，但亦提出可汗与不可汗之分。《儒门事亲·卷十·〈金匮〉十全五泄法后论》：“夫飧泄得之于风，亦汗可愈。……洞泄者，飧泄之甚，但飧泄近于洞泄，洞泄久则寒中，温之可也。治法曰：和之则可也，汗之则不可。盖在腑则易治，入脏则难攻。洞泄寒中，自腑而入脏，宜和解而勿争。”此条分析飧泄、洞泄、洞泄寒中的渐进关系，指出虽然同为伤于风所引起，但因是自腑入脏，治当宜和解而不能用汗法。

2. 吐法

张从正认为，实邪在上者可运用吐法涌吐积邪，如《儒门事亲·卷二·凡在上者皆可吐式十四》：“故凡可吐，令条达者，非徒木郁然。凡在上者，皆宜吐之。且仲景之论，胸上诸实郁，而痛不能愈，使人按之，及有涎唾，下痢十余行，其脉沉迟，寸口脉微滑者，此可吐之，吐之则止。仲景所谓胸上诸实，按之及有涎唾者，皆邪气在上也。”《内经》曰：“下痢，脉迟而滑者，内实也；寸口脉微滑者，上实也。皆可吐之。”

3. 下法

张从正认为，治疗经年泄泻不愈、食不化，而用治痢之药治之皆无效者，当运用下法去积化滞。《儒门事亲·卷六·湿形·洞泄八十五》："戴人先以舟车丸、无忧散，下十余行，殊不困，已颇喜食；后以槟榔丸，磨化其滞。"

4. 汗、吐、下三法合用

《儒门事亲·卷六·湿形·洞泄八十五》有一医案，此案汗、吐、下三法并用，治疗一久泻服诸温补之剂无效者："戴人曰：此洞泄也，以谋虑久不决而成。肝主谋虑，甚则乘脾，久思则脾湿下流，乃上涌痰半盆，末后有血数点，肝藏血故也。又以舟车丸、浚川散，下数行，仍使澡浴出汗。自尔日胜一日，常以胃风汤、白术散，调养之，一月而强，食复故矣。"

5. 反对妄用收涩药治泄

张从正反对不辨证而妄用收涩药物，《儒门事亲·卷十·〈金匮〉十全五泄法后论》："或通而塞，或塞而通，塞塞通通，岂限一法？世俗止知塞剂之能塞，而不知通剂之能塞者，拘于方也！"

6. 遵仲景分利小溲之法

张从正遵仲景分利小溲之法，《儒门事亲·卷十·〈金匮〉十全五泄法后论》："凡治湿，皆以利小溲为主。诸泄不已，宜灸水分穴，谓水谷之所别也。脐之上一寸半，灸五七壮。腹鸣如雷，水道行之候也。"

7. 心理疗法

张从正在临证中运用心理疗法，如《儒门事亲·卷三·九气感疾更相为治衍二十六》记载："山东杨先生，治府主洞泄不已。杨初未对病人，与众人谈日月星辰缠度，及风云雷雨之变。自辰至未，而病者听之而忘其圊（厕所）……好棋者，与之棋；好乐者，与之笙笛。”此言投其所好，让其人做其感兴趣之事及与众人交谈，分散了注意力则便意消矣。

（六）《医学启源》

张元素论治泄泻，多从五脏六腑的寒热虚实及脉证相结合而论治，诚如《医学启源·上卷之上·五脏六腑，除心包络十一经脉证法》：“夫人有五脏六腑，虚实寒热，生死逆顺，皆见形证脉气，若非诊（切），无由识也。虚则补之，实则泻之，寒则温之，热则凉之，不虚不实，以经调之，此乃良医之大法也。”《医学启源·卷之上·五脏六腑，除心包络十一经脉证法》曰：“脾苦湿，急食苦以燥之，白术；脾（虚则）以甘草、大枣之类补之，实则以枳壳泻之，如无他证，虚则以钱氏益黄散，实则以泻黄散。心乃脾之母，炒盐补之；肺乃脾之子，桑白皮泻之。”又“肾虚则以熟地黄、黄柏补之。肾本无实，不可泻，钱氏止有补肾地黄丸，无泻肾之药。肺乃肾之母，金生水补母故也，又以五味子补之者是也。”

（七）《脾胃论》

李东垣师从张元素，认为人体正气应以脾胃之气为本，所以他主张“人以胃土为本”，“百病皆有脾胃衰而生也”，创立了内伤脾胃学说。在治疗上主张以补脾胃之气为主，善用补气、升阳、散火、除湿等法。详查东垣治泄诸法，尤以顾护脾胃为核心，以扶正为切入点；关注气机升降，以升为主；多用甘温之法，关注脾为主，胃以脾为中心。

1. 益气

《脾胃论·卷上·脾胃胜衰论》："若脉弦，气弱自汗，四肢发热，或大便泄泻，或皮毛枯槁，发脱落，从黄芪建中汤。"治疗脾气虚弱、中气不足之泄泻。

2. 升阳

由于脾胃关系密切，清阳不升与浊阴不降常互为因果。清阳不升，常导致浊阴不降；浊阴不降，亦会妨碍清阳不升，故李东垣又主张升清降浊同施，将升发阳气和降火、利水、消积、通下的药物同时应用。如《脾胃论·卷下·升阳除湿汤》指出："升阳除湿汤，治脾胃虚弱，不思饮食，肠鸣腹痛，泄泻无度，小便黄，四肢困弱。"此为脾虚湿困证，治用升阳除湿汤。方中升麻、柴胡、羌活、防风、苍术升发脾阳，猪苓、泽泻利水渗湿，陈皮、半夏行气化湿，六曲、麦芽消导和中。诸药合用，脾胃同治，升清降浊并举。

3. 泻火

此火为阴火，东垣认为脾胃气虚，则元气亏虚、阴火内生，治疗当以"甘温除热"为大法，并时时顾护脾胃。此类代表方有补中益气汤、调中益气汤等。

4. 区分伤饮伤食

李东垣重视饮食所致泄泻，将饮食致泄分为伤饮与伤食，二者治法有异。《脾胃论·卷下·饮食伤脾论》："伤饮者，无形之气也，宜发汗、利小便，以导其湿；伤食者，有形之物也，轻则消化，或损其谷，此最为妙也，重则方可吐下。"

（八）朱丹溪及其论著

《丹溪心法·卷二·泄泻十》："泄泻，有湿、火、气虚、痰积。"朱丹溪认为，诸因之中，以湿为本。在泄泻的治疗上，丹溪首推治湿之法，又首创从痰论治泄泻之法，同时亦深谙泄泻治气与治脾之要。

1. 从湿论治

朱丹溪认为泄泻以湿邪为患，《脉因证治·泄》中指出："五病治虽不同，其湿一也。有化寒、化热之异故也。"提出治湿用利水渗湿之法。

《丹溪心法·卷二·泄泻十》："湿用四苓散加苍术，甚者苍白二术同加，炒用燥湿兼渗泄。"又有"泻水多者，仍用五苓散。"

《丹溪心法·卷二·泄泻十》："若积久而虚者，或可行之；初得之者，必变他疾，为祸不小。殊不知多因于湿，惟分利小水，最为上策。"此条言反对时医过用温涩之药，倡导分利小水之法。

2. 从痰论治

朱丹溪在《丹溪心法》中把痰分为湿痰、食积痰、风痰三类，《丹溪心法·卷二·痰十三》提出："湿痰，用苍术、白术；热痰，用青黛、黄连、芩；食积痰，用神曲、麦芽、山楂；风泻亦不能去。风痰多见奇证，湿痰多见倦怠软弱。气实痰热结在上者，吐难得出。痰清者属寒，二陈汤之类。胶固稠浊者，必用吐。热痰挟风，外证为多。热者清之；食积者，必用攻之。"治疗痰积所致泄泻，朱丹溪《脉因证治·泄》云："痰积下流，因太阴分有积痰，肺气不得下流降而瘀，大肠虚而作泄，当治上焦，以萝卜子等吐之。”

3. 从气论治

朱丹溪认为，泄泻有气虚、气逆、气乱、久病伤肠腑气之分，治疗上当审因治之。

《丹溪心法·卷二·泄泻十》：“气虚，用人参、白术、炒芍药、升麻。”“久病大肠气泄，用熟地黄半两，炒白芍、知母各三钱，升麻、干姜各二钱，炙甘草一钱为末，粥丸服之。仍用艾炷如麦粒，于百会穴灸三壮。”

《丹溪手镜·卷之中·泄泻》：“气泻，躁怒不常，伤动其气，肺气乘脾脉弦而逆，宜调气。”“惊泄者，心受惊则气乱，心气不通水入。”

4. 专论脾虚之泄

朱丹溪法承李东垣“脾胃为气机枢纽、升降之源”之说，在《丹溪手镜·卷之中·泄泻》中提出：“脾泄腹胀满，肠鸣、食不化、呕吐，宜理中汤（一云肠鸣、食不化、脾虚）。”认为治疗脾虚泄泻当以理中汤类方为基本方以健脾行气，脾气健运则泄自止。《丹溪心法》有一医案：“一老人奉养太过，饮食伤脾，常常泄泻，亦是脾泄。黄芩（炒，半两）、白术（炒，二两）、白芍（酒拌炒）、半夏（各一两，炮）、神曲（炒）、山楂（炒，各一两半）为末，青荷叶包饭烧熟，研丸如梧子大。食前白汤下。”可见脾泄当补脾气，健运复常，泄泻可愈。

5. 湿、痰、气相参，治泄多不离治痰

朱丹溪认为湿与痰关系密切，故泄泻应从湿论治，且不离治痰之法。脾为生痰之源，脾虚湿盛、湿浊不化则聚而生痰。脾虚湿盛为痰生之本，故《丹溪心法·卷二·痰十三》指出："治痰法，实脾土，燥脾湿，是治其本也。"

朱丹溪还重视从治气中治痰，《丹溪心法·卷二·痰十三》："善治痰者，不治痰而治气，气顺则一身之津液亦随气而顺矣。又严氏云：人之气道贵乎顺，顺则津液流通，决无痰饮之患。古方治痰饮用汗吐下温之法，愚见不若以顺气为先。"

6. 创"治痛泻方"

《丹溪心法·卷二·泄泻十》："治痛泄，炒白术（三两）、炒芍药（二两）、炒陈皮（两半）、防风（一两）。"此方即后世常用的"痛泻药方"，在临床上治疗肝郁脾虚所致泄泻多能取得好的疗效。

## 四、明清时期

这个时期的医家对前人的治泄方法多有总结，亦有各自认识。

（一）《金匮钩玄》

戴思恭师从丹溪，循丹溪"泄泻以湿为本"，治疗上取法丹溪及诸家之说，以治湿立论，同时兼顾中焦脾胃，施以调畅气机、扶正祛邪、寒热分治、涩利相参等各法。《金匮钩玄·附录·泄泻从湿治有多法》列举多种治泄法。

1. 补养法

"有以补养而愈者，若《脾胃论》言：脉弦、气弱、自汗、四肢发热、大便泄泻，从黄芪建中汤。"体现顾护脾胃的思想。

2. 调和脾湿法

“有宜调和脾湿而得止者，若洁古言曰：四肢懒倦，小便不利，大便走泄，沉困，饮食减少，以白术、芍药、茯苓，加减治之。”此言健脾利湿而止泻。

3. 升举法

“有宜升举而安者，若《试效方》言：胃中湿、脾弱，不能营运，食下则为泄注，甲胆风胜以克之。以升阳之药羌活、独活、升麻、防风、炙甘草之属。”

4. 燥湿法

“有宜燥湿而后除者，若《脾胃论》言：上湿有余，脉缓，怠惰嗜卧，四肢不收，大便泄泻，从平胃散。”

5. 清温法

“有宜寒凉而愈者，若长沙言：协热自利者，黄芩汤主之。”“举其湿热之相宜者，若长沙言：下利脉迟紧痛未欲止，当温之；下利心痛，急当救里；下利清白水液澄澈，可与理中四逆汤辈。”此乃寒热分治泄泻之法。

6. 分利法与收敛法

此二法以利小便以实大便立论，指出：“究其利小便之相宜者，河间言湿胜则濡泄。小便不利者，可与五苓散、益元散分导之。以其收敛之相宜者，东垣言：寒滑气泄不固，制诃子散涩之。”

7. 攻邪法

（1）汗法

“夫泄有宜汗解者。经言：春伤于风，夏必飧泄。又云：久风为飧泄。若《保命集》云：用苍术、麻黄、防风之属是也。”

(2) 下法

“有宜下而保安者，若长沙言：下痢脉滑而数者，有宿食也，当下之。”此乃治食积所致之泄。“下利已瘥至其时复发者，此为下未尽，更下之安，悉用大承气汤加减之剂。”此为治内有积邪之泄泻。

(3) 涌吐法

“有宜化而得安者。格致余论，夏月患泄，百方不效，视之，久病而神亦瘁，小便少而赤，脉滑而颇弦，格闷食减。因悟此久积所为，积湿成痰留于肺中，宜大肠之不固也。清其源则流自清。以茱萸等作汤，温服一碗许，探喉中，一吐痰半升，如利减半，次早晨饮，吐半升而利止。”此为涌吐以去积化滞。

(二)《秘传证治要诀及类方》

戴思恭在《秘传证治要诀及类方》中列脾肾为泄，《秘传证治要诀及类方·卷之八·大小腑门》中言：“有每日五更初洞泻，服止泻药并无效，米饮下五味丸，或专以五味子煎饮，宜治脾肾泄。虽省节饮食，大段忌口，但得日间上半夜无事，近五更其泻复作，此病在肾，俗呼脾肾泄。分水饮下二神丸，及椒朴丸，或平胃散，下小茴香丸，病久而重，其人虚甚，椒附汤。”此为后世之五更泻，治疗当温补脾肾，以温肾为主。

(三)《明医杂著》

王纶在《明医杂著·卷之二·泄泻》中提出，治疗饮食不节所致泄泻，应“补脾消食、利小便”。又提出“亦有升提下陷之气，用风药以胜湿；亦有久泄肠胃虚滑不禁者，宜收涩之”的治法。

1. 从脾胃论治

王纶将泄泻分伤食泄泻、湿热泄泻、久泄、酒泄四类，制方多以六君子汤、补中益气汤化裁。

（1）伤食泄泻

王纶将伤食所致泄泻详分为伤冷、伤热、伤湿面、伤米食、伤肉食、伤鱼腥、伤角黍炊饭、食消泄未愈、食少难化等，制方均以六君子汤化裁。《明医杂著·卷之一·枳术丸论》：“若伤冷食不消，腹痛，溏泄，加半夏（姜制）一两，缩砂、干姜、神曲（各炒）、大麦芽各五钱。愚按前症若伤性热之物者，用二陈加黄连、山楂；伤湿面之物者，用二陈加神曲、麦芽；伤米食者，用六君加谷蘖；伤面食者，用六君加麦蘖；伤肉食者，用六君加山楂；伤鱼腥者，用六君倍加陈皮；伤角黍炊饭者，用六君倍加酒曲。若物已消而泻未愈者，此脾胃受伤也，宜用六君子汤；若饮食减少，或食而难化者，属脾胃虚寒也，加炮姜、木香、肉果，不应加五味、吴茱、骨脂；脾肾虚寒者，须服八味丸，否则多患脾虚中满之症。”

（2）湿热泄泻

治疗湿热泄泻，王纶先立清利湿热之大法，后结合湿热去留、脏腑胜负，分别采用分利、调补、升举之方。《明医杂著·卷之二·泄泻》：“若夏秋之间湿热大行，暴注水泻，加黄连、苍术、泽泻各一钱，升麻、木通各五分。发热作渴，加干姜、石膏各一钱。黄疸、小便赤，加茵陈一钱，山栀、木通各五分。愚按东垣云：若值秋燥行令，湿热少退，体重节痛、口舌干燥，饮食无味，二便不调，不欲饮食，或食不化，兼洒淅恶寒、凄惨面恶，此肺之脾胃虚而阳气不伸也，用升阳益胃汤治之。前症若湿热内作，脾胃不能通调而致者，宜用此药分利之；湿热已去，脾胃虚弱而致者，宜用六君子、当归调补之；湿热已去，脾气下陷而致者，宜用补中益气汤升举之。”

（3）久泄

王纶从虚论治久泄，分别从脾胃虚弱、脾胃虚寒、肠胃虚滑不禁、脾气虚寒、命门火衰、脾肾气血俱虚、脾肾亏损分治，均以补益之法。《明医杂著·卷之二·泄泻》：“若久泻脾胃虚弱，饮食难化，加黄芪（炙）、人参各一钱，神曲、麦芽各一钱二分，木香（煨）、干姜（炙）各五分。愚按前症或作呕，或饮食少思，属脾胃虚弱，用四君子加半夏、木香；或兼作呕，或腹作痛，属脾胃虚寒，用六君子加炮姜、木香。若麦芽善损肾，神曲善化胎消肾，不宜轻用……若久泻肠胃虚滑不禁，加肉豆蔻、诃子皮、赤石脂各一钱，木香（煨）、干姜（炙）各五分。愚按东垣先生云：中焦气弱，脾胃受寒冷，大便滑泻，腹中雷鸣，或因误下，末传寒中，复遇时寒、四肢厥逆，心胃绞痛，冷汗不止，此肾之脾胃虚也，用沉香温胃丸治之。窃谓前症若脾胃虚寒下陷者，用补中益气汤加木香、肉豆蔻、补骨脂；若脾气虚寒不禁者，用六君子汤加炮姜、肉桂；命门火衰而脾土虚寒者，用八味丸；若脾肾气血俱虚者，用十全大补汤送四神丸；若大便滑利，小便闭涩，或肢体渐肿，喘嗽唾痰，为脾肾气血俱虚，宜用十全大补汤送四神丸；若大便滑利，小便闭涩，或肢体渐肿，喘嗽唾痰，为脾肾亏损，宜用金匮加减肾气丸。”

（4）酒泄

《明医杂著·卷之二·泄泻》：“若饮酒便泄，此酒积热泻也，加黄连（炒）、茵陈、干姜各一钱，木香五分。愚按前症若酒湿未散，脾气未虚，宜用此药分利湿热；若湿热已去，中气被伤，宜用六君子调补中气。”

2. 分利

王纶治疗泄泻而小便少之证，采用分利之法。《明医杂著·卷之二·泄泻》：“若小便赤涩短少，加猪苓、泽泻各一钱，以分利之。夏月加茵陈七分，山栀仁（炒）四分。”体现了“利小便以实大便”之法。

（四）《万病回春》

1. 分利小便、健脾燥湿

龚廷贤认为，泄泻的病因不外乎三，治疗当以分利小便、健脾燥湿为主，如《万病回春·卷之三·泄泻》云：“泄泻之症，只因脾胃虚弱、饥寒饮食过度，或为风寒暑湿所伤，皆令泄泻。治须分利小便、健脾燥湿为主。”

2. 补养脾胃

龚廷贤还注重补养以顾护脾胃，《万病回春·卷之三·泄泻》曰：“泻太多而不止者，当用补住为要。”用药多为补益之剂。但其也认识到泄泻初起不应补塞，又云：“泄泻初起，不可就用补塞，恐积气未尽而成腹疼饱闷、恶心烦躁发呃而死。直待泻去四五次方可补住。此大法也。”

（五）《证治准绳》

1. 补肾治泄

《证治准绳·类方·第六册·泄泻》云：“昔一人，每五更将天明时，必溏利一次，如是数月。有人云：此名肾泄，感阴气而然，服此顿愈。”在治疗上采用五味子散。王肯堂在《证治准绳·杂病·第五册·杂门》中指出：“补脾不如补肾，肾气若壮，丹田火盛，上蒸脾土，脾胃温和，中焦自治，膈开能食矣。”

2. “夺食”治泄

王肯堂认为，脾胃虚弱，不能运化饮食，若食则泄泻作矣，不食则无泄，故提出“夺食治泄”之法。《证治准绳·杂病·第六册·大小腑门》云：“初病夺食，或绝不食一二日，使胃气日胜，泄不作也。”而王肯堂又指出“夺食治泄”之法又当因人而异：“如肌肉不至瘦尽，当急疗之，宜先夺食而益胃气，便与升阳。先助真气，次用风药胜湿，以助升腾之气，病可已矣。”此言身体肌肉尚壮实之人才可用夺食之法，身体羸弱、消瘦之人断不可用。

（六）《医贯》

赵献可在泄泻的治疗上，突出表现为从肾论治，善用六味丸、八味丸，寓“温药养阴”之意。

1. 先天后天，善补培根本

《医贯》列有“先天要论”及“后天要论”，其中均有论述泄泻的相关内容。“先天要论”强调脾肾的作用，尤其重视肾与泄泻的关系；“后天要论”重视脾胃的同时，仍以先天为主。赵献可深究脾肾关系，主张补脾不如补肾，其在《医贯·卷之六·后天要论》云："若论肾与脾胃，水土原是一气，人但知土之为地，而不知土亦水也。自天一生水，而水之凝成处，始为土。土之坚者为石，此后天卦位坎之后，继之艮，艮为山为土。艮土者，先天之土，水中之主也。土无定位，随母寄生，随母而补。故欲补太阴脾土，先补肾中少阳相火。若水谷在釜中，非釜底有火则不熟。补肾者，补肾中火也，须用八味丸。医不达此，而日从事于人参、白术，非探本之术。盖土之本初原是水也，世谓补肾不如补脾，余谓补脾不如补肾。"因此，他对脾肾虚弱的病证，在补脾的同时，重在调补肾命。

2. 重视从肾论治

赵献可在《医贯·卷之五·先天要论（下）·泻利并大便不通》中指出，泄泻、下利、便秘均与肾关系密切，重视从肾论治。"惟八味丸以补真阴，则肾中之水火既济，而开阖之权得宜。况命门之火旺，火能生土，而脾亦强矣，故古方有椒附丸、五味子散，皆治肾泄之神方，不可不考也。"

（七）《景岳全书》

1. 治病求本

（1）《景岳全书·卷之二十四·心集·杂证谟·泄泻》："脾气稍弱，阳气素不强者，一有所伤，未免即致泄泻。此虽为初病，便当调理元气。"指出，脾气弱而泄泻者，治疗当调理元气，体现了其治病求本的思想，并根据不同的症状提出了具体的方药："如因泻而神气困倦者，宜养中煎，或温胃饮，或圣术煎，或四君子汤，或五君子煎。如微寒兼滞而不虚者，宜佐关煎。若脾虚而微滞者，宜五味异功散。若脾虚而微寒微滞者，宜六味异功煎，或温胃饮。若因饮食不调，忽而溏泻，以渐而甚，或见微痛，但所下酸臭，而颜色淡黄，便是脾虚胃寒不化之证，即宜用五德丸，再甚者，即宜用胃关煎，切勿疑也。”

（2）张景岳认为，肾为先天之本，肾阳不足则脾失温养，运化失常，而致泄泻。对于此证的治疗，不可拘泥于调整脾胃一法。《景岳全书·卷之二十四·心集·杂证谟·泄泻》指出：“盖因丹田不暖，所以尾闾不固，阴中少火，所以中焦易寒，此其咎在下焦，故曰真阴不足也。本与中焦无涉，故非分利所及也，惟胃关煎一剂，乃为最上之乘。”又云：“古方有椒附丸、五味子散，皆治此之良方；若必欲阳生于阴，而肾气充固，则又惟八味地黄丸为宜。然余尝用此，则似犹未尽善，故特制胃关煎、一气丹、九气丹、复阳丹之属，斯得其济者多矣，或五味子丸亦佳；其有未甚者，则加五德丸、四神丸，皆其最宜者也。”此亦为治本之法。

2. “分利”究虚实

景岳认为治疗泄泻当以分利为法。《景岳全书·卷之二十四·心集·杂证谟·泄泻》指出：“泄泻之病，多见小水不利，水谷分则泻自止，故曰：治泻不利小水，非其治也。”同时，其又指出利小便当分虚实：“然惟暴注新病者可痢，形气强壮者可痢，酒湿过度、口腹不慎者可痢，实热闭涩者可痢，小腹胀满、水道痛急者可痢。又若病久者不可痢，阴不足者不可痢，脉证多寒者不可痢，形虚气弱者不可痢，口干非渴而不喜冷者不可痢。”认为实证可利，而虚则不能。

3. 泄泻分缓急

景岳治疗泄泻，强调应视病势缓急、病情轻重来立法组方。

（1）《景岳全书·卷之二十四·心集·杂证谟·泄泻》：“若脾虚溏泄、久不能愈，或小儿脾泄不止者，止用敦阜糕、黏米固肠糕，亦易见效。”此为中气素虚、病势虽缓、难期速愈，故用缓补之法。《景岳全书·卷之五十七·宇集·古方八阵·寒证》指出：“脾欲缓，急食甘以缓之。”

（2）《景岳全书·卷之二十四·心集·杂证谟·泄泻》：“大泻如倾，元气渐脱者，宜速用四味回阳饮，或六味回阳饮主之。凡暴泻如此者，无不即效；若久泻至此，犹恐无及，盖五夺之中，惟泻最急，是不可见之不早也。倘药未及效，仍宜速灸气海，以挽回下焦之阳气。仍须多服人参膏。”指出危急之际，当以四味回阳饮、六味回阳饮大补气阴，回阳固脱。

4. 酒泄辨伤脾、伤阴、伤阳

《景岳全书·卷之十七·理集·杂证谟·饮食门》：“凡饮酒致伤者，多宜除湿利水，若或伤气，亦宜间用人参。然其证有三，不可不辨。一以酒湿伤脾，致生痰逆呕吐，胸膈痞塞、饮食减少者，宜葛花解酲汤、胃苓汤、五苓散之类主之。一以酒热伤阴，或致发热动血者，宜黄芩芍药汤、清化饮、徙薪饮之类主之。一以酒质伤脏，致生泄泻不已，若气强力壮者，惟五苓散、胃苓汤之类，皆可除湿止泻。若因湿生寒、以泻伤阴，致损命门阳气者，非胃关煎及五德丸、九气丹之类不可。”

（八）《医宗必读》

《医宗必读·卷七·泄泻》提出了“治泄九法”，其标志着中医对泄泻一证从理论到临床治疗规律的认识已趋于完善。

1. 渗利法

湿为泄泻的根本原因，故李中梓将“渗利法”列为治泄第一要项。《医宗必读·卷七·泄泻》云：“一曰渗利：使湿从小便而去，如农人治涝，导其下流，虽处卑监，不忧巨侵。经云：治湿不利小便，非其治也。又云在下者，引而竭之是也。”

2. 升提法

《医宗必读·卷七·泄泻》：“一曰升提：气属于阳，性本上升，胃气注迫，辄尔下陷，升、柴、羌、葛根之类。鼓舞胃气上腾，则注下自止。又如地上淖泽，风之即干，故风药多燥。且湿为土病，风为木药，木可胜湿，所谓下者举之是也。”临床多用风药，喻为：“地上淖泽，风之即干。”

3. 清凉法

《医宗必读·卷七·泄泻》：“一曰清凉：热淫所注，暴注下迫，苦寒之剂，用涤燔蒸，犹当溽暑，伊郁之时，而商飒倏动，动炎如失矣，所谓热者清之是也。”

4. 疏利法

《医宗必读·卷七·泄泻》："一曰疏利：痰凝气滞，食积水停，皆令人泻，随证祛逐，勿使稽留。经曰：实者泻之。又云：通因通用。是也。"

5. 甘缓法

《医宗必读·卷七·泄泻》："一曰甘缓：泻利不已，急而下趋，愈趋愈下，泄由何止？甘能缓中，善下禁争速，且稼穑作甘，甘为土味，所谓急者缓之。是也。"

6. 酸收法

《医宗必读·卷七·泄泻》："一曰酸收：泻日久，则气散而不收，无能统摄，注泄何时而已？酸之一味，能助收肃之权。经云：散者收之。是也。"

7. 燥脾法

《医宗必读·卷七·泄泻》："一曰燥脾：土德无惭，水邪不滥，故泻皆成于土湿，湿皆本于脾虚，仓廪得职，水谷善分，虚而不培，湿淫转甚。经云：虚者补之。是也。"

8. 温肾法

《医宗必读·卷七·泄泻》："一曰温肾：肾主二便封藏之本，然虽属水，真阳寓焉。少火生气，火为土母，此火一衰，何以运行三焦，熟腐五谷乎？故积虚者必挟寒，脾虚者必补母。经云：寒者温之。是也。"

9. 固涩法

《医宗必读·卷七·泄泻》："一曰固涩：注泄日久，幽门道滑，虽投温补，未克奏功，须行涩剂，则变化不愆，揆度合节。所谓滑者涩之时也。”

李中梓认为，各型泄泻，既有单一出现，又有合并出现，亦有互相转化，故应随证灵活应用。《医宗必读·卷七·泄泻》云：“夫是九者，治泻之大法，业无遗蕴。至如先后，缓急之权，岂能预防？须临证之顷，圆机灵变，可以胥天下于寿域矣。”

（九）《张氏医通》

张璐认为，虚损泄泻治应“肺肾同治”。《张氏医通·卷七·大小府门·泄泻》：“余尝用理中丸加五味子以治下泄，异功散加细辛以治上咳。每每获效。若服之作胀发热者，终难挽回。不可以其咳泻俱缓，轻许其治也。”

（十）《临证指南医案》

1. 从肝论治

纵览《临证指南医案》中泄泻各案，叶天士每谓“治脾胃必先制肝”，“治胃必佐泄肝，制其胜也”，可见泄泻虽属脾胃本病，但若因肝木犯脾土所致，则治必先制肝。此叶氏治疗泄泻的一大特点。

2. 从胃阴论治

叶天士提出了“胃阴虚说”，弥补了东垣只重益气升阳的不足，在治疗泄泻时，既关注治脾，亦关注治胃，对后世影响颇深。

（十一）《医林改错》

王清任认为，治疗泄泻当活血祛瘀，血活则津门无挡，水出而泻止。如《医林改错·卷上·膈下逐瘀汤所治症目·肾泻》：“五更天泄三两次，古人名曰肾泄。言是肾虚，用二神丸、四神丸等药，治之不效，常有三五年不愈者。病不知源，是难事也。不知总提上有瘀血，卧则将津门挡严，水不能由津门出，由幽门入小肠，与粪合成一处，粪稀溏，故清晨泻三五次。用此方逐总提上之瘀血，血活津门无挡，水出泻止，三五副可痊愈。”其中方指逐瘀汤类。

（陈娜　黄绍刚　陈君千　杨小波）

## 第二节　“便秘”辨证治疗的古代文献研究

### 一、先秦两汉时期

这个时期对便秘辨治的论述散在于各书中，为后世对便秘病证的认识和治疗奠定了坚实的基础。

（一）《黄帝内经》

《黄帝内经》已开始认识到大便不通的危急。《素问》及《灵枢》中均明确提出“大小便不利治其标”的治疗原则。《素问·标本病传论篇第六十五》：“小大不利，治其标；小大利，治其本。”《灵枢·病本第二十五》：“有客气，有同气。大小便不利，治其标；大小便利，治其本。”

在治疗上，《黄帝内经》以针刺治疗为主。

1. 取足太阴，从脾论治

《灵枢·杂病第二十六》：“厥而腹向向然，多寒气，腹中穀穀，便溲难，取足太阴。”“腹满食不化，腹响响然，不能大便，取足太阴。”“心痛，腹胀，啬啬然，大便不利，取足太阴。”

2. 取足少阴，从肾论治

《素问·刺腰痛篇第四十一》：“腰痛上寒不可顾，刺足阳明；上热，刺足太阴；中热而喘，刺足少阴。大便难，刺足少阴；少腹满，刺足厥阴。如折，不可以俯仰，不可举，刺足太阳；引脊内廉，刺足少阴。”

《灵枢·五邪第二十》：“邪在肾，则病骨痛，阴痹。阴痹者，按之而不得，腹胀、腰痛、大便难，肩背颈项痛，时眩。取之涌泉、昆仑。视有血者，尽取之。”

《灵枢·杂病第二十六》：“厥气走喉而不能言，手足清，大便不利，取足少阴。”“腹满，大便不利，腹大，亦上走胸嗌，喘息喝喝然，取足少阴。”

3. 取足厥阴，从肝论治

《灵枢·杂病第二十六》：“心痛引小腹满，上下无常处，便溲难，刺足厥阴。”

4. 取手太阳，从小肠论治

《灵枢·邪气藏府病形第四》：“小肠病者，小腹痛，腰脊控睾而痛，时窘之后，当耳前热，若寒甚，若独肩上热甚，及手小指次指之间热，若脉陷者，此其候也。手太阳病也，取之巨虚下廉。”

5. 取其他部位

《素问·长刺节论篇第五十五》：“病在少腹，腹痛不得大小便，病名曰疝，得之寒。刺少腹两股间，刺腰髁骨间，刺而多之，尽炅病已。”

（二）《伤寒杂病论》

仲景对便秘的治疗，主要分为实热内结、津伤、寒凝、瘀热互结等方面来阐述，对应制定了苦寒攻下、润肠导下、温下、活血清热泻下等方法。

1. 苦寒攻下

仲景创大承气汤、小承气汤、调胃承气汤三方以苦寒攻下，三方又各有不同。大承气汤峻下热结，攻下之力较强；小承气汤泻下之力较缓，能轻下热结、除满消痞；调胃承气汤作用最为和缓，能缓下热结。仲景根据患者临床表现及疾病阶段的不同，使用不同的承气汤方，充分体现了其辨证治疗的思想。

《伤寒论·辨脉法第一》：“脉浮而大，心下反硬，有热属藏者，攻之，不令发汗。属府者，不令溲数。溲数则大便硬，汗多则热愈，汗少则便难，脉迟尚未可攻。”提出了苦寒攻下之法当在明确为实热内结已成后使用。

《伤寒论·辨阳明病脉证并治法第八》：“阳明病脉迟，虽汗出、不恶寒者，其身必重，短气腹满而喘，有潮热者，此外欲解，可攻里也，手足濈然而汗出者，此大便已硬也，大承气汤主之；若汗多微发热恶寒者，外未解也，其热不潮，未可与承气汤；若腹大满不通者，可与小承气汤，微和胃气，勿令大泄下。”“阳明病，潮热，大便微硬者，可与大承气汤；不硬者，不与之。若不大便六七日，恐有燥屎，欲知之法，少与小承气汤，汤入腹中，转矢气者，此有燥屎，乃可攻之；若不转矢气者，此但初头硬、后必溏，不可攻之，攻之，必胀满不能食也。欲饮水者，与水则哕。

其后发热者，必大便复硬而少也，以小承气汤和之。不转矢气者，慎不可攻也。”“得病二三日，脉弱，无太阳柴胡证，烦躁、心下硬，至四五日，虽能食，以小承气汤少少与，微和之，令小安，至六日，与承气汤一升。若不大便六七日，小便少者，虽不能食，但初头硬、后必溏，未定成硬，攻之必溏，须小便利，屎定硬，乃可攻之，宜大承气汤。伤寒六七日，目中不了了，睛不和，无表里证，大便难、身微热者，此为实也，急下之，宜大承气汤。”此三条指出应根据患者症状的不同，使用不同的承气汤方。

2. 润肠导下

仲景认为，若津液内竭，需要润肠导下，并创蜜煎导方及猪胆汁方。《伤寒论·辨阳明病脉证并治法第八》：“阳明病，自汗出，若发汗、小便自利者，此为津液内竭，虽硬不可攻之，当须自欲大便，宜蜜煎导而通之。若土瓜根及与大猪胆汁，皆可为导。”

3. 温下

仲景于温下之法未言其方，仅以“温药服之”论说。《金匮要略·腹满寒疝宿食病脉证治第十》：“趺阳脉微弦，法当腹满，不满者必便难，两胠疼痛，此虚寒从下上也，以温药服之。病者腹满，按之不痛为虚、痛者为实，可下之。舌黄未下者，下之黄自去。”

4. 活血清热泻下

仲景用抵当汤活血清热泻下，治疗瘀热互结之便秘。《伤寒论·辨阳明病脉证并治法第八》：“病人无表里证，发热七八日，虽脉浮数者，可下之。假令已下，脉数不解，合热则消谷喜饥，至六七日，不大便者，有瘀血，宜抵当汤。"

## 二、晋隋唐时期

这一时期的治疗，仍是以下法为主，各医家提出了大量的方药，并创立了清下、温下、攻补兼施的方法，出现了下、清、温、养并用的局面；同时，外治法也得到长足发展。

（一）《针灸甲乙经》

皇甫谧《针灸甲乙经》对于便秘的论述，基本上与《内经》相同，治疗上多以针灸为主，提及可治疗便秘的相关腧穴如大钟、中渚、太白等。《针灸甲乙经·卷九·三焦约内闭发不得大小便第十》："三焦约，大小便不通，水道主之。大便难，中渚及太白主之。大便难，大钟主之。"

（二）《小品方》

《小品方》对于便秘的治疗，提出了先用润下一法，若不效则进一步以苦寒攻下。《小品方·卷九·治寒食散发动诸方》："又若大便难，腹中坚如盘蛇者，为犯温积久，腹中有干粪不去故也。宜销酥蜜膏服一二升，津润腹内即下。若不可，服大黄、朴硝等下之。"

（三）《诸病源候论》

对于便秘的治疗，巢元方在《诸病源候论》中所述甚少，其养生导引法可谓一特色所在。《诸病源候论·卷之十四·大便病诸候（凡五论）》："大便难候：《养生方·导引法》云：偃卧，直两手，捻左右胁。除大便难、腹痛、腹中寒。口纳气，鼻出气，温气咽之数十，病愈。”《诸病源候论·卷之十四·大便病诸候（凡五论）》：“大便不通候：《养生方·导引法》云：龟行气，伏衣被中，覆口鼻头面，正卧，不息九通，微鼻出气。治闭塞不通。”

（四）《备急千金要方》

《备急千金要方·卷十五·脾脏方（凡十类）·秘涩第六》：“论曰：有人因时疾，瘥后得闭涩不通，遂致夭命，大不可轻之，所以备述，虽非死病，凡人不明药饵者，拱手待毙，深可痛哉，单复诸方以虞仓猝耳。凡大便不通，皆用滑腻之物及冷水以通之也。凡候面黄者，即知大便难。”明确提出了“凡大便不通，皆用滑腻之物及冷水以通之也”的治则。故《备急千金要方》在前人的基础上，创立了清下、温下、攻补兼施的方法，并提出具体的方药，又提出了灸法治疗便秘的方法。

1. 清下

《备急千金要方·卷十五·脾脏方（凡十类）·秘涩第六》：“三黄汤：治下焦热结不得大便方。”三黄汤为清下之方，清下焦热结而通大便。

2. 温下

《备急千金要方·卷十五·脾脏方（凡十类）·秘涩第六》：“五柔丸：治肠腑闭塞及虚损不足，饮食不生肌肤，三焦不调营卫不和方。”此为温性润下之方，温补脏腑之不足而缓下。

《备急千金要方·卷十五·脾脏方（凡十类）·秘涩第六》：“治胀满闭不下方：吴茱萸（一升）、干姜、大黄、当归、桂心、芍药、甘草、川芎（各二两）、人参、细辛（各一两）、桃白皮（一把）、真珠（半两）、雄黄（十八铢）。上十三味，㕮咀，以水一斗煮取三升，去滓，纳雄黄，真珠末酒一升，微火煮三沸，服一升，得下即止。”“巴豆丸：主寒癖宿食，久饮饱不消，大便不通方。”上二方均为温下之方，治疗中脏有寒，前者温中散寒，用大黄攻下，后者以巴豆峻下寒积。

3. 攻补兼施

《备急千金要方·卷九·伤寒方上（凡九类）·宜下第八》：“生地黄汤：治伤寒有热，虚羸少气，心下满，胃中有宿食，大便不利方。”此为攻补兼施之方，创增液行舟之法。

4. 灸法

《备急千金要方·卷十五·脾脏方（凡十类）·秘涩第六》：治大便难法，灸第七椎两旁各一寸，七壮。灸夹玉泉相去二寸半，名肠遗，随年壮（一云二寸）。又灸承筋二穴三壮。又灸大都，随年壮。又灸大敦四壮。

（五）《外台秘要》

《外台秘要》对便秘的治疗，仍以清热润燥为主，并使用大量的外用方，且在外治上融入了辨证论治的思想。

《外台秘要·卷第二十七·大便不通方一十七首》：“猪羊胆，上一味，以筒灌三合许，令深入即出矣，不尽，须臾更灌。一方加冬葵子汁和之，又有椒豉汤五合，猪膏三合，灌之佳（《经心录》同）。又三黄汤，疗下焦热结，不得大便方。”“又方：煎蜜令强，加干姜末，和丸如指，导下部中。姚云：欲死者，蜜三升，微火煎如饴，投冷水中，令凝丸如大指，长三四寸，导之良。”虽未言明辨治之法，但从用药上均可看出辛润、苦润之法。

## 三、宋金元时期

宋金元时期，便秘的治疗得到了长足发展。

### （一）《太平圣惠方》

《太平圣惠方》将便秘的病因病机分为大肠风热、虚劳两种，其基本病机虽然均为三焦脏腑不和、气机失调、胃肠壅滞，但在治疗上仍有所差异。总体以疏风、调气、攻下为主要治法，体现了急则治标的思想。

#### 1. 疏风清热调气

治疗大肠风热所致大便秘涩，主要是以疏风清热调气为主。《太平圣惠方·卷第二十三·治大肠风热秘涩不通诸方》：“治大肠风热，秘涩不通，心腹壅闷，宜服犀角散方。”“治大肠风热、秘涩、气壅闷，宜服麻仁丸方。”

#### 2. 调气润下

治疗虚劳大便难，主要以调气润下为主。《太平圣惠方·卷第二十九·治虚劳大便难诸方》：“治虚劳胸膈气滞、心腹胀满、大便结涩，宜服郁李仁丸方。”

### （二）《太平惠民和剂局方》

此书未把便秘独立成节，而是在《太平惠民和剂局方·卷六·治泻痢》中附论秘涩，并载方论治。治疗以疏风行气通便为主，亦有温肾通便之法。

1. 疏风行气通便

《太平惠民和剂局方·卷六·治泻痢（附秘涩）·神功丸》："治三焦气壅，心腹痞闷，六腑风热，大便不通，腰腿疼痛，肩背重疼，头昏面热，口苦咽干，心胸烦躁，睡卧不安，及治香港脚，并素有风人，大便结燥。"

《太平惠民和剂局方·卷六·治泻痢（附秘涩）·麻仁丸》："顺三焦，和五脏，润肠胃，除风气。治冷热壅结，津液耗少，令人大便秘难，或闭塞不通。若年高气弱，及有风人，大便秘涩，尤宜服之。"

《太平惠民和剂局方·卷六·治泻痢（附秘涩）·脾约麻仁丸》："治肠胃燥涩，津液耗少，大便坚硬，或秘不通，脐腹胀满，腰背拘急，及有风人大便结燥。又治小便利数，大便因硬而不渴者，谓之脾约，此药主之。"

《太平惠民和剂局方·卷六·治泻痢（附秘涩）·七圣丸》："治风气壅盛，痰热结搏，头目昏重，涕唾稠黏，心烦面赤，咽干口燥，精神不爽，夜卧不安，肩背拘急，胸膈痞闷，腹胁胀满，腰满重疼，大便秘结，小便赤涩。"

2. 温肾通便

《太平惠民和剂局方·卷六·治泻痢（附秘涩）·半硫丸》："除积冷，暖元脏，温脾胃，进饮食。治心腹一切痃癖冷气，及年高风秘、冷秘或泄泻等，并皆治之。"

（三）《圣济总录》

对于便秘的治疗，其总从病因病机上辨证论治。

1. 风秘者，疏风清热

《圣济总录·卷第一十七·诸风门·风秘》："治风气，

润利肠胃，前胡丸方。”“治大肠秘涩，祛风顺气，香枳散方。”

《圣济总录·卷九十七·大小便门·大便秘涩》：“治大肠秘涩，疏风顺气，木香丸方。”“治大肠风秘，结涩不通，戟香散方。”

2. 热秘者，清热通便

《圣济总录·卷九十七·大小便门·大便秘涩》：“治大肠有热，津液竭燥，里急后重，大便秘涩，三仁丸方。”

3. 冷秘者，温中散寒

《圣济总录·卷九十七·大小便门·大便秘涩》：“治大肠冷秘，威灵仙丸方。”“治大便冷秘，附子散方。”

4. 虚秘者，攻补兼施

《圣济总录·卷第九十二·虚劳门·虚劳大便难》：“治虚劳不足，饮食不生肌肤，三焦不调，大便秘涩，并疗癖饮百病，五柔丸方。”

《圣济总录·卷九十七·大小便门·大便秘涩》：“治年老虚弱，大便秘滞，葱胶汤方。”“治老人虚秘，大腹汤方。”

5. 宿食者，泻下食积

《圣济总录·卷九十七·大小便门·大便秘涩》：“治宿食不消，大便难，涤中丸方。”

（四）《鸡峰普济方》

针对便秘的三条病因病机，《鸡峰普济方》认为，治疗时应当数法并用，既应疏风清热理气，又当补中益气。

1. 总应清热理气，润肠通便

《鸡峰普济方·卷第九·大便秘·宣壅丸》："治大便秘滞有三：一者三焦五脏不和，热气小偏入肠胃；二者风客三焦，气弱传道不利；三者肾虚水少，胴肠干涩，皆令大便秘滞，并宜服。"

2. 因热而致，分虚实而治

《鸡峰普济方·卷第九·大便秘·四顺饮子》："治大便不通，面目身热，口舌生疮，上焦冒闷，时欲得冷，此三阳气壅热并大肠，其脉洪大。大黄，赤芍药，甘草，当归（等分），上为粗末，每服五钱，水一盏半，煎至一盏，温服，利为度。"

《鸡峰普济方·卷第九·大便秘·紫苏丸》："治有虚热秘滞，紫苏子、黄橘皮（各二两）、知母（一两），上为细末，生姜自然汁，浸过一指许，于重汤上煮熬成膏，可丸即丸，如梧子，蜜汤下，二十丸。"

上二条为因热而致的便秘，张氏认为当分虚实而治。实热者当攻下通便，兼以活血养血；虚热者当滋阴清热，润燥通便。

3. 虚人便秘，当濡养肠胃

《鸡峰普济方·卷第九·大便秘·枇杷叶散》："适适阴阳，和养脾胃，兼治食饮易伤，腹胁痞满，口干多渴，常欲饮冷，四肢倦怠，大便不利。"

《鸡峰普济方·卷第九·大便秘·小当归丸》："治虚人秘涩，润养肠胃。"

（五）刘完素及其论著

1. 开通道路，养阴退阳，凉药调之

刘完素依据阳气怫郁的基本病机，认为治疗当开通道路、养阴退阳，以凉药调之。《素问病机气宜保命集·卷上·病机论第七》："王注曰：物之生滑利，物之死枯涩，其为治也。宜开通道路，养阴退阳，凉药调之，荣血通流，麻木不仁、涩涸、干劲皴揭，皆得其所。"

2. 治胃热当辨虚实，实者清热攻下，虚者调气

刘完素亦认为，治疗胃热当辨虚实，胃实者宜清热攻下，胃虚者则应调气。《素问病机气宜保命集·卷中·泻痢论第十九》："胃实而秘者，能饮食，小便赤，当以麻仁丸、七宣丸之类主之。胃虚而秘者，不能饮食，小便清利，厚朴汤主之。"

（六）《儒门事亲》

1. 苦寒攻下

张从正认为，对便秘的治疗，当用苦寒攻下之法。其在《儒门事亲·卷三·斥十膈五噎浪分支派疏二十三》箕城酒官一案中，"以四生丸下三十行，燥粪肠垢，何啻数升？其人昏困一二日，频以冰水呷之，渐投凉乳酪、芝麻饮，时时咽之。数日外，大啜饮食，精神气血如昔。"治疗用苦寒之法，有明显的疗效。

2. 饮食调养

张从正亦重视饮食调养。如《儒门事亲·卷二·推原补法利害非轻说十七》指出："若此数证，余虽用补，未尝不以攻药居其先，何也？盖邪未去而不可言补，补之则适

足资寇。故病蠲之后，莫若以五谷养之、五果助之、五畜益之、五菜充之，相五脏所宜，毋使偏倾可也。”又《儒门事亲·卷四·大便涩滞二十一》：“夫老人久病，大便涩滞不通者，可服神功丸、麻仁丸、四生丸则愈矣。时复服葵菜、菠菜、猪羊血，自然通利也。《内经》云：以滑养窍是也。此病不愈，令人失明也。”

《儒门事亲·卷七·燥形·大便燥结九十》：“戴人过诊其两手脉息，俱滑实有力。以大承气汤下之，继服神功丸、麻仁丸等药，使食菠菱、葵菜及猪羊血作羹，百余日充肥。”此案治疗后以饮食调养，效果甚佳。

（七）《兰室秘藏》

李东垣在便秘的治疗上，从脾胃以及阴火学说出发，治疗以润燥和血为法，兼用升提开散，此法一直沿用至今。《兰室秘藏·卷下·大便结燥门·大便结燥论》：“而结燥者，治法云：肾恶燥，急食辛以润之，结者散之。如少阴不得大便，以辛润之；太阴不得大便，以苦泄之；阳结者散之，阴结者温之。仲景云：小便利而大便硬，不可攻下，以脾约丸润之；食伤太阴腹满而食不化，腹响然不能大便者，以苦药泄之；如血燥而不能大便者，以桃仁酒制大黄通之；风结燥而大便不行者，以麻子仁加大黄利之；如气涩而大便不通者，以郁李仁枳实皂角仁润之。大抵治病必究其源，不可一概用巴豆、牵牛之类下之，损其津液，燥结愈甚，复下复结，极则以至导引于下而不通，遂成不救，噫！可不慎哉。”此处提出了辛润、苦泄、散结、温下、通利等方法。

《兰室秘藏·卷下·大便结燥门·大便结燥论》："治脾胃中伏火，大便秘涩或干燥，闭塞不通，全不思食，乃风结血秘皆令闭塞也，以润燥和血疏风，自然通利矣。"此为润燥和血之法。

（八）《严氏济生方》

严氏对于老年便秘的治疗，有其特色之处，指出年高之人，其便秘多为津液亏少所致，治疗当以润下为主，并立威灵仙丸治疗。《严氏济生方·大便门·秘结论治》："后方所载，有威灵仙丸最佳。内用威灵仙，取其主诸风，宣通五脏，去腹内冷气滞气；内用黄芪，取其补气，使气充得以运掉，蜜炙取以滑润之义；枳实取其下气宽肠，药用三品，专而不杂，老人诸秘结大相宜也。临病之际，更以后方详审虚实，选而用之可也。"

（九）《仁斋直指方论》

杨士瀛认为，肺与大肠相表里，治疗当流行肺气。无论是热秘、冷秘、积聚秘、风秘，在清利、温利、祛积、疏风的基础上，均应"流行肺气"，调节肺脏气机，气机复而大肠传导有序，便秘可通。《仁斋直指方论·卷十五·秘涩·大便秘涩方论》："热则清利，冷则温利，积聚者挨其积，风壅者疏其风，是固然尔，孰知流行肺气，又所以为四者之枢纽乎。不然，叔和何以曰肺与大肠为传送？"

（十）《世医得效方》

危亦林将便秘分为风秘、气秘、虚秘、湿秘、积滞秘结及热秘六类，分类而治，另又首次提出通治方以治疗诸般便秘。

1. 风秘者，祛风润下理气

《世医得效方·卷第六·大方脉杂医科·秘涩·风秘》：“脾约麻仁丸，治风秘脾约证，小便数，大便秘。”

《世医得效方·卷第六·大方脉杂医科·秘涩·风秘》：“顺气丸，治三十六种风，七十二般气。上热下冷，腰脚疼痛，四肢无力，恶疮下疰，疏风顺气。专治大肠秘涩，真良方也。”此方又有攻补兼施之效。

2. 气秘者，理气降气

危亦林论治气秘，以理气降气为主，小通气散又从肺而治，体现了肺与大肠相表里的观点。《世医得效方·卷第六·大方脉杂医科·秘涩·气秘》：“小通气散，治虚人忧怒伤肺，肺与大肠为传送，致令秘涩。服燥药过，大便秘亦可用。”

3. 虚秘者，分因而治

危亦林论治虚秘，分因而治，分以养阴生津、润肠通便，或予温中补虚润肠。

《世医得效方·卷第六·大方脉杂医科·秘涩·虚秘》：“半硫丸，治年高冷秘，及痃癖冷气。”“五仁丸，治精液枯竭，大肠秘涩，传导艰难。”

4. 湿秘者，利湿下气通便

危亦林论治湿秘，单用槟榔一味，以期利湿下气通便之功。《世医得效方·卷第六·大方脉杂医科·秘涩·湿秘》：“槟榔散，治肠胃有湿，大便秘涩。”

5. 积滞秘结者，消滞调气攻下

《世医得效方·卷第六·大方脉杂医科·秘涩·积滞秘

结》："脾积丸，治饮食停滞，腹胀痛闷，呕恶吞酸，大便秘结。"

6. 热秘者，攻补兼施、收将并用

《世医得效方》中又列有治热秘之方，治与前人苦寒攻下不同，立法为攻补兼施、收将并用。《世医得效方·卷第六·大方脉杂医科·秘涩·热秘》："神功丸，治气壅风盛，大便秘涩，后重疼痛，烦闷。此药当量虚实加减。"

（十一）《格致余论》

朱丹溪治疗脾约证，提出滋养阴血的基本治法；又根据地域不同，提出了西北以开结为主，东南以润燥为主的治法。《格致余论·脾约丸论》："脾失转输之令，肺失传送之官，宜大便秘而难下，小便数而无藏蓄也。理宜滋养阴血，使孤阳之火不炽，而金行清化，木邪有制，脾土清健而营运，精液乃能入胃，则肠润而通矣。"又"愚恐西北二方，地气高浓，人禀壮实者可用。若用于东南之人，与热虽盛而血气不实者，虽得暂通，将见脾愈弱而肠愈燥矣。后之欲用此方者，须知在西北以开结为主，在东南以润燥为主，慎勿胶柱而调瑟。"

## 四、明清时期

这一时期对便秘的辨治，多是沿用前人的方药，或在前人的基础上加减变化使用，或在前人的辨治基础上自拟新方。如龚廷贤使用李东垣的润肠汤加减化裁来治疗便秘，在辨证思路上遵前人的观点，而治疗上较前人更为灵活。

（一）《医学入门》

李梴认为燥、结有别，治疗上亦当有所不同。燥当“辛以润之”，而结应“苦以下之”。《医学入门·外集·卷四·杂病·外感·燥结》：“燥属少阴津液不足，辛以润之；结属太阴有燥粪，苦以泻之。”

（二）《寿世保元》

龚廷贤对便秘的治疗，主要以李东垣的润肠汤为主，随证变化而治，如血虚则加补血之药、风燥则加祛风润燥之药，气虚则益气，气实则行气等，不一而论。

另龚廷贤对于外治法亦有其心得，制作及用药之法均较前人有所改进。《寿世保元·卷五·大便闭》：“蜜导法：蜜炼如饴，乘热作如指长二寸，两头如锐，纳谷道中。良久，下燥粪。加皂角捻末少许更效。”“香油导法：用竹管蘸葱汁，深入大便内，以香油一半、温水一半，同入猪尿胞内。捻入竹管，将病人倒放，脚向上，立时即通。一论自汗小便利，而大便燥硬，不可攻，以此方导之。”“猪胆导法：猪胆一枚，倾去一小半，仍入好醋在内，用竹管相接，套入谷道中，以手指捻之，令胆汁直射入内，少许即通。盖酸苦益阴以润燥也。”

（三）《医贯》

前代医家虽有论阴血津亏可致便秘，但是对于阴虚和血虚的区别，少有明确区分。赵献可首次对血虚便秘及阴虚便秘的治疗做出分析。《医贯·卷之五·先天要论（下）·泻利并大便不通》：“又有老年气虚、津液衰少而结者，肾恶燥，急食辛以润之是也。予尝体法东垣之论，不用东垣之方，如润肠丸、润燥汤、通幽散之类俱不用，惟用六味地黄丸料，煎服自愈。如热秘而又兼气虚者，以前汤内加参、芪各五钱立愈。此因气虚不能推送，阴虚不能濡润故耳。以上治法，予尝亲试而必验，且又不犯大黄、桃仁、枳壳等破气破血之禁，可以久服，永无秘结，故表而出之。或问曰：何为不用四物汤？曰四物汤特能补血耳，此是先天津液不足，故便难。经曰：大肠主津，小肠主液。又曰：肾主五液。津液皆肾水所化，与血何干，故不用四物汤。”

（四）《简明医彀》

此书对便秘的论述，引用刘完素的观点，但在治疗方面，主张以润、清为法，而非刘完素的开通道路、清热宣散，并设立了通治方。《简明医彀·卷之二·秘结》：“脉沉伏而结，自汗、小便涩，忌攻，宜猪胆法润。主方（热秘）：当归、生地、熟地、麻仁、桃仁、杏仁、枳壳、浓朴、条芩（各七分），大黄（酒蒸，五分），水煎服（或丸）。血虚加芍药，倍归、地、桃仁；风秘，郁李仁、羌活、皂荚；气虚，人参、麦冬；气实，槟榔、枳实；痰多，栝蒌、竹沥；老人，天麦冬、蒌仁，倍归地；产后加人参、红花（倍归、地、玄、苓、桃）；幽门不通加槟榔。”

（五）《丹台玉案》

在治疗风秘上，孙文胤提出治当调气润血祛风。《丹台玉案·卷之五·秘结门》：“《脉经》曰：尺脉见浮风入肺，大肠干涩秘难通，非此之谓乎，大法秘者调其气，结者润其血，而秘之得于风者，即于调气润血药中，加去风之剂则得之矣。”

### （六）《景岳全书》

#### 1. 脾治中焦，肾治下焦

景岳治疗便秘，从脾、肾二脏而治。《景岳全书·卷之三十四·天集·杂证·秘结》："此当详察脾肾，辨而治之。病在脾者，宜治中焦，以理中汤、温胃饮、五君子煎、归脾汤、补中益气汤之类主之。病在肾者，宜治下焦，以右归饮、大补元煎、八味地黄汤之类主之。"

#### 2. 治肾分用凉、温、补、润

治肾，根据其热、寒、虚、燥之不同，采用凉、温、补、润之法。《景岳全书·卷之三十四·天集·杂证·秘结》："故肾热者，宜凉而滋之。肾寒者，宜温而滋之。肾虚者，宜补而滋之。肾干燥者，宜润而滋之。经曰：肾苦燥，急食辛以润之，开腠理，致津液通气也，正此之谓。"

### （七）《症因脉治》

秦氏论治内伤便秘，均条分缕析，辨证而治。

《症因脉治·卷四·大便秘结论·内伤便结·积热便结》："肺热下遗大肠，清肺饮。大肠积热者，黄连枳壳汤。脾家积热者，黄连戊己汤。"此条治热秘均用清热之法，分清热邪所在之脏腑。

《症因脉治·卷四·大便秘结论·内伤便结·气秘便结》："肝气壅盛者，枳桔泻白散。脾胃郁结者，平胃二陈汤。肝胆气结者，清肝饮。大肠气结者，枳桔汤。元气不足者，四君子汤。肺虚不能下达，生脉散合参橘煎。"此治气秘，实则泻之、虚则补之，实秘者各泻其脏，元气不足者补中焦之气，肺气不足者补肺中之气。

《症因脉治·卷四·大便秘结论·内伤便结·内伤便结》："津竭者，生脉散、天地煎。血中伏火，滋血润肠汤、脾约丸。"

（八）《辨证玉函》《辨证录》

陈士铎针对便秘的发病机理，分而论治，攻补兼施，寒温并用，升降兼施，动静并行。

1. 滋肾水，补肾火

治肾阴不足，当滋肾水以济火；治肾阳不足，当温补肾火。《辨证录·卷之九·大便闭结门九则》："治法但补其肾中之水，则水足以济火，大肠自润矣。方用濡肠饮。""治法必须补肾中之火，不必通大肠之结也。方用温肠开闭汤。"

2. 从火而论，分阴阳虚实，分脏腑不同

陈氏认为，因火而致的便秘，当究其源，根据其来源的不同，制定不同的治法。

（1）治疗阳火应因势利导，治疗阴火应滋阴升清

《辨证玉函·卷之一·阴症阳症辨·大小便闭》："吾今定二方，一治阳火，一治阴火。治阳火方名利火下导汤。此方虽有大黄之行，火麻之润，而仍以当归为君，则补多于下，亦止因势利导，而终非过下亡阴也。治阴火方名为升阳下阴汤，此方之妙，妙在熟地纯阴之药为君，而佐之地榆、苁蓉、火麻之润，尤妙用升麻升提清气，则秽浊自然下行，又何必加入大黄之多事哉。"

（2）治疗胃火，应滂沱大雨，清热生津熄火

《辨证录·卷之九·大便闭结门九则》："大便不通，

正胃火烁干肾水也。似宜急救息其火，但火性炎上，若以细微之水泼之，则火势愈烈而不可止，必得滂沱大雨，倾盆倒瓮，淋漓浇濯，则燎原之火庶几尽息。方用竹叶石膏汤。”

（3）治疗肝火，应泻肝火

《辨证录·卷之九·大便闭结门九则》：“故欲开大肠之闭，必先泻肝木之火，则肝气自平，不来克土，胃脾之津液，自能转输于大肠，而无阻滞之苦矣。方用散火汤。”

（4）治疗脾火，应泻阳明、命门之火

《辨证录·卷之九·大便闭结门九则》：“治法须急救脾土之焦，又必先泻阳明、命门之火，始脾土得养，自易生阴，阴生而津液自润，何必通大肠之多事哉。方用救土通肠汤。”

（5）治疗心火，应急泻心火，再大雨淋之

《辨证录·卷之九·大便闭结门九则》：“心火之盛刑肺，即刑大肠矣……治法宜急泻火，但徒泻其火，无汪洋甘泽之降，恐不足以济大旱之渴也。必须以大雨淋之，则旱魃之气顿除，而河渠尽通矣。方用扫氛汤。”

（6）治疗肺火，应轻宣清散

《辨证录·卷之九·大便闭结门九则》：“治法但宜轻治肺火，而不可重施。以轻清下降之味，少抑其火，庶胃中之火，不来助炎，心中之火，不来添旺，则肺火自散，阴液自生，大肠不必通而自通也。方用抑火汤。”

3. 气虚者当益气升阳

治疗气虚不可滋阴润肠，而应当益气升阳。《辨证录·

卷之九·大便闭结门九则》:“谁知是气虚而不能推送乎……治法不可滋阴以降之，亟当助阳以升之也。方用升阳降浊汤。”

4. 情志失调、瘀血内停者当用有形之物

治疗瘀血内停，当用有形之物相制。《辨证录·卷之九·大便闭结门九则》:“谁知有蓄血不散乎……治法宜通大肠，佐之逐秽之味，然而草木之药，可通无形之结，不能通有形之结也。血乃有形之物，必得有形相制之物，始能入其中而散其结。方用抵当汤治之。”

(九)《证治汇补》

李用粹认为，治疗便秘，当先治血虚，以养血清热为先，再分证论治。《证治汇补·卷之八·下窍门·秘结》:“如少阴不得大便，以辛润之。太阴不得大便，以苦泄之。阳结者清之，阴结者温之，气滞者疏导之，津少者滋润之。大抵以养血清热为先，急攻通下为次。”

(十)《张氏医通》

1. 治风秘，以养血为主

张石顽治疗风秘，从血虚生风立论，治以养血之法。《张氏医通·卷七·大小府门·大便不通》:“肾脏血虚，大肠风秘，生何首乌捣自然汁一盏，和白蜜，炖热服之。六味丸加蜜调服亦通，固本丸作膏常服亦妙。”

2. 治痰秘，以化痰为主

张氏首创痰秘之说，并详述治疗痰秘之方药。《张氏医通·卷七·大小府门·大便不通》:“痰秘者，痰饮湿热阻碍，气不升降，头汗喘满、胸胁痞闷、眩晕腹鸣，半夏、茯苓、木香、槟榔、枳实、橘红、香附、白芥子、姜汁、竹沥。不应，加大黄、黄连，甚则控涎丹下之。”

（十一）《顾松园医镜》

顾氏治疗风秘，以养血疏风为主。《顾松园医镜·卷十五·数集·大便秘结》：“养血祛风润燥汤（自制）治风燥秘结。秦艽（二三钱）、胡麻（炒研，三五钱）、鲜首乌（养血祛风，五钱至一两）、生地（凉血润燥，三五钱）、松子仁（五钱至二两，研烂调服）、牛乳（补血润燥，一杯或牛酥一二两）、梨汁（治风热，利大肠，一杯），此方素患风热，大便秘者甚宜，不用风药者，治风先治血，血行风自灭。若用风药，则燥复伤血，而大便愈秘矣。”

（十二）《临证指南医案》

叶天士把便秘因肺而致者称为肠痹，治疗宜宣开肺气。《临证指南医案·卷四·肠痹》：“昔丹溪谓肠痹，宜开肺气以宣通，以气通则湿热自走。”

（十三）《医碥》

1. 治气秘当分虚实，治肺为主

何氏认为，气秘当分虚实论治，实者当破结导滞，虚者当补而行之。《医碥·卷之三·杂症·大便不通》：“有气秘，气壅滞不通，不升不降，其人多噫。实者破结导滞，木香、槟榔、枳壳、陈皮、杏仁等类。虚者（气虚不运故壅滞）补而行之，不宜破散，人参多用。……仍分虚实治之，若气少气弱，无力推送，则惟有助气而已。（肺主气，肺与大肠为表里，气秘治在肺）”

2. 治血虚秘当养血润燥

在治疗血虚便秘时，应养血润燥；若兼见肾水亏虚，则应以六味滋水，少佐辛味润之。《医碥·卷之三·杂症·大便不通》云：“血液干枯，或病后血虚，或发汗利小便以致津涸（津亦属血），均宜润剂，苁蓉润肠丸、更衣丸、四物汤（见血）、麻仁、杏仁辛润之品。又肾司二便，肾水虚燥，宜以六味（见虚损）滋水，少佐辛味以润之。”

（黎颖婷　黄绍刚　蔡俊媛）

## 第三节　“腹痛”辨证治疗的古代文献研究

### 一、先秦两汉时期

先秦时期，是中国医学的奠基时期，处于医学理论体系形成并初步完善的历史阶段。秦汉时期中医药学的全面发展，为腹痛病证的认识与防治奠定了坚实的理论与实践基础。

（一）《黄帝内经》

《黄帝内经》对腹痛的治疗，提出了寒热虚实的辨治原则。

1. 寒者热之

《素问·举痛论篇第三十九》云：“寒气客于脉外则脉寒，脉寒则缩蜷，缩踡则脉绌急，则外引小络，故卒然而痛，得炅则痛立止，因重中于寒，则痛久矣。”指出寒邪客于经脉，导致脉络拘挛，气血流行受阻而产生疼痛，治疗上只要以热治寒，即可收到迅捷的止痛效果。

此外，《黄帝内经》提出按摩止痛，认为按摩可使“热气至”，则痛可止。《素问·举痛论篇第三十九》云：“寒气客于背俞之脉则脉泣，脉泣则血虚，血虚则痛，其俞注于心，故相引而痛，按之则热气至，热气至则痛止矣。”

2. 虚者补之，实者泻之

《素问·举痛论篇第三十九》：“寒气客于经脉之中，与炅气相薄则脉满，满则痛而不可按也，寒气稽留，炅气从上，则脉充大而血气乱，故痛甚不可按也。寒气客于肠胃之间，膜原之下，血不得散，小络急引故痛，按之则血气散，故按之痛止。寒气客于侠脊之脉，则深按之不能及，故按之无益也。”指出实痛者不可按，虚痛者当按之。

（二）《伤寒杂病论》

仲景对于腹痛的治疗，提出了六经辨治的思想，又宗《黄帝内经》之说，以虚实辨治。

1. 分经论治

《伤寒论》提出了六经腹痛的特点。《伤寒论》以六经概括了脏腑经络气血的生理辨证的纲领，以及论治的原则，对后世医家有很大的启发。

2. 虚者补之，实者泻之

《金匮要略》对腹痛已有了较为全面的论述。《金匮要略·腹满寒病宿食病脉证治第十》提出：“病者腹满，按之不痛为虚，痛为实，可下之。”明确指出腹痛虚实辨证的具体方法，并且指出实者当下。在辨证治疗、拟方用药方面，开创了腹痛治疗之先河。

《金匮要略·腹满寒病宿食病脉证治第十》："夫瘦人绕脐痛，必有风冷。谷气不行，而反下之，其气必冲；不冲者，心下则痞。""腹中寒气，雷鸣切痛，胸胁逆满，呕吐，附子粳米汤主之。""痛而闭者，厚朴三物汤主之。"

## 二、晋隋唐时期

晋隋唐时期，医学分科逐渐细化，许多专科著作也不断涌现，对疾病的认识、辨证、治疗都取得了较大的进步。

（一）《脉经》

王叔和在《难经》"独取寸口"的诊脉方法基础之上，提出了腹痛的具体脉象特点，并根据脉象提出相应的治法。例如《脉经·卷二·平三关病候并治宜第三》云："尺脉紧，脐下痛。宜服当归汤，灸天枢，针关元，补之。""尺脉弦，小腹疼，小腹及脚中拘急。宜服建中汤、当归汤，针气海，泻之。"

（二）《肘后备急方》

《肘后备急方·卷一·治心腹俱痛方第十》指出："凡心腹痛，若非中恶霍乱，则是皆宿结冷热所为。今此方可采以救急，痊后，要作诸大治，以消其根源也。"此即中医"急则治标，缓则治本"治则的体现。葛洪认为，由于腹痛发生紧急，所用治法均需简单实用。例如《肘后备急方·卷一·治卒得鬼击方第四》鼻中给药："以淳酒吹纳两鼻中。"《肘后备急方·卷一·治卒腹痛方第九》捏脊："拈取其脊骨皮深取痛引之，从龟尾至顶乃止。未愈，更为之。”另外，指出寒邪腹痛应温中除寒，热邪腹痛应清热止痛，积滞腹痛应用汗法。

（三）《诸病源候论》

巢元方认为，不同的导引动作，可用于治疗不同病因所致的腹痛。

1. 温中散寒

《诸病源候论·卷之三·虚劳病诸候上（凡三十九论）》云：“虚劳里急候：《养生方·导引法》云：正偃卧，以口徐徐纳气，以鼻出之。除里急、饱食。后小咽气数十，令温中；若气寒者，使人干呕腹痛，从口纳气七十所，咽，即大填腹内，小咽气数十；两手相摩，令极热，以摩腹，令气下。”此处腹痛是寒邪所致，治当温中散寒。

2. 除湿止痛

《诸病源候论·卷之四·虚劳病诸候下（凡三十六论）》云：“虚劳阴下痒湿候：《养生方·导引法》云：偃卧，令两手布膝头，取踵置尻下，以口纳气，腹胀自极，以鼻出气，七息。除阴下湿，少腹里痛，膝冷不随。”此腹痛乃湿邪所致，当除湿止痛。

3. 通便止痛

《诸病源候论·卷之十四·大便病诸候（凡五论）》云：“大便难候：《养生方·导引法》云：偃卧，直两手，捻左右胁。除大便难、腹痛、腹中寒。口纳气，鼻出气，温气咽之数十，病愈。”腹痛伴有大便难者，当通其大便，腹痛可止。

## 三、宋金元时期

宋金元时期，诸医家对腹痛治疗的论述内容日益详尽和丰富。

### （一）《太平圣惠方》：温中散寒

《太平圣惠方·卷第四十三·治心腹痛胀满诸方》云："夫心腹痛胀满者，由脏虚而邪气客之、乘于心脾故也。足太阴脾之经也，脾虚则胀。足少阴肾之经也，其脉起于足小指之下，循行上络膀胱，其直者从肾上入肺，其支者从肺出络于心。今虚邪之气，客于三经，与正气相搏，积聚在内。邪气并于心脾，故令心腹痛而胀。诊其脉迟而滑者，胀满也。……治久冷胸膈气滞、心腹痛、胀满、不能饮食、四肢虚乏、吃食全少，前胡散方。"

### （二）《素问病机气宜保命集》：理气温通

刘完素认为，胃肠津伤所致的便闭腹痛，当用理气温通法治疗，方可达"通则不痛"之目的。《素问病机气宜保命集·卷中·热论第十四》："或闭而不通，脐下状如覆碗，痛闷不可忍者，乃肠胃干涸、膻中气不下故。"指出气机不畅则大小便不得通利。治疗当先用沉香、木香等行气之品，又以酒调下，以增强其活血通络之力，或用八正散来通利小便。

### （三）《黄帝素问宣明论方》

#### 1. 温中除寒

《黄帝素问宣明论方·卷一·诸证门·飧泄证》云："治飧泄，风冷入中，泄利不止，脉虚而细，日夜数行，口干，腹痛不已。”提出治疗腹痛当以温中除寒为主，方用白术汤。药用白术、厚朴、当归、龙骨、艾叶为末，加生姜水煎服。

2. 除湿止痛

《黄帝素问宣明论方·卷二·诸证门·濡泄证》云：“治濡泄不止，寒客于脾胃，故伤湿而腹痛滑利不止。”提出治疗腹痛可除湿止痛，方用豆蔻散。药用肉豆蔻、甘草、厚朴为末，米饮调下。

(四)《医学启源》：土郁夺之

《医学启源·卷之上·五郁之病》云：“土郁之病，脾甘〔土湿〕。注曰：故民病〔心〕腹胀，肠鸣而为数(便)，甚则心痛胁䐜，呕（吐）霍乱，饮发注下，胕肿身重，则脾热之生也。经曰：土郁夺之，谓下〔之令〕无壅滞也。”

(五)《儒门事亲》：下法

张从正对内实腹痛用大承气汤、导水丸、泄水丸等通下方来治疗。《儒门事亲·卷二·凡在下者皆可下式十六》云：“若杂病腹中满痛不止者，此为内实也。”另外，书中还沿用了《金匮要略》中对腹痛虚实的辨证方法：“按之不痛为虚，痛者为实。”

(六)《内外伤辨惑》：补益脾胃

李东垣认为，脾胃不足、土虚火乘之腹痛，当用补益脾胃之法。《内外伤辨惑·卷中·饮食劳倦论》：“夫脾胃虚者，因饮食劳倦、心火亢甚，而乘其土位，其次肺气受邪，须用黄芪最多，人参、甘草次之。”指出了在运用补中益气汤补益脾胃时，针对腹痛症状的各种药物加减法。

（七）《严氏济生方》：疏肝理气，散结解郁

严用和认为，情志失调所致腹痛当属内伤腹痛，治疗当以疏肝理气、散结解郁为主。《严氏济生方·心腹痛门·心痛论治》云："加味七气汤，治喜、怒、忧、思、悲、恐、惊七气为病，发则心腹刺痛不可忍，时发时止，发则欲死。及外感风寒湿气作痛，亦宜服之。"其中加味七气汤由半夏、桂心、玄胡索、人参、甘草、乳香加姜、枣水煎服。

（八）《丹溪心法》

1. 辨初病与久病

《丹溪心法》中指出，腹痛的治疗，必须区分初病与久病的不同，其治法也不尽相同。《丹溪心法·卷四·腹痛七十二》："初得时，元气未虚，必推荡之，此通因通用之法。久必难。壮实与初病宜下。虚弱衰与久病，宜升之消之。"又指出在治疗上要区分老人、肥人等不同体质来具体论治。

2. 温散

针对六郁腹痛，朱丹溪认为，其病因为病邪郁结不散、气机不畅，治疗当用温散之法。如《金匮钩玄·卷之一·湿》："湿有自外入者，有自内出者，必审其方土之致病源。东南地下多阴雨地湿，凡受必从外入，多自下起，以重腿香港脚者多，治当汗散；久者，宜疏通渗泄。西北地高，人多食生冷湿面，或饮酒后，寒气怫郁，湿不能越，作腹皮胀痛，甚则水鼓胀满，或通身浮肿如泥，按之不起，此皆自内而出也。辨其元气多少，而通利其二便，责其根在

内也。此方土内外，亦互相有之，但多少不同，须对证施治，不可执一。”

3. 分经论治

朱丹溪对于腹痛部位的归经，沿用前人之说，在此基础上提出了具体的治疗方剂。如《脉因证治·卷二·心腹痛》云：“中脘痛，太阴也，理中、草豆蔻主之。小腹痛，厥阴也，正阳、回阳、四逆汤主之。”

## 四、明清时期

（一）《医学正传》：温散

虞抟认为，使用温药治疗腹痛，则邪散而达“通则不痛”之目的。《医学正传·卷之四·腹痛》云：“凡痛必用温散，以其郁结不行、阻气不运故也。”

（二）《医学原理》

1. 对症治疗

汪机指出，针对腹痛症状，应采用不同的治疗方法：气滞则导滞，血瘀则逐瘀，食积则消食，痰阻则化痰，寒湿则温散，热结则开结润燥。各法应根据病情灵活选用。《医学原理·肚腹门》云：“详其虚实，观其勇怯，虚者补之，实者泻之，结者散之，留者行之，寒者温之，热者清之，浊气在上者涌之，清气在下者提之。”

2. 虚者补之，实者泻之

汪机总结腹痛的虚实辨证要点，认为虚者当补之，而实者当泻之。《医学原理·肚腹门》云：“凡腹以手按之痛稍定者，属虚，宜苍术、姜、桂之类；如腹痛手不可近者，属实，宜硝黄之类利下之。”

（三）《内科摘要》：温补为主

《内科摘要·饮食劳倦亏损元气等症》云：“光禄高署丞，脾胃素虚，因饮食劳倦、腹痛胸痞，误用大黄等药下之，谵语烦躁，头痛喘汗，吐泻频频，时或昏愦，脉大而无伦次，用六君子加炮姜，四剂而安。但倦怠少食、口干发热、六脉浮数，欲用泻火之药。余曰：不时发热，是无火也；脉浮大，是血虚也；脉虚浮，是气虚也。此因胃虚五脏亏损，虚症发见。服补胃之剂，诸症悉退。”

（四）《医学入门》：阴阳分治

李梴提出了从阴阳来辨治腹痛，认为阴证腹痛喜按、痛势绵绵，阳证腹痛则腹中发热，甚至便秘、拒按、时痛时止。《医学入门·外集·卷四·杂病·外感·腹痛》：“阴证，满腹牵痛，自利或呕，喜按少食，绵绵不减，宜温之。阳证，腹中觉热，甚则大便闭涩，胀满怕按，时痛时止，宜下之。”

（五）《医方考》

1. 温通止痛

吴崑治疗寒证腹痛，采用二姜丸、丁香止痛散。《医方考·卷五·腹痛门第五十六》云：“腹痛之由有数种，今曰脉迟，则知寒矣，故用干姜、良姜之辛热者以主之。”“寒气入经，涩而稽迟，故令腹痛。经曰：得炅则痛立止。炅，热也，故用丁香、茴香、良姜之辛热者以主之。而复佐以甘草者，和中气于痛损之余也。”

2. 理气活血

吴崑治疗气血失调所致腹痛，采用七气汤、玄胡酒。《医方考·卷五·腹痛门第五十六》云："三因者，内因、外因、不内外因也。七气者，寒气、热气、怒气、恚气、喜气、忧气、愁气也。以三因而郁，七气升降有妨，则攻冲而痛。是方也，紫苏之辛芳，可使散七气；浓朴之苦温，可使下七气；半夏之辛温，茯苓之淡渗，可使平水谷相干之七气。""妇人气血攻刺疼痛，连于胁膈者，此方主之。玄胡索，味苦辛，苦能降气，辛能散血，淬之以酒，则能达乎经脉矣。"

3. 调和寒热

吴崑治疗寒热失调所致腹痛，采用桂枝加大黄汤。《医方考·卷五·腹痛门第五十六》云："腹中寒热不调而大痛者，此方主之。寒热不调而大痛者，先食热物，后食寒物，二者不调，而令大痛之类也。是方也，桂枝能散真寒，大黄能泻实热，芍药能健脾而和肝，甘草能调中而益气，生姜可使益胃，大枣可使和脾。"

4. 缓急止痛

吴崑治疗腹中急痛者，以小建中汤来缓急止痛。《医方考·卷二·伤寒门第二》云："伤寒，腹中急痛者，此方主之。腹中急痛，则阴阳乖于中，而脾气不建矣，故立建中汤。"

5. 疏肝健脾

治疗肝郁脾虚之腹痛，吴崑以痛泻要方疏肝健脾。《医方考·卷二·泄泻门第十二》云："痛泻不止者，此方主之。泻责之脾，痛责之肝；肝责之实，脾责之虚。脾虚肝实，故令痛泻。是方也，炒术所以健脾，炒芍所以泻肝，炒陈所以醒脾，防风所以散肝。或问痛泻何以不责之伤食？余曰：伤食腹痛，得泻便减，今泻而痛不止，故责之土败木贼也。”

6. 通便止痛

腹痛伴便秘者，吴崑以通便止痛为法，方用通幽汤。《医方考·卷二·秘结门第十三》云：“结燥腹痛者，此方主之。此即前方润燥汤去生甘草、麻仁也。胃之下口，名曰幽门。此方服之，可以通其留滞，故曰通幽。大便燥结，升降不通，故令腹痛。燥者濡之，生地、熟地，皆濡物也；逸者行之，大黄、归梢，皆行物也；留者攻之，桃仁、红花，皆攻物也；抑者散之，升麻之用，散抑郁也。”

（六）《景岳全书》：祛邪治腹痛

景岳指出，治疗痛证，病位在上者可用吐法来顺气，在下者可用下法而疏利，从而使邪去而正自安。《景岳全书·卷之二十五·心集·杂证谟·心腹痛》云：“凡痛在上焦者，如因停滞，既痛兼胀，不易行散，而痛极难忍者，欲其滞去速效，无如吐之之妙……但顺其气，无有不愈。”“下焦小腹痛者，或寒，或热，或食，或虫，或血，或气逆，皆有之。凡闭结者，利之下之，当各求其类而治之。”

（七）《医宗必读》：宣肺理气

李中梓提出治疗腹痛当宣肺理气，这也是关于从肺论治腹痛的较早论述。《医宗必读·卷七·泄泻》云：“因肺金之气郁在大肠之间，宜桔梗开之，白芍药、甘草、陈皮、木香、当归为主。恶寒加干姜，恶热加黄连。”认为肺与大肠相表里，大肠气滞是肺气郁结于肠道，治应开宣肺气。

（八）《症因脉治》：八纲辨证

秦景明认为，应使用中医学八纲辨证为准则，按阴阳、表里、寒热、虚实来辨治腹痛。

（九）陈士铎《石室秘录》《辨证录》：温补脾肾

《石室秘录·卷二·热治法》云：“热治寒也。寒症不同，举一二症言之，如呕吐不已，食久而出是也；或下利不已，五更时分，痛泻四五次是也。此等之症，人皆以为脾胃之寒，治其胃，则呕吐可止，治其脾，则下利可遏。”此提出肾阳不足所致腹痛腹泻，宜温补脾肾。

《辨证录·卷之二·腹痛门》云：“人有终日腹痛，手按之而宽快，饮冷则痛剧，此寒痛也。不必分别脏腑，皆命门火衰，而寒邪留之也。盖命门为一身之主，命门寒而五脏七腑皆寒矣，故只宜温其命门之火为主。然命门之火不可独补，必须治兼脾胃……方用制肝益火汤：白芍、白术、茯苓、甘草、肉桂、肉豆蔻、半夏、人参，水煎服。”此处肾阳不足言明需温命门之火，亦需兼温补脾阳。

（十）《冯氏锦囊秘录》

1. 通畅气血

冯兆张认为，气血郁滞、经脉不通是腹痛的基本病机，治疗当调节人体阴阳，通畅气血。《冯氏锦囊秘录·杂症大小合参卷七》：“经脉流行，环周不休，通则不痛，何病之有？若寒气客于经脉之中，则脉气涩滞而不行；客于脉外，血亦凝泣而不和，气滞血凝，是以卒然而痛也……寒则温之，热则清之，实则通之，虚则调之，此治之法也。”

2. 初病通下，久病升消

冯兆张认为，腹痛初病时多为实证，治宜通下之法；久病多虚，治宜升清消导。《冯氏锦囊秘录·杂症大小合参卷七》云：“凡痛初得，元气未虚，必推荡之，此通因通用之法；虚弱有久病，直升之、消之。”

（十一）《医学心悟》

1. 八纲辨证

程国彭认为，寒热、虚实、表里、阴阳的八纲辨证法是疾病辨证的主要内容，具体论述了八纲辨证在腹痛中的具体运用。

2. 温法

程国彭认为，对于寒邪入里所致的腹痛，治宜用温法。《医学心悟·论温法》云：“天地杀厉之气，莫甚于伤寒，其自表而入者，初时即行温散，则病自除。若不由表入，而直中阴经者，名曰中寒。其症恶寒厥逆，口鼻气冷；或冷汗自出，呕吐泻利；或腹中急痛，厥逆无脉，下利清谷，种种寒证并见，法当温之。”

（十二）《医林改错》：活血化瘀

王清任治疗腹痛，多采用活血化瘀的膈下逐瘀汤及少腹逐瘀汤。如《医林改错·卷上·膈下逐瘀汤所治症目》云：“凡肚腹疼痛，总不移动，是血瘀，用此方治之极效……泻肚日久，百方不效，是总提瘀血过多，亦用此方。”又如《医林改错·下卷·少腹逐瘀汤说》：“此方治少腹积块疼痛，或有积块不疼痛，或疼痛而无积块，或少腹胀满，或经血见时，先腰酸少腹胀，或经血一月见三五次，接连不断，断而又来，其色或紫，或黑；或块，或崩漏，兼少腹疼痛，或粉红兼白带，皆能治之，效不可尽述。”

（十三）《血证论》：行气活血

《血证论·卷六·腹痛》：“血家腹痛，多是瘀血，另详瘀血门。然亦有气痛者，以失血之人，气先不和，是以血不平而吐衄。但血家气痛，与杂病气痛有别。杂病气痛，则痛之甚；血家气痛，不甚，但觉胸腹之中，不得和畅，有郁滞结聚之形，宜逍遥散。加姜黄、香附子、槟榔、天台乌药治之，再参瘀血痞满门更详。”

（张海燕　黄穗平　丁冠福）

## 第四节　肠易激综合征辨证治疗的现代文献研究

### 一、辨证分型研究

（一）肠易激综合征中医辨证分型资料统计

通过对肠易激综合征的中医相关文献调查，排除综述性文献、个人经验性文献、动物实验性文献、相关证型无具体例数文献，筛选出肠易激综合征辨证治疗文献 7 篇，证候调查文献 1 篇。对 7 篇文献中的辨证分型进行总结，以肝郁和脾虚为主。从脏腑辨证分析，各证型与脾、肝、大肠、肾相关，与脾、肝相关的证型最多。汪红兵等对 360

例 IBS－D 患者中医证候进行统计，发现肝郁脾虚型所占比例最高，达 44.7%；脾虚湿阻型占 28.6%；脾胃湿热型占 13.6%；脾肾阳虚型占 10.8%；其他证型占 2.2%。

（二）专著、指南方面

20 世纪 80 年代末，我国开始开展肠易激综合征中医辨证分型研究，经过几十年的探讨、修订，成为众多行业、学会的辨证标准，广泛在临床研究中应用。2006 年，中国中西医结合学会消化系统疾病专业委员会立足于该病本身，提出了《肠易激综合征中西医结合诊治方案》，该方案将肠易激综合征按西医分类分为腹泻为主型、便秘为主型、混合型三个亚型；中医证型分为肝郁气滞证、肝气乘脾证、脾胃虚弱证、寒热夹杂证、大肠燥热证。2006 年，中华中医药学会脾胃病分会颁布的《中医消化病诊疗指南》将 IBS 分为肝郁脾虚证、脾胃虚弱证、肝郁气滞证、脾肾阳虚证、脾胃湿热证及肠燥津伤证。2010 年，中华中医药学会脾胃病分会制定的《肠易激综合征中医诊疗共识意见》提出，将 IBS 分为脾虚湿阻、肝郁脾虚、脾肾阳虚、脾胃湿热、肝郁气滞、肠道燥热等六个证型。

## 二、辨证论治研究

（一）资料来源及检索方法（详见附录二）

（二）肠易激综合征的中医药治疗原则

通过对文献进行分析，总结如下：关于名老中医经验和专家个人经验的文献有 11 篇，治疗上大多主张从肝脾论治，认为肝郁脾虚是肠易激综合征的基本病机，抑木扶土是治疗的基本原则，其中有5篇文献主张在疏肝健脾的同时要注重温补肾阳，有5篇文献认为肠易激综合征与情志因素密切相关，治疗当重视养心安神，以上治疗原则在临床运用中皆取得较好疗效。

（三）专业结论

中医药对于肠易激综合征的治疗，从近十年文献看，仍以辨证论治为根本。肠易激综合征主要分为腹泻型和便秘型，亦有表现为腹泻便秘交替及不定型。治疗当根据腹泻与便秘分证论治。临证中我们体会到，肠易激综合征的发病与肝脾密切相关，肝郁脾虚是肠易激综合征的主要病机，其病在肝，其制在脾，其标在肠。因此，疏肝理气、健脾益气是治疗的关键。肠易激综合征是肠道功能性疾病，有反复发作、迁延不愈的特点，病久及肾，肾气、肾阳易损，故病久当兼以温补肾阳。肠易激综合征的发病与情志密切相关，心藏神，在情志调节中起主要作用，又处于统帅地位，治疗肠易激综合征当养心安神。

（黎颖婷　黄绍刚　李建华）

## 参考文献

[1] 张玉龙，许君．抑激饮治疗肠道易激综合征36例．四川中医，2011，29（3）：90－91.

[2] 尹玉兰，董明国．中西医结合治疗肠易激综合征临床观察．中国中西医结合消化杂志，2010，（1）：37－39.

[3] 马再霞．逍遥丸加减治疗腹泻型肠易激综合征58例．新中医，2009，41（3）：77－78.

[4] 舒士敏，顾洁. 辨证治疗腹泻型肠易激综合征50例. 河北中医，2009，31（7）：989.

[5] 杨银良，马桂香，张俊平. 肠康汤治疗腹泻型肠易激综合征100例. 山东中医杂志，2007，26（10）：679－680.

[6] 曾宽. 中医治疗结肠易激综合征70例疗效观察. 广东医学，2006，27（4）：595－596.

[7] 刘爱群，卢俊卿. 肠易激综合征的中医辨治. 中国全科医学，2006，9（6）：504－505.

[8] 汪红兵，张声生，李振华，等. 360例腹泻型肠易激综合征主要证候分布与不同因素关系的研究. 中国中医药信息杂志，2010，17（3）：18－20.

## 第五节　名中医辨证治疗肠易激综合征的文献研究

### 一、梁乃津

基于对IBS发病机理的认识，其根本在肝体，变化在肝气，表现在脾、胃、肠。梁老着重从肝论治本病，肝实者宜疏泄肝气，肝虚者宜养暖肝体，旨在调肝之用。

（一）疏肝解郁法

肝郁失疏，木不疏土，土壅失运，大便异常。其症候特点为：大便不调，或稀烂便，次数多，但量少；或大便干结，排出不爽，有后重感。常伴脘腹胀痛不舒，嗳气太息，夜寐不安，妇女月事不调。舌淡红、苔薄白，脉弦。治宜疏肝解郁为主，方选四逆散、柴胡疏肝散加减。腹泻者加藿香、白术、茯苓，以祛湿实大便；便秘者加用槟榔、沉香、郁李仁以降气通大便。

（二）抑肝缓急法

疏泄太过，肝强凌弱，肝脾不和，大便异常。其症候特点为：常因情绪激动或饮食过急而出现腹痛欲便，甚则腹痛奔迫，便质稀烂，便后痛解。舌淡红、苔薄白少津，脉弦细缓。治宜抑肝缓急，兼以扶脾，方选痛泻要方、芍药甘草汤加味。

（三）滋肝养阴法

肝阴不足，水亏火旺，灼伤津液，大肠失润。其症见：大便干结，腹痛不甚，头晕心悸，咽干欲饮，头面阵热，夜寐不安，舌质红干、少苔或无苔，脉细略数。治宜滋养肝阴，润肠通便。方选滋水清肝饮合增液汤加减。

（四）暖肝温阳法

肝经虚寒、累及肾阳，脾失温煦，运化失常或阴寒凝滞。症见腹泻者伴腹中冷痛，肠鸣泄泻，五更为多，饮冷诱发，形寒肢冷，舌淡、苔白，脉沉细。便秘者见少腹冷痛，大便艰涩，小便清长，四肢不温，腰脊疲冷，舌淡、苔白，脉沉迟紧。治宜暖肝温阳。腹泻者方选暖肝煎合四神丸加减，便秘者方选暖肝煎合济川煎加减。

此外，因肝为风脏，肝气常挟风，且肝性刚烈，肝郁日久可化热，而肝经虚寒，寒自内生；脾因肝疏泄失常而健运失职，可生湿成痰致滞。故 IBS 患者常因证型不同而兼有风、热、寒、湿、痰、食滞诸症。兼风者，肠鸣如雷，腹痛奔迫欲便，大便稀烂，脘痞口渴，舌红、少苔，脉弦细，宜加用防风、地龙、钩藤等以泄肝之风；兼热者，泻下不爽，大便黄褐臭，肛门灼热，烦热口渴，小便黄短，舌红、苔黄，脉数，腹泻腹痛时加黄连、救必应；便秘时加大黄、芦荟叶，以清泄肝脾之热；兼寒者，腹中冷痛，喜温热敷，形寒肢冷，舌淡、苔白，脉沉或紧，可加桂枝、熟附片、台乌药等以祛寒温中；兼湿者，泄泻水样，胸闷食少，肢体倦怠，舌苔白腻，宜加苍术、白术、茯苓、车前、藿香等以燥湿化湿；兼痰者，大便夹多量白色黏液，状如冻胶，宜加法半夏、陈皮、石菖蒲等以导痰化浊；兼食滞者，大便含未消化之物，脘腹痞满，嗳腐酸臭，不思饮食，舌苔厚腻，脉滑，宜加谷芽、麦芽、神曲、布渣叶等以消食导滞。

## 二、沈舒文

沈舒文主张将肠易激综合征分五型论治：

（一）抑木扶土法

肠易激综合征是以胃肠道生理功能紊乱为突出表现的功能性疾病，虽然发病机制不明，但多数学者认为与肠道动力学改变、结肠分泌和吸收功能异常，以及肠道菌群失调有关，且往往因情志波动如焦虑、愤怒、精神紧张、抑郁、恐惧等而诱发，即精神刺激、情绪波动是导致胃肠道功能紊乱形成本病的内动因素。

沈老认为，肝禀春木之性，主疏泄，脾为湿土之脏，主运化，脾之运化有赖肝之疏达。若情志伤肝，肝失柔和，郁抑之气横逆所指，脾土受伐，以致脾失健运，升降失常，泄泻乃作，所谓“肝为起病之源，脾为传病之所”，当属肝旺脾虚之证，同时指出此类证型乃本病最为多见之证。正如张景岳等人所说：“凡遇怒气而作泄泻者……此肝脾二脏之病也。盖以肝木克土，脾气受伤而然。”由于本病初期的主要病机是肝旺乘脾、肝郁脾虚，故治宜抑木扶土、泻肝健脾，主张以痛泻要方合百合汤为基础方加减。药物组成：白芍、白术、陈皮、防风、百合、乌药、青皮、木香、枳壳、葛根、炙甘草。

沈老解释道：抑肝泻肝在于阴柔泻木而不在于辛散疏木，若变柔为疏，疏之可助木性生动，使“肝愈强而脾愈虚”，故常用酸柔之白芍柔和肝体，缓肝之急，抑制肝阳变动之性，且用量随脾气渐复而递减，才能做到柔肝而不碍脾，与白术相配，土中泻木。脾虚不散津，津凝变为湿，湿滞肠道，故治脾宜用甘苦微燥之党参、白术健脾运中，且健脾不忘升阳化湿，不宜妄投温燥，以免温燥致肝愈强而伐戕中州。陈皮、木香行脾胃之气而化湿；青皮、乌药疏达肝气而止痛；枳壳破泄滞气，消食导滞；葛根、防风升阳荡风，解肝郁，疏肝气；百合滋胃养心，解除焦虑、心烦，安抚神志；炙甘草缓急止痛，调和药性。诸药合用，木气得泻而柔顺畅达，不复乘土；脾气得健而中旺湿化，不惧木气，且化湿行气，故诸症可除，疾病告愈。

（二）升阳导滞，荡风化湿法

若患者以便溏腹泻、便次增多且大便不爽为主症，兼腹坠肠鸣者，此为湿滞大肠气机的典型临床特征，以结肠运动障碍为主。沈老认为，湿滞气机虽邪在肠胃，但关乎脾不升清阳。脾与胃纳运相助、升降有序是维护胃肠功能正常进行的基本条件，所谓“清阳升则谷精运，谷粕降则腑气通”。若脾不升清，则谷不为精反成湿滞，谷浊下流便发溏泄，即《内经》所云：“清气在下，则生飧泄。”又因湿性黏滞，易阻滞气机，湿滞于肠，肠道气滞，传导不利，便下不爽，故便溏与便滞交替出现。治宜升阳导滞、荡风化湿，常用升阳导滞汤加减。药物组成：党参、白术、茯苓、葛根、炒升麻、木香、枳壳、槟榔、防风、白蔻仁、肉豆蔻、炙甘草。

方中党参、白术、茯苓、炙甘草补益脾气；葛根、炒升麻升发脾胃清阳，共济益气升阳之效；木香疏利气机；枳壳、槟榔行气导滞，通降腑气；白蔻仁化湿和胃；肉豆蔻温涩止泻。加防风其意何在？沈老在对本病的长期诊疗实践中深刻认识到：本病若健脾无功，宜配合升阳荡风之剂，所谓荡风者，用升浮之药如防风、升麻、白芷之属，鼓荡脾胃气机升浮，展气流湿之谓也。人常以风药散外湿，殊不知风药荡风化肠湿确有卓效，正如《医宗金鉴·泄泻》所说：“如地上淖泽，风之即干。”临床实践证明，风药防风、升麻之属，鼓风荡湿，用于本病泻后便意未尽、下腹有坠胀感者，有桴鼓之效。该方将导滞化湿植于补脾升阳之内，使清升浊降、湿化滞通，腹泻便滞得除。

（三）分离水湿，涩肠止泻法

本病患者多有慢性腹泻，复因情志因素或饮食不慎而激发暴泻。若以腹泻清稀、甚如水样为主症，伴脐周不适、阵发腹痛、肠鸣辘辘，此为肠内水湿过盛、内迫下注为患，当以小肠功能障碍为主要病理基础。沈老认为，水湿内聚缘于脾失健运，健脾固能运湿，但只适宜于脾虚而湿微者，今水湿内盛、湿困中州，独进甘补温运犹如杯水车薪，水湿难以疏利。此时最宜分利水湿，疏利三焦水道，开通“支河”以流湿，即利小肠而实大肠也，正如《医宗必读·卷七·泄泻》所云：“使湿从小便而去，如农人治涝，导其下流，虽处卑隘，不忧巨浸。”利小肠（亦即利小便）固然能实大肠而止泻，但水泻急暴，不固涩肠腑不足以挽狂澜，故治宜分利水湿与固涩肠腑相兼顾，常以胃苓汤合四神丸加减。药物组成：茯苓、猪苓、泽泻、白术、人参、补骨脂、肉豆蔻、吴茱萸、五味子、厚朴、陈皮。

方中茯苓、猪苓、泽泻渗利水湿，疏利三焦，开通“支河”以流湿；人参、白术补益脾气，输转脾津；厚朴行气消胀；陈皮行气和胃，使气行则湿随气化；补骨脂温助肾阳，助火暖土而止泻；肉豆蔻温脾暖肾，涩肠止泻；吴茱萸温暖肝胃，散肠道阴寒之邪；五味子固肾益气，涩精止泻。全方共奏益气健脾、渗利水湿与涩肠止泻之功，纵擒有序，使湿去肠固而泻止。沈老特别指出，医者在组方用药时要注意纵擒有度，水样泻小便少，以纵而利水为主；大便溏薄、便次多、病程较长者，以擒而涩肠为主。另外，由于本病病性多寒，故用药时多注意温运，可用乌药、干姜、丁香之属，重者也可用熟附片。

（四）健脾助运，化湿调中法

肠易激综合征患者有时表现为腹泻与便秘不规则交替出现，或大便先干后稀，兼腹部不适、饱胀、恶心等，多为结肠运动障碍与分泌功能障碍的混合型。沈老认为，当属脾虚乏运、湿阻气滞、胃肠功能失调所致。盖脾以运为健，禀土性，为生湿之源，脾虚湿盛则泻，脾呆气滞则结，故腹泻与便秘相交替；又因脾虚中州运化无力，中气不能斡旋升运，谷不为精反为滞，滞壅肠道则见大便先干结，同时水谷不能转精微，谷精不得正化则聚为湿浊、湿濡肠道，故大便随后而稀。治宜补健脾胃，助运化而调气机，调整胃肠功能，以参苓白术散加减。药物组成：人参、白术、茯苓、甘草、山药、白扁豆、莲子肉、薏苡仁、砂仁、陈皮、枳实、炒莱菔子、炒麦芽。

方中人参、白术、茯苓、甘草鼓舞脾胃运化之机；山药、莲子肉助人参健脾益气，兼能止泻；白扁豆、薏苡仁助白术、茯苓健脾利湿而实大便；砂仁、陈皮行气和胃，疏利气机；枳实、炒莱菔子消食导滞，通降腑气；炒麦芽消谷进食。诸药合用，益气健脾、化湿和胃调中，使脾运复而湿化滞通，大便自调。

（五）温肾暖脾法

脾主运化水谷精微，为后天之本；肾主藏精，内寄真阴、真阳，为先天之本，先、后天相互滋生、密切相关。虽然肾阳也需脾阳之资助补充，但由于肾阳为一身阳气之根，对各脏腑、组织、器官起着温煦、激发、推动作用，脾阳更赖肾阳之温煦，即所谓“釜内之热在灶薪，脾阳根基在命门”“火能生土”。而本病病程较长，以腹泻为主要表现，发展到后期，常由于久泻不愈，先伤脾阳、继伤肾阳，最终形成脾肾阳虚型泄泻，即“久泻无火，脾损及肾”。肾阳衰微而釜底失陷，脾土失于温煦，致清阳不升、谷不为精、下走大肠，遂成泄泻。治宜温肾暖脾为主，治在本；兼以固涩止泻，治在标，标本同治，双管齐下，以收全功。沈老常以附子理中汤合四神丸加减。药物组成：附子、人参、白术、干姜、炙甘草、补骨脂、肉豆蔻、吴茱萸、五味子、莲子肉、诃子、陈皮。

方中附子、补骨脂温补肾阳，激发命门之火，补骨脂又可温脾固涩止泻，两药相伍，使肾阳振复，命火上蒸脾土，“脾得温则谷精运”；人参、白术、炙甘草益气健脾，与干姜、吴茱萸相配，运脾土、振中阳，中阳振复，升发运转，可使清升浊降，肠胃整复；五味子益肾涩精止泻，与补骨脂合用可固摄精气，禁固肾关以止泻；莲子肉补脾固涩，与肉豆蔻相伍可固摄脾津，涩肠止泻；诃子温肠止泻；陈皮疏理胃肠气机。诸药合用，温肾暖脾、补中寓涩，对脾肾阳虚型久泻最为适宜。

## 三、谢昌仁

谢昌仁主张将肠易激综合征分七型论治：

(一) 肝失疏泄、气机不畅、肠腑失调

症见腹痛，常在排便后缓解，大便次数、性状的改变常不严重，患者平时常有情志不畅，胁下或少腹胀痛不适，舌淡红、舌苔薄，脉有弦意。治宜疏肝理气、运脾化湿，柴胡疏肝散加减治之。药用：柴胡 10g，枳壳 10g，白芍 12g，甘草 4g，黄连 3g，吴茱萸 2g，紫苏梗 6g ，白豆蔻 2g，青皮、陈皮各 6g ，姜半夏 10g，茯苓 12g，神曲 12g

等。大便干结，可加瓜蒌12g。

（二）肝郁脾虚、肠腑失调

症见腹痛肠鸣，大便稀泄，泻后仍腹痛不适，情志郁结，脘腹怕冷，舌苔薄白，脉弦小而缓，痛泻要方合四君子汤加味治之。药用：太子参12g，茯苓12g，白术10g，防风10g，陈皮6g，炒白芍12g，甘草4g，炒薏苡仁12g，扁豆衣12g，谷芽、麦芽各12g等。泄泻甚者，可加泽泻10g，车前子12g；腹胀不适，可加莱菔子12g；脘腹冷痛者，加砂仁4g，炮姜4g。

（三）肝郁化火、津液耗伤、肠腑失濡

症见胁腹痛甚、大便艰涩、急躁易怒、口干引饮、舌红苔薄黄而少，脉弦而细数，可用一贯煎加味治之。药用：生地黄12g，麦冬10g，沙参12g，郁金6g，丹参12g，茯苓12g，枳壳10克，白芍12g，火麻仁12g，川楝子10g，延胡索10g。心神受扰、心烦失眠者，可加茯神12g，野百合15g。

（四）先天禀赋不足，后天失于调养

症见病后脾胃虚弱之人，每因气候变化或饮食稍有不慎，则腹痛便溏、脘腹怕冷、易倦乏力，舌淡苔白、脉濡，方用参苓白术散加减。药用：太子参12g，茯苓12g，炒白术10g，炒薏苡仁12g，砂仁2g，扁豆衣12g，陈皮6g，炙甘草4g，山药12g，谷芽、麦芽各12g等。急则治其标，兼有感受外因、不内外因而发病者，感受暑湿或四时不正之气兼有食滞，均可用不换金正气散加减；寒湿偏胜，加连苏饮和二陈汤；湿热为病，加葛根芩连汤和芍药甘草汤；

有黏液便、肛门重坠者，可加黄连3g，木香6g，地榆炭12g，槐花炭12g。

（五）长期贪凉饮冷，损伤脾阳

症见腹痛泄泻，排便急迫，肢冷倦怠，舌淡苔白，脉濡缓，治宜益气健脾、升阳除湿，方用升阳益胃汤化裁治之。药用：黄芪15g，党参12g，白术10g，茯苓12g，泽泻10g，防风10g，白芍12g，甘草4g，陈皮6g，姜半夏10g，柴胡10g，羌活6g，独活6g，炒黄连3g等。

（六）嗜好烟酒、嗜食辛辣肥甘，胃肠积热，痰热中困，脾运失常，通降失司

症见腹胀腹痛，大便干结，排便费力，或便溏不畅、有解不净感，肛门灼热，舌偏红、苔黄厚，脉滑数。治宜清热化痰、行气导滞，方用黄连温胆汤加味治之。药用：黄连3g，陈皮6g，姜半夏10g，茯苓12g，枳壳10g，炒竹茹6g，甘草4g，浙贝母6g，大腹皮10g，莱菔子12g。大便干结难解，可加杏仁10g，制厚朴6g，瓜蒌12g。

（七）劳倦耗伤，热伤津液

症见病后阴虚血少，肠燥失润，腹胀腹痛，大便艰涩。宜养阴清热、润肠通便，方用增液汤加味治之。药用：生地黄12g，麦冬12g，玄参10g，沙参12g，玉竹12g，白芍12g，甘草4g，陈皮6g，茯苓12g，枳实10g，瓜蒌12g，火麻仁12g。

## 四、田振国

田振国教授主张将肠易激综合征分四型论治：

（一）脾虚湿盛证

症见：腹痛隐隐，脘闷不舒，肠鸣腹胀，大便时溏时泻，夹见水谷不化，反复发作。稍有饮食不慎，餐后即泻，大便时溏时泻，夹有黏液。面色萎黄，肢体倦怠，舌质淡，苔白，脉细弱。治宜益气健脾祛湿。

田振国教授治疗脾虚湿盛型 IBS 多选药性平和之品，少用味厚性烈之物，以防过于滋腻，反致脾气呆滞不行。健脾喜用炒白术、炒山药、党参、茯苓、炒薏苡仁等。炒白术味苦甘，性温，归脾胃经，功能健脾燥湿和中，为理脾之要药，白术、山药为补气药中的清补之品。《本草汇言》曰："白术，乃扶植脾胃、散湿除痹、消食除痞之药。脾虚不健，术能补之；胃虚不纳，术能助之。"《本草纲目》称山药能"益肾气，健脾胃，止泄痢"。党参甘平，归脾、肺经，既能健脾益气，又能加强白术的理脾之功。茯苓甘淡而平，归心、脾、肾经，渗湿健脾，兼能泄热，防参、术生热，补而不滞。炒薏苡仁性甘淡，归脾、胃、肺经，功能健脾止泻。《本草纲目》云："薏苡仁，阳明药也，能健脾益胃……土能胜水除湿，故泄痢、水肿用之。"田教授治疗本病，薏苡仁乃必用之品。无湿不成泄，脾虚为本，湿盛为标。对夹湿者，田振国教授同时加用藿香、佩兰、厚朴、豆蔻等以芳香醒脾，使脾醒湿去。湿又有偏寒偏热之不同，偏寒者常用苍术、肉桂；偏热者常用红藤、败酱、黄柏、椿皮、茯苓之辈。如藿香辛、微温，归脾、胃、肺经，有芳香、化湿醒脾之功。田教授在补脾同时指出，脾虚清气下陷之际，甘温守补易致中土气机壅滞，故宜用升补之法，使补中有升，脾气复来，浊阴自降。故可在上药中少佐风药，如防风、柴胡之类。风药气轻微香，可鼓舞脾胃气机，振奋脾阳，使脾之清气得升，浊气得降，二焦通利，则水湿之邪自去。田振国教授常以风药荡化肠湿。湿性黏滞、久泻不愈者，常有下腹坠胀和肛门下坠感，可加柴胡、黄芪、升麻。本病泻后便意未尽者，少少与之，即可去实，但风药不可用之太多，量大则反致疏泄太过而泄泻更甚。

（二）肝郁脾虚证

症见：肠鸣攻痛，少腹为甚，腹痛即泻，泻后痛缓，矢气频作，或大便干结，欲便不得出，便而不爽，肠鸣矢气，腹中胀痛，嗳气频频。常因抑郁恼怒或精神紧张而诱发或加重，常伴少气乏力、形瘦神疲、纳谷不香、胃脘痞满、头晕等脾气虚弱之证，和忧郁、急躁、焦虑、多愁善感或神经质等性格特征，及腹胀、头痛、失眠、口苦咽干等肝郁失疏之候。舌淡红，苔薄白或薄腻，脉细弦。治宜调肝理脾，祛湿止泻，通便导滞。

此证型在临床最为常见。田振国教授在治疗该证时强调敛肝柔肝，同时兼顾理脾，务使肝脾相和、气机顺畅，疾病乃愈。临症之时常选用白芍、柴胡、陈皮、木香、香附、郁金、枳壳、佛手、砂仁、厚朴、女贞子、枸杞子等疏肝解郁之品，肝的疏泄功能得复，进而调节脾胃升降功能，使清气得升、浊气得降，腹痛、腹泻的症状即可得到缓解，并且情志舒畅，更有利于疾病的恢复。白芍味苦、酸、甘，性微寒，酸寒而柔润，归肝、脾经，而主入肝经，长于养血柔肝，能敛肝气，护肝阴、肝血，而令气不妄行。善治肝脾不调之腹痛泻泄。《本草备要》谓之：“补血、泻肝，敛肝阴，治血虚之腹痛。”《珍珠囊》谓白芍：“泻肝补脾胃……其用有六：安脾经，一也；治腹痛，二也；收胃气，三也；止泻痢，四也；和血脉，五也；固腠理，六也。”白芍为抑肝扶脾、柔肝缓急止痛之要药。抑肝而用酸味，田教授喜重用白芍柔和肝体以泻肝木，用量宜随脾气复来而递减，此则柔肝而不碍脾。柴胡味苦、辛，性微寒，归肝、胆经，乃疏肝理气之要药，与白芍配伍，共奏缓急理气止痛之功。炒白术健脾燥湿和中，为理脾之要药，炒薏苡仁健脾止泻。陈皮味辛苦性温，入脾、肺二经，善理气和中、燥湿健脾，又能防白术壅滞气机，炒香则加强燥湿醒脾之效，气行则痛止。煨木香辛、苦、温，归脾、胃、大肠、胆、三焦经，能行气止泻。防风辛、甘、微温，归肝、膀胱、脾经，散肝舒脾，又防肝气被遏，合白芍则疏肝解郁，合白术则升阳止泻。李东垣用防风时曾说：“若补脾胃，非此引用不能行。”《素问·风论》曰：“久风入中，则为肠风飧泄。”《证治准绳》云：“治思虑伤脾，脾气郁结，不能升举，陷入下焦而泄泻者，开其郁结，升举清阳之气。”故治之当注重升发脾气。炙甘草甘、平，归心、脾、胃、肺经，和中益脾，调和诸药为使药；而白芍配甘草为芍药甘草汤之意，能缓急止痛。

（三）脾肾阳虚证

症见：每于黎明之前，脐腹隐痛，继则肠鸣而泻、完谷不化、泻后则安，或大便困难、畏寒喜温、腰酸软、神疲肢冷，舌质淡、苔白，脉沉细。多见于老年患者。治宜温肾健脾，固涩止泻，温阳通便。

田振国教授治疗本病喜用炙附子、补骨脂、吴茱萸、菟丝子、肉豆蔻、白术、五味子、煨诃子、赤石脂、焦山楂、枳实、乌梅、肉苁蓉、牛膝、当归、升麻、泽泻等。炙附子、补骨脂温补肾阳，吴茱英、肉豆蔻温中散寒，菟丝子甘温，归肝肾经，能补肾固精，《本草汇言》："沙苑蒺藜，补肾涩经之药。"乃补肾药中平和柔润之剂，使肾气充固则疾病向愈。白术甘苦而温燥，主入脾经，功专健脾和中燥湿，能助脾胃之健运以促生化之源。五味子涩肠止泻。《本草逢源》云："诃子苦涩降敛，生用清金止咳，煨熟固脾止泻。古方取苦以化痰涎，涩以固滑泻也。"赤石脂甘温而涩，能温里涩肠固脱，可涩肠止泻，为虚寒久泄久痢不可或缺之品。焦山楂能行气止痛，可治泻痢腹痛。枳实能"安胃气，止溏泄"。乌梅酸收益精开胃，能敛肺涩肠。肉苁蓉、牛膝温补肾阳，当归养血润肠，升麻、泽泻升清降浊。

（四）心脾不和证

症见：腹痛、腹胀，大便性状和排便次数异常，可持续性或间断性发作。伴有心理障碍，表现为心情抑郁、情绪不宁、胸部满闷、失眠多梦、易怒善哭等症。

田振国教授对于该证型常选用莲子肉为君药，以调理脾胃、安养心神为法。还常配百合、合欢皮、远志、郁金、夜交藤、酸枣仁等，除此之外还常用理气解郁药柴胡、香附、佛手等。莲子肉为主药，其性甘、平、涩，入脾、肾、心经，善养心安神，亦能补脾、涩肠止泻泄，《本经》云："主补中，养神，益气力。"百合味甘、微苦、性凉，能益气养心开郁。百合之功"在养心而更能祛郁"。合欢性甘、平，归心、肝经，"萱草忘忧，合欢蠲忿"，《本经》云："主安五脏，和心志，令人欢乐无忧。"长于安神解郁、调节情志，对该病表现出的虚烦不眠、抑郁不欢、健忘多梦等症有效。郁金可行气解郁，清心疏肝。远志能"利九窍，益智慧，耳目聪明，不忘，强智，倍力"，为宁心悦志、解郁安神之要药。心神得养，则脾胃气机调畅，脾胃健运，气血生化充足，则心有所养、神有所归，诸证自除。田振国教授在对该证型患者的治疗中，注重心理治疗，向患者耐心地解释病情，使其了解本病的病因、病性及预后，使其保持乐观的态度，配合治疗。对于情绪不稳定或精神压力较大的患者，注意通过语言交流，使其消除紧张和焦虑情绪，放松心情，减轻其心理负担，树立战胜疾病的信心，从而使疗效更著。

## 五、施莫邦

施老认为，肠易激综合征（腹泻型）主要可分为肝郁乘脾、脾胃虚弱、脾肾阳虚三个证型。

（一）肝郁乘脾型

肝郁乘脾之泄泻，皆为慢性，平素多有胸胁胀闷、嗳气少食，每因抑郁恼怒或情绪紧张之时发生腹痛腹泻，舌淡红、苔薄白，脉弦。其特点为除泄泻主症外，主要伴有腹痛，痛则欲便，并伴有里急后重或排便不净感。吴鹤皋曰："伤食腹痛，得泻便减，今泻而痛不减，故责之土败木贼也。"对此可用扶土抑木法，又称"土中泻木法"。若腹胀为脾虚不能运化、虚寒气散为胀者，原方可加入木瓜、乌梅等；兼有里急后重者，可加入槟榔、广木香；胸胁胀满而痛者，加延胡索、川楝子。

（二）脾胃虚弱型

症见：大便时溏时泻，水谷不化，稍进油腻之物则大便次数增多，饮食少思，恶食生冷，脘腹胀闷不舒，面色萎黄，全身畏寒，舌淡苔白，脉沉细。如《临证指南医案》曰："素有痰饮，阳气已微，再加悒郁伤脾，脾胃运纳之阳愈备，致食下不化，食已欲泻。"治宜健脾益胃，渗湿止泻。若腹痛甚者，可在原方基础上加肉桂、吴茱萸；腹胀重者，可加佛手、枳壳；腹中冷痛者，加高良姜、小茴香；若泄泻重，应以炮姜易生姜。

（三）脾肾阳虚型

症见：大便稀溏，腹中胀闷，泄泻多在黎明之前，腹部作痛，肠鸣即泻，泻后则安。患者常有四肢发凉，腰膝酸软，疲乏无力，面色萎白无神，畏寒恶风，舌淡苔白，脉沉细。此类泄泻，大便往往有未消化食物，所谓釜底无火，不能腐熟水谷。如《内经》曰："肾者，胃之关也。"前阴利水，后阴利谷，肾属水，水旺于子，肾之阳虚，不能键闭，故将交阳分则泻也。治宜温肾健脾，固涩止泻。肾阳虚甚者加附子、肉桂以温肾壮阳助火；腹胀甚者加益智仁以温脾暖肾，助阳止泻；滑泻不止者，重用薏苡仁、炒白术以加强健脾止泻之功；年老体弱、久泻不止、中气下陷者再加升麻以益气升提。

## 六、张小萍

### （一）肝木乘脾

症见：疏泄太过，肝强凌弱，肝脾不和，大便异常。其证候特点为：腹胀腹痛，肠鸣泄泻，痛则欲泻，泻后痛减，每因情绪紧张或精神抑郁恼怒而发病，常伴嗳气食少、舌苔薄白、脉弦。治宜抑肝扶脾，调和气机。方用柴胡疏肝散和痛泻要方加减。嗳气恶心加半夏、代赭石。

### （二）寒湿困脾

外来湿邪，易困阻脾土，以致升降失职，清浊不分，水谷混杂而下，发生泄泻。其证候特点为：泄泻清稀，偶有食物残渣，腹痛肠鸣，脘闷食少，苔白腻，脉濡缓。治宜芳香化浊，方用藿香正气散加减。纳食不多者加用神曲、鸡内金、麦芽健脾开胃。

### （三）脾胃虚弱

每因饮食不慎，受寒后腹泻，呈稀糊样，解便时左下腹疼痛，伴肠鸣或呕。四肢乏力，面色萎黄，舌质淡红，舌苔白腻，脉细缓或虚缓。治宜健脾养胃，渗湿止泻。选方七味白术散加减。腹痛加延胡索、川楝子。

### （四）肝气不疏

肝郁失疏，木不疏土，土壅失运，大便异常。其证候特点为大便不调，或溏薄、次数多、量少，或大便干结、排出不爽、有后重感。常伴脘腹胀闷不舒，嗳气太息。舌质淡红、苔薄白，脉弦。治宜疏肝解郁为主，方选四逆散加味。腹泻加藿香、白术、茯苓，以祛湿实大便；便秘加枳实、神曲、麻子仁、郁李仁以降气通大便。

## 七、孙建华

(一) 肝脾不和

本型在临床最常见，症见腹胀、腹痛反复发作，腹泻，泻后痛减；或便秘，或两者交替发作，伴胸胁胀满、口苦、心烦；舌红、苔薄黄，脉细弦。孙师认为，IBS临证很少可见单纯的脾虚或气滞，故用药时需注意，健脾不忘疏肝、理气不忘调脾，根据肝郁与脾虚的先后、轻重决定用药剂量的大小。若气郁在先，多以柴胡、枳实、枳壳、白芍药、炙甘草、炒白术、陈皮、防风等药物为基础，即以四逆散、痛泻要方为基础方；若素体脾虚、遇情志诱发而加重，则多以归脾汤为主方。腹痛加川楝子、延胡索等，便秘加槟榔、莱菔子等，便溏加炒山药、薏苡仁等。

(二) 脾肾阳虚

症见腹痛、腹泻反复发作，伴畏寒喜暖，喜温喜按，腰膝酸软；舌淡胖、苔白或腻，脉沉细。此型多见于更年期女性和老年患者，病程日久，且对生冷和牛奶饮食不耐受。治宜温补脾肾，益火之源，以消阴翳；药物多取补骨脂、肉豆蔻、乌药、五味子、党参、炒山药、炒白术等。若久泄、大便次数多，宜选用炮附子、炮姜等辛热之品，剂量由小到大，常有收效，且后期需逐渐减量维持；若腹胀，加枳壳、砂仁；湿盛而大便不净者，宜调中化浊，药用陈皮、厚朴、茯苓、薏苡仁等；湿阻日久化热，症见心烦口渴、泻下不爽、舌苔黄腻、脉滑数或濡数者，可选用葛根、茯苓、槟榔、川黄连、淡黄芩、薏苡仁等；若便秘，其多表现为便质不硬、排便无力和不尽感，可以济川煎为主方，药用肉苁蓉、牛膝、升麻、枳实、枳壳等。

（三）肝肾阴虚

以便秘为主，症见腹痛隐隐，口干口苦，烦躁易怒，食少，夜寐差，多梦；舌红少津，脉虚弦或细数。治宜滋养肝肾为主，配伍疏达肝气之品。药用南沙参、北沙参、生地黄、枸杞子、制何首乌、浙贝母、麦冬、荷叶、荷梗、石斛、当归等调补之品，同时配伍理气之品（忌辛燥），宜选醋柴胡、青皮、郁金、合欢皮、川楝子等，使滋阴养血而不遏气机，疏肝理气又不耗伤阴血。有虚热或汗多者加地骨皮；烦热而渴者加石膏；夜寐差加酸枣仁、夜交藤。

（四）寒热错杂

症见腹胀、腹痛、腹泻、便秘，或者两者交替发作，面色无华，身倦乏力，口干心烦；舌尖红、苔薄黄腻，脉沉细数。本证迁延日久，反复发作，导致脾胃虚弱，运化无权，清浊不分，郁遏化热，病机以寒热并存、虚实夹杂为特点。治宜辛开苦降、调和寒热；可以连理汤和乌梅丸为主方化裁，药用乌梅、黄连、党参、细辛、白术、白芍药、槟榔、小茴香、肉桂等。患者症状控制后，仍需守方继服一段时间以巩固疗效。

（林仰锦　黄穗平　胡丽娟）

## 参考文献

[1] 黄穗平．岭南中医药学家梁乃津．广州：广东科技出版社，

2010: 90 – 93.

[2] 张翠月, 高征. 沈舒文论治肠易激综合征经验. 中医药管理杂志, 2007: 15 (9): 709 – 710.

[3] 程彬彬. 谢昌仁治疗肠易激综合征经验. 中医杂志, 2006, 47 (10): 739.

[4] 柳红盼. 田振国教授治疗肠易激综合征经验总结. 沈阳: 辽宁中医药大学, 2008.

[5] 马玉萍, 苏进义, 丁乾, 等. 施莫邦治疗肠易激综合征经验浅谈. 辽宁中医杂志, 2011, 38 (2): 230 – 231.

[6] 张雅静. 张小萍从肝脾论治肠易激综合征经验. 安徽中医学院学报, 2001, 20 (4): 36 – 37.

[7] 翟敏, 金炜, 吴炯. 孙建华辨治肠易激综合征经验. 上海中医药杂志, 2008, 42 (2): 44 – 45.

# 第四章　肠易激综合征的方药研究

## 第一节　“泄泻”方药的古代文献研究

### 一、有关“泄泻”的复方研究

（一）汉代以前

1. 乌梅丸

［出处］《伤寒论·辨厥阴病脉证并治第十二》

［组成］乌梅（三百枚），细辛（六两），干姜（十两），黄连（十六两），当归（四两），附子（六两，炮，去皮），蜀椒（四两，出汗），桂枝（六两，去皮），人参（六两），黄柏（六两）。

上药各为末，合治之。以苦酒渍乌梅一宿，去核，蒸之五斗米下，饭熟，捣成泥，和药令相得。纳臼中，炼蜜为丸，如梧桐子大。每服十丸，食前服，以饮送下，一日三次，稍加至二十丸。

［主治］平调寒热，益气温中止泻。

2. 赤石脂禹余粮汤方

［出处］《伤寒论·辨太阳病脉证并治下第七》

［组成］赤石脂（一斤，碎，味甘温），禹余粮（一斤，碎，味甘平）。

以上二味，以水六升，煮取二升，去滓，三服。

［主治］寒服汤药，下利不止，心下痞硬。服泻心汤已，复以他药下之，利不止，医以理中与之，利益甚。理中者，理中焦，此利在下焦，赤石脂禹余粮汤主之。

3. 四逆汤方

［出处］《伤寒论·辨痉湿暍脉证第四》

［组成］甘草（二两，炙，味甘平），干姜（一两半，味辛热），附子（一枚，生用，去皮，破八片，辛，大热）。

上三味㕮咀，以水三升，煮取一升二合，去滓，分温再服，强人可大附子一枚，干姜三两。

［主治］大汗，若大下利而厥冷者，四逆汤主之。

4. 华佗治飧泄神方

［出处］《华佗神方》

［组成］人参、茯苓、川芎、官桂、当归、白芍、白术各等分。

每服二钱，加粟米百粒，与水一升同煎取七合，去滓，空腹温服。若虚劳嗽，加五味子；有痰，加半夏；发热，加柴胡；有汗，加牡蛎；虚寒，加附子或干姜。

［主治］飧泄者，完谷不化也。脾胃气虚，不能熟腐水谷，故食物完出也。

5. 华佗治暑泄神方

[出处]《华佗神方》

[组成] 白术（一两），车前子（五钱）。

上二味，姜水煎服，神效。

[主治] 伏暑泄泻。

(二) 两晋隋唐时期

1. 健脾丸

[出处]《备急千金要方·卷十五·脾脏方·冷痢第八》

[组成]：钟乳粉（三两），赤石脂，好曲，大麦，当归，黄连，人参，细辛，龙骨，干姜，茯苓，石斛，桂心（各二两），附子（一两），蜀椒（六两）。

上十五味为末，白蜜丸如梧子大，酒服十丸，日三，加至三十丸。弱者饮服此方，男女通治。（《集验》无细辛、龙骨）。

[主治] 虚劳羸瘦身体重，脾胃冷，饮食不消，雷鸣腹胀，泄痢不止方。

2. 麻黄升麻汤方

[出处]《小品方·卷第二·治头面风（论杂风状）诸方》

[组成] 麻黄（二两半，去节），升麻（五分），当归（五分），知母，葳蕤（一作菖蒲），黄芩（各三分），麦门冬（去心，一作天门冬），桂心，芍药，干姜，石膏（碎），甘草（炙），茯苓，白术。

上十四味，切，以水一斗，先煮麻黄减二升，去上沫，纳诸药，煮取三升，去滓，温分三服，相去如炊三斗米顷，令尽，汗出便愈。忌海藻、菘菜、生葱、醋、桃李、雀肉等。

[主治] 泄利不止者。

3. 人参汤补虚泄方

[出处]《外台秘要·卷第六·下焦虚寒方六首》

[组成] 人参（三两），甘草（二两炙），黄芩（二两），当归（三两），茯苓（四两），干姜（四两），浓朴（四两，炙），芎（三两），粟米（二升）。

上九味切，以水一斗五升，煮米取熟，去米澄，取七升，下诸药，煎取三升，分三服。忌海藻、菘菜、大酢等物。

[主治] 中焦虚寒洞泄。

4. 柏皮汤止痢方

[出处]《外台秘要·卷第六·下焦虚寒方六首》

[组成] 黄柏（三两），黄连（五两），人参（三两），茯苓（四两），浓朴（四两炙），艾叶（一升），地榆（三两炙），榉皮（四两，炙），阿胶（三两）。

上九味切，以水一斗，煮取三升，去滓，下胶，煎取二升，分三服。忌猪肉、冷水、醋等。（千金同）

[主治] 下焦虚寒，大便洞泄不止。

5. 人参理中汤方

[出处]《外台秘要·卷第六·下焦虚寒方六首》

[组成] 人参，干姜，甘草（炙，各三两），茯苓（四两），橘皮（四两），桂心（三两），黄芪（二两）。

上七味切，以水九升，煮取三升，去滓，分温三服。忌海藻、菘菜、生葱醋物。(《肘后》云：洞者，宣泻也。出第四卷中)

[主治] 霍乱洞泄不止，脐上筑筑，肾气虚。

6. *黄连汤方*

[出处]《外台秘要·卷第六·下焦虚寒方六首》

[组成] 黄连（四两），黄柏（三两），当归（三两），浓朴（二两），石榴皮（四两），干姜（三两），地榆（四两），阿胶（四两）。

上八味切，以水九升，煮取三升，去滓，下阿胶更煎取烊，分三服。忌猪肉冷水。(并出第四卷中)

[主治] 又疗中焦洞泄下痢，或因霍乱后泻黄白无度，腹中虚痛。

7. *茯苓安心汤方*

[出处]《外台秘要·卷第六·下焦虚寒方六首》

[组成] 茯苓（三两），人参（三两），干姜（三两），桂心（一两），远志皮（三两），甘草（二两，炙）。

上六味切，以水九升，煮取三升，去滓，分三服。忌生葱、醋物、海藻、菘菜等物。

[主治] 上焦虚寒，精神不守，泄下便利，语声不出。

8. *半夏泻心汤方*

[出处]《外台秘要·卷第六·下焦虚寒方六首》

[组成] 半夏（五两，洗），黄芩（三两），甘草（三两，炙），人参（三两），干姜（三两），黄连（一两），桂心（三两）。

上七味，以水九升，煮取三升，去滓，分三服。忌海藻、菘菜、饧羊肉、生葱、猪肉、冷水。（此仲景半夏泻心汤方，本无桂心，有大枣十二枚，出第四卷中）

［主治］上焦虚寒，肠鸣下利，心下痞坚。

（三）宋金元时期

1. 浓朴丸方

［出处］《太平圣惠方·卷第五·治脾脏虚冷泄痢诸方》

［组成］浓朴（四两，去粗皮，涂生姜汁，炙令香熟），干姜〔一（二）两，炮裂，锉〕，人参（一两半，去芦头），吴茱萸〔二（一）两半，汤 微赤锉〕。

上件药，捣罗为末，以酒煮面糊和丸，如梧桐子大。每服，以姜枣汤下三十丸，不计时候服之。

［主治］脾脏虚冷，食即呕逆，谷食不化，或多泄痛，宜服。

2. 木香散

［出处］《太平圣惠方·卷第五·治脾脏虚冷泄痢诸方》

［组成］木香（一两），肉豆蔻（一两，去壳），人参（一两，去芦头），附子（二两，炮裂，去皮脐），当归（二两），苍术（二两）。

上件药，捣粗罗为散，每服三钱。以水一中盏，入枣三枚，煎至六分，去滓，食前稍热服之。

［主治］脾脏虚冷，大肠泄痢，腹内疼痛，心腹（四肢）不和，少思饮食。

3. 白术散方

[出处]《太平圣惠方·卷第五·治脾脏虚冷泄痢诸方》

[组成] 白术（一两），干姜（半两，炮裂，锉），桂心（半两），人参（半两，去芦头），浓朴（二两，去粗皮，涂生姜汁），归（一两，锉，微炒），诃黎勒（一两，煨，用皮）。

上件药，捣筛为散，每服三钱。以水一中盏，入枣三枚，煎至六分，去滓，食前热服。

[主治] 脾脏虚冷，吃食减少，大肠泄痢、腹痛，四肢乏力。

4. 阿胶散方

[出处]《太平圣惠方·卷第五·治脾脏虚冷泄痢诸方》

[组成] 阿胶（一两，捣碎，炒令香燥），艾叶（一两，微炒），干姜（三分，炮裂，锉），赤石脂（三分），当归（一两，锉，微炒）。

上件药，捣细罗为散。每服，食前以热粥饮下二钱，忌生冷、油腻、湿面。

[主治] 脾气虚冷，大肠泄痢，腹痛，食不消化。

5. 诃黎勒散方

[出处]《太平圣惠方·卷第五·治脾脏虚冷泄痢诸方》

[组成] 诃黎勒（一两，煨，用皮），附子（一两，炮裂，去皮、脐），干姜（半两，炮裂，锉），龙骨（一两，

烧过），吴茱萸（半两，汤浸七遍，焙干、微炒），当归（一两，锉，微炒）。

上件药，捣细罗为散。每服食前，以热粥饮调下二钱。

［主治］脾脏虚冷，大肠泄痢，食不消化，腹内疼痛，手足多冷，面色青黄。

6. 赤石脂丸方

［出处］《太平圣惠方·卷第二十八·治虚劳兼痢诸方》

［组成］赤石脂（一两），石斛（一两，去根，锉），肉桂〔一（二）两，去皱皮〕，钟乳粉（一两），肉豆蔻（一两），人参［一（二）两，煨，用皮］。

上件药，捣罗为末。以神曲末酒煮，和捣三二百杵，丸如梧桐子大。每服不计时候，以粥饮。

［主治］虚劳泄痢，肠胃虚冷，饮食不消，腹内雷鸣，痛。

7. 豆蔻丸方

［出处］《圣济总录·卷第一十七·诸风门·胃风》

［组成］肉豆蔻（去壳，半两），羌活（去芦头），防风（去叉），桔梗（去芦头，炒，各一分），陈橘皮（汤浸，去白），独活（去芦头），薏苡仁，人参，草豆蔻（去皮），芳劳（各半两），甘草，木香（各等分）。

上一十二味，为细末。炼蜜丸如梧桐子大，每服三十丸至四十丸，米饮下，日三夜一。

［主治］胃风，颈项多汗，恶风。饮食不下，膈塞不通，腹善满，失衣则膜胀，食寒则泄，形瘦而腹大。

8. 胃风汤方

[出处]《圣济总录·卷第一十七·诸风门·胃风》

[组成] 人参，赤茯苓（去黑皮），芎，桂（去粗皮），当归（切、焙），芍药，白术（各一两）。

上七味，粗捣筛，每服三钱匕。水一盏半，粟米半匙，同煎至一盏，去滓温服。或肠胃湿毒下血，或便如豆汁，皆可服。

[主治] 风冷入中，客于肠胃，水谷不化，飧泄注下，腹痛肠鸣，胁肋䐜胀。

9. 浓朴陈橘皮汤方

[出处]《圣济总录·卷第一十七·诸风门·胃风》

[组成] 浓朴（去粗皮，生姜汁炙，半两），陈橘皮（汤浸去白，焙），甘草（炙，锉），芎，肉豆蔻（去壳），赤茯苓（去黑皮），防风（去叉），吴茱萸（汤洗，焙干，炒），羌活（去芦头）各一分。

上九味，粗捣筛。每服三钱匕，水一盏，煎至七分，去滓温服，空心食前。

[主治] 风邪干胃，食物不化，便利完出，病名飧泄。

10. 石斛黄芪丸方

[出处]《圣济总录·卷第一百八十七·补益门·补虚调腹脏》

[组成] 石斛（去根，二两），肉苁蓉（酒浸，切，焙干，一两半），五味子，黄芪（微炙，锉），枳壳（去瓤，炒），熟干地黄（焙，各一两），诃黎勒皮（半两），木香，山芋，苍术（切碎，炒），泽泻（各一两）。

上一十一味，捣罗为末，以酒煮面糊和丸，如梧桐子大，每服二十丸至三十丸，温酒或盐汤下。空心食前。

[主治] 真脏气弱，洞泄寒中，腹内雷鸣，时多便泄，饮食减少，多困嗜卧。治元脏冷气，脐腹疼痛冲心，及久泻痢，诸药不瘥者。

11. 黄芪补胃汤

[出处]《兰室秘藏·卷下·泻痢门·黄芪补胃汤》

[组成] 黄芪，柴胡，当归身，益智，橘皮（各三分），升麻（六分），炙甘草（二钱），红花（少许）。

上㕮咀，都作一服，水二盏，煎至一盏，去渣，稍热，食前服之。

[主治] 一日大便三四次，溏而不多，有时作泄，腹中鸣，小便黄。

12. 八味理中丸

[出处]《是斋百一选方·卷之二·第三门》

[组成] 川姜，缩砂仁，麦（各二两），神曲（炒），白茯苓，人参（各一两），甘草（一两半，炙），白术。

上为细末，炼蜜为丸，每两分作十丸，姜汤空心嚼下，或加半夏曲一两，入盐点服亦可。

[主治] 脾胃虚弱，胸膈痞闷，心腹疼痛，腹满身重，四肢不举，肠鸣泄泻。

13. 启脾丸

[出处]《是斋百一选方·卷之二·第三门》

[组成] 人参，白术，青皮（汤洗，去瓤），神曲（炒），麦（炒），陈皮（汤洗，去瓤），浓朴（去粗皮，

锉，姜制一宿，炒），缩砂仁，干姜（炮，以上各一两），甘草（炒，一两半）。

上为细末，炼蜜为丸，如弹子大。每服一丸，细嚼，米饮汤送下，空心食前服。

［主治］脾胃虚弱，气不升降，中满痞塞，心腹膨胀，肠鸣泄泻。可进饮食。

14. 固肠丸

［出处］《是斋百一选方·卷之六·第八门（吐泻 痢疾 霍乱 风秘 小便不通 暑泻）》

［组成］吴茱萸（拣净），黄连（去须），罂粟壳（炙，去瓤、蒂）。

上三味等分为末，醋糊丸，如梧桐子大，每服三十丸，米饮下，空心食前服。

［主治］治脏腑滑泄，昼夜无度。

15. 茱萸断下丸

［出处］《是斋百一选方·卷之六·第八门（吐泻 痢疾 霍乱 风秘 小便不通 暑泻）》

［组成］艾叶（半两，炒），缩砂仁，附子（炮，去皮、脐），肉豆蔻（各一分），吴茱萸（二两半，炒），赤石脂（半两），川姜（半两）。

上为细末，面糊为丸，如梧桐子大，每服五七十丸，米饮下，食前米饮送下。

［主治］脏寒腹痛，泄泻不止。

16. 鞠芎丸

［出处］《普济本事方·卷第四·脏腑泄滑及诸痢·鞠

芎丸》

［组成］川芎，神曲（碎炒），白术，附子（炮，去皮、脐，各等分）。

上为细末，用糊丸如梧子大。每服三五十丸，米饮下。

［主治］脾胃中风湿，脏腑泄滑。

17. 温脾汤

［出处］《普济本事方·卷第四·脏腑泄滑及诸痢·温脾汤》

［组成］浓朴（去粗皮，姜制），干姜（炮），甘草，桂心（去皮，不见火），附子（生，去皮、脐，各半两），大黄（生，四钱，碎切，汤一盏渍半日，搦去滓，煎汤时，和滓下）。

上细锉，水二升半，煎八合后，下大黄汁再煎六合，服，自夜至晓令尽，不快，食前更以干姜丸佐之。

［主治］痼冷在肠胃间，连年腹痛泄泻，休作无时。

18. 五味子散

［出处］《普济本事方·卷第四·脏腑泄滑及诸痢·五味子散》

［组成］五味子（二两，拣），吴茱萸（半两，细粒绿色者）。

上二味同炒香熟为度，细末。每服二钱，陈米饮下。

［主治］肾泄。

19. 豆附丸

［出处］《世医得效方·卷第五·大方脉杂医科》

［组成］肉豆蔻（炮，四两），木香（二两，不见火），

白茯苓（四两），干姜（炮，四两），附子（炮，去皮脐），肉桂（去粗皮，二两），丁香（一两，不见火）。

上为末，姜汁糊为丸如梧子大。每服五十丸，姜汤吞下，粥饮亦可，空心，食前服。

［主治］胃虚弱，内受风冷，水谷不化，泄泻注下。腹痛肠鸣，手足逆冷。

20. 等住丸

［出处］《世医得效方·卷第十二·小方科》

［组成］当归，硫黄，牡蛎（各一分），木香（半两）

上为末，面糊丸，粟米大。每服二七丸，糯米饮入姜汁一二滴送下。

［主治］溏泻。

21. 渗湿汤

［出处］《太平惠民和剂局方·卷之二·〔吴直阁增诸家名方〕》

［组成］苍术，白术，甘草（炙，各一两），茯苓（去皮），干姜（各二两），橘红，丁香（各一两）。

上㕮咀。每服四钱，水一盏半，枣一枚，姜三片，煎七分，食前温服。

［主治］寒湿所伤，大便溏泄。

22. 调中益气汤

［出处］《脾胃论·卷中·调中益气汤》

［组成］黄芪（一钱），人参（去芦头，有嗽者去之），甘草，苍术（以上各五分），柴胡（一味为上气不足，胃气与脾气下溜，乃补上气，从阴引阳也），橘皮（如腹中气

不得运转，更加一分），升麻（以上各二分），木香（一分或二分）。

上件锉麻豆大。都作一服，水二大盏，煎至一盏，去渣，带热，宿食消尽服之。宁心绝思，药必神效，盖病在四肢血脉，空腹在旦是也。

［主治］脘腹胀满，大便泄泻。

23. 升阳除湿防风汤

［出处］《脾胃论·卷中·升阳除湿防风汤》

［组成］苍术（泔浸，去皮净，四两），防风（二钱），白术，白茯苓，白芍药（以上各一钱）。

上件㕮咀。除苍术另作片子，水一碗半，煮至二大盏，纳诸药，同煎至一大盏，去渣，稍热服，空心食前。

［主治］飧泄不禁。

24. 升阳汤

［出处］《脾胃论·卷下·升阳汤》

［组成］柴胡，益智仁，当归身，橘皮（以上各三分），升麻（六分），甘草（二钱），黄芪（三钱），红花（少许）。

上㕮咀。分作二服，每服二大盏，煎至一盏，去渣，稍热服。

［主治］大便一日三四次，溏而不多，有时泄泻，腹中鸣，小便黄。

25. 和中丸

［出处］《脾胃论·卷下·和中丸》

［组成］木香（二钱五分），枳实（麸炒），炙甘草

(以上各三钱五分), 槟榔(四钱五分), 陈皮(去白, 八钱), 半夏(汤洗七次), 浓朴(姜制, 以上各一两), 白术(一两二钱)。

上为细末, 生姜自然汁浸蒸饼为丸, 如梧桐子大。每服三五十丸, 温水送下, 食前或食后。

[主治] 病久虚弱, 厌厌不能食, 而脏腑或秘或溏, 此胃气虚弱也。常服则和中理气, 消痰去湿, 浓肠胃, 进饮食。

26. 胃风汤

[出处]《脾胃论·卷下·胃风汤》

[组成] 人参(去芦), 白茯苓(去皮), 芎, 蔻, 桂(去粗皮), 当归(去苗), 白芍药, 白术(以上各等分)。

上为粗散。每服二钱, 以水一大盏, 入粟米数百余粒, 同煎至七分, 去渣, 稍热服, 空心, 食前。小儿量力减之。

[主治] 大人小儿, 风冷乘虚, 入客肠胃, 水谷不化, 泄泻注下, 腹胁虚满, 肠鸣痛; 便血, 日夜无度, 并宜服之。

27. 戊己丸

[出处]《严氏济生方·大便门·泄泻论治》

[组成] 黄连(去须), 吴茱萸, 白芍药(各等分)。

上为细末, 米糊为丸, 如梧桐子大, 每服五十丸, 空心, 用米饮送下。

[主治] 脾胃不足, 湿热乘之, 泄泻不止, 米谷不化, 肠鸣腹痛。

28. 痛泻要方

［出处］《丹溪心法·卷二·泄泻十》

［组成］炒白术（三两），炒芍药（二两），炒陈皮（两半），防风（一两）。久泻，加升麻六钱。

上锉。分八帖，水煎或丸服。

［主治］脾虚肝旺之痛泻。肠鸣腹痛，大便泄泻，泻必腹痛，泻后痛缓（或泻后仍腹痛）。

29. 参苓白术散

［出处］《太平惠民和剂局方·卷之三·〔绍兴续添方〕》

［组成］莲子肉（去皮），薏苡仁，缩砂仁，桔梗（炒令深黄色，各一斤），白扁豆（姜汁浸，去皮）。

上为细末。每服二钱，枣汤调下，小儿量岁数加减服。

［主治］脾胃虚弱，饮食不进，多困少力，中满痞噎，心忪气喘，呕吐泄泻及伤中和不热，久服养气育神，醒脾悦色，顺正辟邪。

30. 藿香正气散

［出处］《太平惠民和剂局方·卷之二·〔续添诸局经验秘方〕》

［组成］大腹皮，白芷，紫苏，茯苓（去皮，各一两），半夏曲，白术，陈皮（去白），浓朴（去粗皮，姜汁炙）。

上为细末。每服二钱，水一盏，姜钱三片，枣一枚，同煎至七分，热服。如欲出汗，衣被盖，再煎并服。

［主治］伤寒头疼，憎寒壮热，上喘咳嗽，五劳七伤，

八般风痰，五般膈气，心呕恶，气泻霍乱，脏腑虚鸣，山岚瘴疟，遍身虚肿；妇人产前、产后，血气刺并宜治之。

（四）明清时期

1. 柴芍参苓散

［出处］《明医杂著·医论·丹溪治病不出乎气血痰郁》

［组成］柴胡，芍药，人参，白术，茯苓，陈皮，当归（各五分），甘草，丹皮，山栀（炒，各三分）。

上为末，每服一钱，白汤下。或作丸服。

［主治］脾胃不和，饮食少进，或呕吐、泄泻。凡病后宜用此调理。

2. 补中益气汤

［出处］《医方考·卷三·虚损劳瘵门第十八》

［组成］人参，甘草（炙，各一钱），升麻（五分），黄芪（一钱五分，炙），当归，白术（炒），陈皮（去白），柴胡（各五分）。

［主治］劳倦伤脾，中气不足，懒于言语，恶食溏泄，日渐瘦弱者，此方主之。

3. 大橘皮汤

［出处］《医方考·卷四·水肿门第三十六》

［组成］陈皮（一钱半），木香（二分半），滑石（六钱），槟榔（三分），猪苓（去皮），白术（炒），泽泻，肉桂（炒，各五分），茯苓（一钱，去皮），甘草（二分）。

［主治］湿热内攻，腹胀，小便不利，大便滑泄，此方主之。

4. 吴茱萸散

［出处］《证治准绳·类方·第六册·泄泻》

［组成］吴茱萸（汤泡，焙炒），肉豆蔻，干姜（炮），甘草（炙，各半两），缩砂仁，陈曲（炒），白术（各一两），浓朴（去粗皮，姜汁炙），陈皮（去白，焙），良姜（各二两）。

上为细末，每服一钱，食前用米饮调服。

［主治］治肠痹，寒湿内搏，腹满气急，大便飧泄。

5. 二神加木香丸

［出处］《证治准绳·类方·第六册·泄泻》

［组成］破故纸（四两，炒），木香（一两，不见火），肉豆蔻（二两，面裹煨香，去面）。

上三味，为细末，灯心煮枣肉为丸，如梧子大。每服七十丸，空心姜汤下。

［主治］脾肾虚寒，或肠鸣泄泻，腹胁虚胀，或胸膈不快，食不消化。

6. 加味六君子汤

［出处］《证治准绳·类方·第六册·泄泻》

［组成］人参，白术，白茯苓，黄芪，山药，甘草，砂仁（各一两），浓朴，肉豆蔻（面裹煨，另研，各七钱半）。

上为细末，每服二钱，用饭汤调服，不拘时候。如渴，煎麦门冬汤调服。

［主治］一切脾胃虚弱泄泻之证。

7. 四神丸

[出处]《证治准绳·类方·第六册·泄泻》

[组成] 肉豆蔻（二两），补骨脂（四两），五味子（二两），吴茱萸（浸，炒，一两）。

上为末，生姜八两，红枣一百枚，煮熟取枣肉和末丸，如桐子大。每服五七十丸，空心或食前白汤送下。

[主治] 脾胃虚弱，大便不实，饮食不思，或泄泻腹痛等证。

8. 人参升胃汤

[出处]《医学纲目·卷之二十三·脾胃部·泄泻》

[组成] 黄芪（二钱），甘草（炙，一分），升麻（六分），柴胡，陈皮，归身，益智（各二钱），红花（少许），人参（六分）。

上锉，作二服，水二盏，煎至一盏，去渣稍热，食前服。

[主治] 治一日大便三四次，溏而不多，有时泄泻腹鸣，小便黄。

9. 扶脾丸

[出处]《医学纲目·卷之二十三·脾胃部·泄泻》

[组成] 白术，茯苓，甘草（炙），诃子皮，乌梅肉（各二钱），红豆，干姜，肉桂（各半钱），麦蘖，神曲（炒，各四钱），陈皮（一钱），半夏（二钱）。

上为末，荷叶裹烧饭为丸，如桐子大。每服五十丸，温水食前下。（一方加藿香一钱）

[主治] 脾胃虚寒，腹中痛，溏泄无度，饮食不化。

10. 浆水散

[出处]《医学纲目·卷之二十三·脾胃部·泄泻》

[组成] 半夏（二两），良姜（二钱半），干姜，肉桂，甘草，附子（炮，各五钱）。

上细末。每服三五钱，水二盏，煎至一盏，热服。甚者，三四服。

[主治] 暴泄如水，周身汗出，一身尽冷，脉沉而弱，气少而不能语，甚者加吐，此谓紧病，宜以浆水散治之。

11. 调脾除湿汤

[出处]《丹台玉案·卷之五·泄泻门》

[组成] 升麻，柴胡，防风，麦芽（各一钱），苍术，陈皮，猪苓，泽泻，半夏（各一钱二分），木通，羌活（各八分）。

水煎温服。

[主治] 湿气伤脾，久泻不止。

12. 十珍散

[出处]《丹台玉案·卷之五·泄泻门》

[组成] 薏苡仁（炒），缩砂，山药（炒），莲子（去心，各一钱），白术（土炒），白茯苓，人参，黄芪（蜜炒），白扁豆（各一钱二分），北五味（二十粒），水煎温服。

[主治] 一切脾泻，久久不愈，元气亏伤，脾胃虚弱，面黄肌瘦，饮食减少。

13. 立效饮

[出处]《丹台玉案·卷之五·泄泻门》

[组成] 白茯苓，车前子，木通（各二钱），黄连（一钱八分），泽泻，苍术（各一钱），灯心（三十茎）。

水煎服。

[主治] 脾经湿热作泻。

14. 益黄散（又名补脾散）

[出处]《医灯续焰·卷十六·小儿脉证第七十八·附方》

[组成] 陈橘皮（一两），青橘皮，诃子肉，甘草（各半两，锉炒），丁香（二钱），白茯苓（一两）。

上为细末。每服二钱，水一盏，煎至六分。食前温服。

[主治] 脾胃虚寒，泄泻呕吐，腹痛，口鼻气冷。有热证不可服。

15. 百一除湿汤

[出处]《医灯续焰·卷三·涩脉主病第二十一》

[组成] 半夏曲（炒），浓朴（姜制），苍术（米泔制，各二两），藿香叶，陈皮（去白），白茯苓（去皮，各一两），甘草（炙，七钱），白术（生用，一两）。

上㕮咀，每服四钱。水一盏，姜七片，枣一枚，煎七分。食前温服。

[主治] 寒湿所伤，身体重着，腰脚痠疼，大便溏泄，小便或涩或利。

16. 二神丸

[出处]《医灯续焰·卷五·泄泻脉证第四十四·附方》

[组成] 破故纸（四两，炒），肉豆蔻（二两，生用）。

［主治］脾肾虚弱，侵晨五更作泻，全不思食，或食而不化，大便不实神效。

17. 四神丸

［出处］《万病回春·卷之三·泄泻》

［组成］破故纸（四两，酒浸炒），吴茱萸（一两，泡过，炒），肉豆蔻（二两，面裹煨），五味子（二两）。

［主治］脾胃虚弱，大便不实，饮食不思，或泻痢腹痛等症，兼治肾泄，清晨溏泄一二次，经年弗止者。

## 二、中医古籍记载的其他治法

中医学理论博大精深，除了使用方药服用等内治法外，尚有如针灸、敷贴、按揉、导引等中医特色治法，现分析如下。

（一）针刺法

1.《黄帝内经》首先记载针刺治疗泄泻

（1）《素问·藏气法时论篇第二十二》："脾病者，身重善肌肉痿，足不收，行善瘈，脚下痛；虚则腹满肠鸣，飧泄食不化，取其经，太阴阳明少阴血者。"

（2）《素问·刺热篇第三十二》中提出："脾热病者，先头重，颊痛，烦心，颜青，欲呕，身热；热争则腰痛，不可用俯仰，腹满泄，两颔痛；甲乙甚，戊己大汗，气逆则甲乙死。刺足太阴、阳明。"但未提出具体穴位。

（3）《素问·调经论篇第六十二》提出具体穴位："帝曰：善。志有余不足奈何？岐伯曰：志有余则腹胀飧泄，不足则厥。血气未并，五藏安定，骨节有动。帝曰：补写奈何？岐伯曰：志有余则写然筋血者，不足则补其复溜。帝曰：刺未并奈何？岐伯曰：即取之，无中其经，邪所乃能立虚。”

(4)《灵枢·九针十二原第一》明确提出：“胀取三阳，飧泄取三阴。”

(5)《灵枢·邪气藏府病形第四》：“大肠病者，肠中切痛而鸣濯濯，冬日重感于寒即泄，当脐而痛，不能久立，与胃同候，取巨虚上廉。”

2. 西晋王熙首创针药结合治法，在《脉经·卷二·平三关病候并治宜第三》提出：“关脉伏，中焦有水气，溏泄。宜服水银丸，针关元，利小便，溏泄便止。”

3. 孙思邈在《备急千金要方》中详细记述了具体的治疗方法及穴位，总结了治疗泄泻的常用穴位，如《备急千金要方·卷三十·针灸下·心腹第二》记载：“京门、然谷、阴陵泉主洞泄不化……京门、昆仑主洞泄体痛。天枢主冬月重感于寒则泄，当脐痛，肠胃间游气切痛……长强主头重洞泄……肾俞、章门主寒中洞泄不化。会阳主腹中有寒，泄注、肠澼、便血。”

4.《扁鹊神应针灸玉龙经·一百二十穴玉龙歌》：“脾泄为灾若有余，天枢妙穴刺无虞。”

5.《刺灸心法要诀·卷八·足三里穴歌》：“三里膝眼下，三寸两筋间，能除胸胁痛，腹胀胃中寒，肠鸣并泄泻，眼肿膝胫酸，伤寒羸瘦损，气蛊证诸般，气过三旬后，针灸眼光全。”

（二）灸法

1. 单纯灸法

孙思邈在《备急千金要方·卷十六·胃腑方·胀满第七》云："胀满肾冷瘕积泄利，灸天枢百壮。穴在脐旁相对，横去脐两旁各二寸。"

《素问病机气宜保命集·卷中·泻痢论第十九》记载："诸水积入胃，名曰溢饮。滑泄，渴能饮水，水下复泻而又渴。此无药证，当灸大椎。"

《刺灸心法要诀·卷七·胸腹部主病针灸要穴歌》云："神阙穴，主治百病及老人虚人泄泻，又治产后腹胀、小便不通、小儿脱肛等证。灸三壮，禁针。一法：纳炒干净盐填满脐上，加浓姜一片盖定，上加艾炷，灸百壮，或以川椒代盐亦妙。气海主治脐下气，关元诸虚泻浊遗，中极下元虚寒病，一切痼冷总皆宜。"

《丹溪治法心要·卷二·泄泻》提出灸百会可补气升提："久病气虚，泄泻不止，灸百会三壮。"另在《丹台玉案·卷之五·泄泻门》记载药未效可用灸救逆之法，其云："灸法，治吐泻日久，服药不效，垂危之极。天枢二穴（在脐傍，各周二寸，灸五十壮），气海一穴（在脐下一寸五分，灸五壮）。"

赵佶在《圣济总录·卷第一百九十二·针灸门·治胀满灸刺法》云："腹满瘕聚泄利，灸天枢百壮。"提出泄泻伴腹痛，应灸丹田："泄痢不禁，食不化，小腹痛者，灸丹田，穴在脐下二寸，日灸七壮至百壮止。"

2. 药、灸结合

宋·窦材在《扁鹊心书·卷中·治验》云："一人因饮冷酒吃生菜成泄泻，服寒凉药，伤脾气，致腹胀。命灸关元三百壮，当日小便长，有下气，又服保元丹半斤，十日即愈，再服全真丹永不发矣。"其又云："暑月饮食生冷太过，伤人六腑。伤胃则注下暴泄；伤脾则滑泄，米谷不化；伤大肠则泻白，肠中痛，皆宜服金液丹、霹雳汤，三日而愈。不愈则成脾泄，急灸神阙百壮（神阙恐是命关之误）。《难经》虽言五泄，不传治法，凡一应泄泻，皆根据此法治之。"

3. 针、灸结合

孙思邈在《备急千金要方·卷十六·胃腑方·胀满第七》云："飧泄，阴中痛，少腹痛坚，急重下湿，不嗜食，刺阴陵泉，入二分，灸三壮，在膝下内侧辅骨下陷中，伸足乃得之。"

《扁鹊神应针灸玉龙经·一百二十穴玉龙歌》云："脾泄为灾若有余，天枢妙穴刺无虞。若兼五脏脾虚证，艾火多烧疾自除。天枢：在脐两旁各二寸。针一寸，灸五十壮，宜补。应脾俞穴。"

（三）敷贴法

清·程鹏程《急救广生集·卷二·杂症·泻痢》："泄泻暴痢，大蒜捣，贴两足心，亦可贴脐中，即愈。"

（四）按揉法

张振鉴在《厘正按摩要术·卷二·立法·按法》中云："按肚角。肚角在脐之旁，用右手掌心按之，治腹痛，亦止泄泻。（周于蕃）”另又提出揉法，《厘正按摩要术·卷二·立法·揉法》：“揉中指第一节内纹，先掐三次，后揉之，治泄泻。（《按摩经》）”

（五）导引法

《诸病源候论·养生方导引法》云：“泄下有寒者，微引气以息，内腹徐吹欲息，以鼻引气，气足复前即愈。其有热者，微呼以去之。”

（陈娜　胡丽娟）

## 第二节　“便秘”方药的古代文献研究

### 一、有关“便秘”的复方研究

（一）汉代以前

1. 大承气汤

［出处］《伤寒论·辨阳明病脉证并治法第八》

［组成］大黄四两（苦寒，酒洗），厚朴半斤（苦温，炙，去皮），枳实五枚（苦寒，炙），芒硝三合（咸寒）。

上四味，以水一斗，先煮二物，取五升，去滓，内大黄，煮取二升，去滓，内芒硝，更上微火一两沸，分温再服。得下，余勿服。

［主治］阳明病，谵语有潮热，反不能食者，胃中必有燥屎五六枚也。若能食者，但硬耳，宜大承气汤下之。

2. 小承气汤

［出处］《伤寒论·辨阳明病脉证并治法第八》

［组成］大黄四两，厚朴二两（炙，去皮），枳实三枚（大者，炙）。

以上三味，以水四升，煮取一升二合，去滓，分温二服。初服汤，当更衣，不尔者，尽饮之；若更衣者，勿服之。

［主治］阳明病，谵语发潮热，脉滑而疾者，小承气汤主之。

3. 调胃承气汤

［出处］《伤寒论·辨太阳病脉证并治法上第五》

［组成］大黄（四两，去皮，清酒浸），甘草（二两，炙，味甘平），芒硝（半斤，味咸苦，大寒）。

上三味（㕮）咀，以水三升，煮取一升，去滓，内芒硝更上火微煮，令沸，少少温服。

［主治］若胃气不和，谵语者，少与调胃承气汤。

4. 麻子仁丸

［出处］《伤寒论·辨阳明病脉证并治法第八》

［组成］麻子仁（二升，甘，平），芍药（半斤，酸，平），枳实（半斤，炙，苦寒），大黄（一斤，去皮，苦寒），厚朴（一斤，炙，去皮，苦温），杏仁（一斤，去皮尖，熬，别作脂，甘温）。

上六味，为末，炼蜜为丸，桐子大，饮服十丸，日二服，渐加，以知为度。

［主治］脾约证。

5. 厚朴三物汤方

［出处］《金匮要略·腹满寒疝宿食病脉证治第十》

［组成］厚朴八两，大黄四两，枳实五枚。

上三味，以水一斗二升，先煮二味，取五升，内大黄，煮取三升，温服一升，以利为度。

［主治］痛而闭者，厚朴三物汤主之。

（二）两晋隋唐时期

1. 三黄汤

［出处］《备急千金要方·卷十五·脾脏方（凡十类）·秘涩第六》

［组成］大黄（三两），黄芩（三两），甘草（一两），栀子（二十枚）。

上四味㕮咀，以水五升煮取一升八合，分三服。若大闭，加芒硝二两。

［主治］下焦热结不得大便方。

2. 五柔丸

［出处］《备急千金要方·卷十五·脾脏方（凡十类）·秘涩第六》

［组成］大黄（一升，蒸三斗米下），前胡（三两），半夏，肉苁蓉，芍药，茯苓，当归，葶苈，细辛（各一两）。

上九味为末，蜜和合捣万杵，为丸如梧子大，食后服十五丸，后稍增之，日再。（崔氏云：令人喜饭消谷益气。有忧者，加松实、蔄子各半两，服之缓中不如意，便服之，又加黄芩一两）

［主治］肠腑闭塞及虚损不足，饮食不生肌肤，三焦不调营卫不和方。

3. 大五柔丸

[出处]《备急千金要方·卷十五·脾脏方（凡十类）·秘涩第六》

[组成] 大黄，苁蓉，芍药，葶苈，枳实，甘草，黄芩，牛膝（各二两），桃仁（一百枚），杏仁（四十枚）。

上十味为末，蜜和丸如梧子，一服三丸，日三，加至二十丸，酒下。

[主治] 主脏气不调，大便难通，和营卫，利九窍，消谷益气。

4. 巴豆丸

[出处]《备急千金要方·卷十五·脾脏方（凡十类）·秘涩第六》

[组成] 巴豆仁（一升，清酒五升煮三日三夕碎，大熟），合酒微火煎令可丸如胡豆，欲取吐下者，服二丸。

[主治] 寒癖宿食，久饮饱不消，大便不通。

5. 生地黄汤

[出处]《备急千金要方·卷九·伤寒方上（凡九类）·宜下第八》

[组成] 生地黄（三斤），大黄（四两），甘草（一两），芒硝（二合），大枣（二枚）。

上五味，合捣，令相得，蒸五升米，下，熟绞汁，分再服。

[主治] 伤寒有热，虚羸少气，心下满，胃中有宿食，大便不利。

6. 芒硝丸

[出处]《备急千金要方·卷十五·脾脏方（凡十类）·秘涩第六》

[组成] 芒硝，芍药（各一两半），杏仁，大黄（各三两），黄芩（一两六铢）。

上五味为末，蜜丸如梧子大，饮服十五丸加至二十丸，取通利为度，日三。

[主治] 胀满不通。

（三）宋金元时期

1. 槟榔散

[出处]《太平圣惠方·卷第二十三·治大肠风热秘涩不通诸方》

[组成] 槟榔〔一（二）两〕，木香（三分），羌活（三分），川朴硝（二两），牵牛子（三两，微炒），陈橘皮（一两，汤浸去白瓤，焙），川大黄（一两，锉碎，微炒）。

上件药，捣细罗为散。每服空腹，以生姜汤调下三钱，以利为度。

[主治] 大肠风热，秘涩不通，四肢烦闷。

2. 麻仁丸

[出处]《太平圣惠方·卷第二十三·治大肠风热秘涩不通诸方》

[组成] 大麻仁（三两），羚羊角屑（一两），枳壳（一两，麸炒微黄，去瓤），芎䓖（一两），木香（一两），鳖甲（二两半，涂醋，炙令黄，去裙襕），独活（二两），槟榔（二两），川大黄（二两，锉碎，微炒），郁李仁（二

两，汤浸去皮，尖，微炒），牵牛子（二两半，一半微炒，一半生用）。

上件药，捣罗为末。炼蜜和捣三五百杵，丸如梧桐子大，每服食前，以温水下三十丸，以利为度，忌苋菜。

［主治］大肠风热，秘涩，气壅闷。

3. 大黄丸

［出处］《太平圣惠方·卷第二十三·治大肠风热秘涩不通诸方》

［组成］川大黄（一两半，锉碎，微炒），大麻仁（一两半），车前子（一两半），菟丝子（三分酒浸，三日晒干，别捣为末），郁李仁（一两半，汤浸、去皮尖，微炒），枳壳（一两半，麸炒微黄，去瓤），防风（三分，去芦头），独活（三分），山茱萸（三分），薯蓣（三分），槟榔（一两半），牛膝（三分，去苗）。

上件药，捣罗为末。炼蜜和捣三二百杵，丸如梧桐子大。每夜临卧时，以温浆水下三十丸。

［主治］风壅大肠涩滞。

4. 郁李仁丸

［出处］《太平圣惠方·卷第二十九·治虚劳大便难诸方》

［组成］郁李仁（三两，汤浸去皮、尖，微炒），诃黎勒皮（一两），木香（一两），桂心（一两），枳实（一两，微炒黄），前胡（二两，去芦头），川大黄（二两，锉碎，微炒），芎䓖（一两），槟榔（一两）。

上件药，捣罗为末。炼蜜和捣三二百杵，丸如梧桐子大。每服食前，煎生姜汤下三十丸。

［主治］虚劳胸膈气滞，心腹胀满，大便结涩。

5. 大黄散

［出处］《太平圣惠方·卷第五十八·治大便不通诸方》

［组成］川大黄（一两，锉碎微炒），槟榔（一两），木香（半两），川芒硝（一两），枳壳（一两，麸炒微黄，去瓤），子芩（半两）。

上件药，捣筛为散。每服四钱，以水一中盏，入生姜半分，葱白七寸，煎至六分，去滓，空腹温服。如未通晚再服。

［主治］大便不通，下焦伤热闷。

6. 枳壳丸

［出处］《太平圣惠方·卷第五十八·治大便不通诸方》

［组成］枳壳（一两，麸炒微黄，去瓤），川大黄（一两，锉碎，微炒），川芒硝（一两）。

上件药，捣罗为末。炼蜜和丸，如梧桐子大。每于食前，以生姜汤下三十丸。

［主治］大肠结实。

7. 神功丸

［出处］《太平惠民和剂局方·卷六·治泻痢（附秘涩）》

［组成］大麻仁（别捣如膏），人参（各二两），诃黎勒皮，大黄（锦纹者，面裹，煨，各四两）。

上为细末，入麻仁捣研匀，炼蜜为丸，如梧桐子大，每服二十丸，温水下，温酒、米饮皆可服，食后，临卧。如大便不通，可倍丸数，以利为度。

[主治] 三焦气壅，心腹痞闷，六腑风热，大便不通，腰腿疼痛，肩背重疼，头昏面热，口苦咽干，心胸烦躁，睡卧不安，及治香港脚，并素有风人，大便结燥。

8. 七圣丸

[出处]《太平惠民和剂局方·卷六·治泻痢（附秘涩）》

[组成] 川芎，肉桂（去粗皮），木香（生），羌活（去芦），槟榔（生，各半两），郁李仁（去皮），大黄（蒸，焙，一分生用，各一两）。

上为细末，炼蜜为丸，如梧桐子大。每服十五丸至二十丸，温熟水下，食后，临卧服。

岚瘴之地最宜服，更量脏腑虚实加减。

[主治] 风气壅盛，痰热结搏，头目昏重，涕唾稠黏，心烦面赤，咽干口燥，精神不爽，夜卧不安，肩背拘急，胸膈痞闷，腹胁胀满，腰满重疼，大便秘结，小便赤涩。

9. 半硫丸

[出处]《太平惠民和剂局方·卷六·治泻痢（附秘涩）》

[组成] 半夏（汤浸七次，焙干，为细末），硫黄（明净好者，研令极细，用柳木槌子杀过）。

上等分，以生姜自然汁同熬，入干蒸饼末搅和匀，入臼内杵数百下，丸如梧桐子大。每服空心，温酒或生姜汤下十五丸至二十丸，妇人醋汤下。

［主治］除积冷，暖元脏，温脾胃，进饮食。治心腹一切痃癖冷气，及年高风秘、冷秘或泄泻等，并皆治之。

10. 黄芪汤

［出处］《太平惠民和剂局方·卷六·治泻痢（附秘涩）》

［组成］绵黄芪，陈皮（去白，各半两）。

上为细末。每服三钱，用大麻仁一合，烂研，以水投取浆一盏，滤去滓，于银、石器内煎，候有乳起，即入白蜜一大匙，再煎令沸，调药末，空心，食前服。秘甚者不过两服愈，常服即无秘涩之患。此药不冷不燥，其效如神。

［主治］年高老人大便秘涩。

11. 调中丸

［出处］《圣济总录·卷第二·诸风门·风秘》

［组成］大黄（锉），鳖甲（醋炙黄，去裙襕），朴硝，桃仁（汤浸去皮、尖、双仁，麸炒，各四两），皂荚（五挺，去皮椎碎，用水一升挼取汁，滤过），莱菔（一斤，椎碎，绞取汁）。

上六味，将前四味为末，以陈醋一升半，同皂荚莱菔汁，煎五七沸后，入药末同熬得所，丸如梧桐子大，每服二十丸，温米饮下。

［主治］大肠风热秘涩不通。

12. 木香丸

［出处］《圣济总录·卷第一十七·诸风门·风秘》

［组成］木香（半两），槟榔（锉），大黄（煨，锉），

麻子仁（各二两），牵牛子（末），郁李仁（汤浸，去皮），枳壳（去瓤，麸炒，各一两）。

上七味，捣罗为末，炼蜜和丸，如梧桐子大。每服二十丸，临卧温米饮下。

[主治] 肠胃风热，津液燥少，大便秘涩。

13. 搜风丸

[出处]《圣济总录·卷第一十七·诸风门·风秘》

[组成] 木香，恶实（各一分），青橘皮（汤浸去白，焙），牵牛子（炒），旋覆花（炒，各一两），槟榔（煨、锉，二枚），皂荚（五挺，用浆水五升浸两宿，挼汁，去滓，入蜜四两，银石器内慢火熬成膏）。

上七味，将六味捣罗为末，以皂荚膏和丸，如梧桐子大。每服十五丸，温酒下不拘时。

[主治] 大肠风秘不通。

14. 威灵仙散

[出处]《圣济总录·卷第一十七·诸风门·风秘》

[组成] 威灵仙（一两，酒浸焙干），羌活（去芦头），芎䓖（各半两）。

上三味，捣罗为散。每服二钱匕，空心葱汤调下。

[主治] 老人风气壅盛，大肠秘涩，五六日方大便一次，头旋目暗，发作无时。

15. 香枳散

[出处]《圣济总录·卷第一十七·诸风门·风秘》

[组成] 枳壳（去瓤，麸炒），防风（去叉，各一两，锉），甘草（炙、锉，半两）。

上三味，捣罗为散，每服二钱匕。沸汤点服，空心食前各一。

［主治］大肠秘涩，祛风顺气。

16. 导秘丸

［出处］《圣济总录·卷第一十七·诸风门·风秘》

［组成］槟榔（锉），木香，芎䓖，羌活（去芦头），桂（去粗皮，各二两），大黄（湿纸裹煨），郁李仁（汤浸，去皮、尖、焙，各四两）。

上七味，捣罗为细末，炼蜜和丸，如梧桐子大。每服二十丸，浆水下。茶汤亦得。（一方加枳壳、麻仁各四两，名麻仁丸；又一方加甘菊、诃黎勒、生干地黄、山芋各二两，名如圣丸）

［主治］风热大肠秘涩不通，心烦腹满，体热引饮。

17. 郁李仁散

［出处］《圣济总录·卷第一十七·诸风门·风秘》

［组成］郁李仁（去皮、尖、炒），陈橘皮（去白，酒一盏，煮干），京三棱（炮、锉，各一两）。

上三味，捣罗为散。每服三钱匕，空心煎熟水调下。

［主治］风热气秘。

18. 槟榔丸

［出处］《圣济总录·卷第一十七·诸风门·风秘》

［组成］槟榔（锉两枚，为细末），黑牵牛子（四两，捣取末二两）。

上二味，拌匀，炼蜜和丸，如梧桐子大。每服二十丸，温生姜汤下，不计时服，更看脏腑虚实加减。

［主治］风秘大便不通，发躁引饮。

19. 匀气丸

［出处］《圣济总录·卷九十七·大小便门·大便秘涩》

［组成］麻仁（别研，二两），人参，诃黎勒皮，枳壳（去瓤，麸炒），桂（去粗皮，各一两），木香（一两半），郁李仁（汤，去皮，别研），白槟榔，大黄（炙微赤，各三两）。

上九味，捣罗七味为末，入麻仁等再研匀，炼蜜为丸，如梧桐子大。每服三十丸，加至五十丸，温熟水下，不计时候。

［主治］津液燥少，肠胃挟风，大便秘涩，气道不匀。

20. 涤中丸

［出处］《圣济总录·卷九十七·大小便门·大便秘涩》

［组成］大黄（锉、炒，八两），葶苈（隔纸炒，二两），杏仁（去皮、尖、双仁，炒，研），芒硝（研，各四两）。

上四味，捣研为末，炼蜜和杵，丸如梧桐子大，每服五丸至七丸，食后温水下，日三，未通加至十丸。

［主治］宿食不消，大便难。

21. 大麻仁丸

［出处］《圣济总录·卷九十七·大小便门·大便秘涩》

［组成］大麻仁（研如泥，五两），芎（一两一分），

附子（生，去皮、脐，半两），大黄（锉碎，酥炒，二两），甜硝（半两）。

上五味，捣研为末，炼蜜和丸，如梧桐子大，每服三十丸，温酒下。

［主治］大肠风壅，秘涩不通。

22. 三仁丸

［出处］《圣济总录·卷九十七·大小便门·大便秘涩》

［组成］松子仁，柏子仁，大麻子仁（各一两）。

上三味，同研匀，黄蜡半两，熔汁和丸，如梧桐子大，每服二十丸，食前米饮下。未快，加丸数服。

［主治］大肠有热，津液竭燥，里急后重，大便秘涩。

23. 枇杷叶散

［出处］《鸡峰普济方·卷第九·大便秘》

［组成］人参，枇杷叶（去毛，以枣汁炙令黄），白术，陈皮，前胡，藿香叶，白茯苓（各半两），桔梗，甘草（各一分），白豆蔻，半夏曲（各半两）。

上为细末，每服二钱，水一盏，入生姜三片，枣一枚，同煎，至六分，去滓，食前温服。

［主治］适适阴阳，和养脾胃，兼治食饮易伤，腹胁痞满，口干多渴，常欲饮冷，四肢倦怠，大便不利。

24. 宣壅丸

［出处］《鸡峰普济方·卷第九·大便秘》

［组成］麻子仁，郁李仁（去皮，各二两并研为膏），陈橘皮，羌活，川芎，木香（各一两），槟榔（二个）。

上同为细末，与麻子仁、郁李仁膏同研炼蜜，和丸如梧子大，每服二三十丸，熟水下，不以时。

[主治] 大便秘滞有三，一者三焦五脏不和，热气小偏入肠胃；二者风客三焦，气弱传道不利；三者肾虚水少，胴肠干涩，皆令大便秘滞，并宜服。

25. 四顺饮子

[出处]《鸡峰普济方·卷第九·大便秘》

[组成] 大黄，赤芍药，甘草，当归（等分）。

上为粗末，每服五钱，水一盏，半煎至一盏，温服，利为度。

[主治] 大便不通，面目身热，口舌生疮，上焦冒闷，时欲得冷。此三阳气壅热并大肠，其脉洪大。

26. 小当归丸

[出处]《鸡峰普济方·卷第九·大便秘》

[组成] 当归（三分），桂（二分），威灵仙茸（一两）。

上为细末，水煮，面糊为丸，如梧子大，每服二三十丸，空心，生姜汤下，不以时。

[主治] 虚人秘涩，润养肠胃。

27. 厚朴汤

[出处]《素问病机气宜保命集·卷中·泻痢论第十九》

[组成] 浓朴（姜制，五两），白术（五两），半夏（二两），枳实（一两，炒），陈皮（去白，二两），甘草（三两，炙）。

上为粗末，每服三五钱。水一盏半，生姜五片，枣三枚，煎至一盏，去滓温服空心。

［主治］胃虚而秘者，不能饮食，小便清利。

28. 通幽汤

［出处］《脾胃论·卷下·通幽汤》

［组成］桃仁泥，红花（以上各一分），生地黄，熟地黄（以上各五分），当归身，炙甘草，升麻（以上各一钱）。

上㕮咀，都作一服，水二大盏，煎至一盏，去渣，稍热服之，食前。

［主治］幽门不通，上冲，吸门不开，噎塞，气不得上下。

29. 润肠丸

［出处］《脾胃论·卷下·润肠丸》

［组成］大黄（去皮），当归梢，羌活（以上各五钱），桃仁（汤浸，去皮尖，一两），麻子仁（去皮取仁，一两二钱五分）。

上除桃仁、麻仁另研如泥外，捣罗为细末，炼蜜为丸，如梧桐子大。每服五十丸，空心用白汤送下。

［主治］饮食劳倦，大便秘涩，或干燥，闭塞不通，全不思食，及风结、血秘，皆能闭塞也。

30. 四磨汤

［出处］《严氏济生方·咳喘痰饮门·喘论治》

［组成］人参，槟榔，沉香，天台乌药。

上四味，各浓磨水，和作七分盏，煎三五沸，放温服。或下养正丹尤佳。

[主治] 七情伤感，上气喘息，妨闷不食。

31. 脾积丸

[出处]《仁斋直指方论·卷十五·秘涩·大便秘涩证治》

[组成] 莪术（三两），京三棱（二两），良姜（半两，以上用米醋一升，于磁瓶内煮干，乘热切碎，焙），青皮（去白，一两），南木香（半两），不蛀皂角（三大挺，烧存性），百草霜（深村锅底者佳，三匙）。

上为细末，用川巴豆半两，只去壳，研如泥，渐入药末，研和得所，面糊丸麻子大。每服五丸，加至十丸，橘皮煎汤下。

[主治] 饮食停滞，腹胀痛闷，呕恶吞酸，大便秘结。

32. 木香逐气丸

[出处]《仁斋直指方论·卷十五·秘涩·大便秘涩证治》

[组成] 橘红，青皮（去白），槟榔（鸡心者，各半两），南木香（二钱半），川巴豆肉（一钱半，研如泥，渐入药夹研）。

上件并末，用生姜自然汁调神曲末为糊，丸麻子大。每服十丸，姜汤下。如气攻腹痛，枳壳、木瓜煎汤下。

[主治] 食积气滞，通利大便，兼治脚气、小肠气、诸气攻刺腹痛。

（四）明清时期

1. 调气饮

[出处]《丹台玉案·卷之五·秘结门》

［组成］广木香，槟榔，枳实，苏梗，青皮，陈皮（各二钱），玄明粉（四钱），水煎临服。

［主治］气闭结滞，大便不通肚腹急胀。

2. 通畅饮

［出处］《丹台玉案·卷之五·秘结门》

［组成］麻仁（研为泥），桃仁（去皮、尖），杏仁（去皮、尖），当归，滑石（各一钱五分），栝蒌仁（去壳），郁李仁（去壳），玄明粉，陈皮，枳壳（各一钱），水煎临服，入蜜一两热服。

［主治］一切闭结，枯燥之极。

3. 利火下导汤

［出处］《辨证玉函·卷之一·阴症阳症辨·大小便闭》

［组成］大黄三钱，当归一两，红花二钱，赤芍药三钱，厚朴二钱，枳实一钱，柴胡八分，火麻子三钱，水煎服。

［主治］阳火。

4. 升阳下阴汤

［出处］《辨证玉函·卷之一·阴症阳症辨·大小便闭》

［组成］熟地（一两），当归（五钱），地榆（一钱），火麻子（一钱），升麻（一钱），生地（五钱），麦冬（五钱），肉苁蓉（五钱，洗去盐水），水煎好，加入人乳半碗服。

［主治］阴火。

5. 濡肠饮

[出处]《辨证录·卷之九·大便闭结门九则》

[组成] 熟地（二两），当归（一两），肉苁蓉（一两，水洗，淡水浸，一日换水五次），水煎，空腹服。

[主治] 肾水涸。

6. 温肠开闭汤

[出处]《辨证录·卷之九·大便闭结门九则》

[组成] 巴戟天（一两），白术（一两），熟地（一两），山茱萸（五钱），附子（二钱）水煎服。

[主治] 肾火微。

7. 养血祛风润燥汤

[出处]《顾松园医镜·卷十五·数集·大便秘结》

[组成] 秦艽（二三钱），胡麻（炒研，三五钱），鲜首乌（养血祛风，五钱至一两），生地（凉血润燥，三五钱），松子仁（五钱至二两，研烂调服），牛乳（补血润燥，一杯或牛酥一二两），梨汁（治风热，利大肠，一杯）。

[主治] 风燥秘结。

## 二、中医古籍记载的其他治法

中医学理论博大精深，除了使用方药服用等内治法外，尚有如针灸、导引、灌肠、敷贴等中医特色治法，现分析如下。

（一）针刺法

《灵枢·五邪第二十》指出：“邪在肾，则病骨痛，阴痹。阴痹者，按之而不得，腹胀，腰痛，大便难，肩背颈项痛，时眩。取之涌泉、昆仑。视有血者，尽取之。”

《灵枢·杂病第二十六》主张应根据不同的症状，分经取穴。“厥气走喉而不能言，手足清，大便不利，取足少阴。”“厥而腹向向然，多寒气，腹中㱃㱃，便溲难，取足太阴。”“腹满，大便不利，腹大，亦上走胸嗌，喘息喝喝然，取足少阴。”“腹满食不化，腹响响然，不能大便，取足太阴。”“心痛，腹胀，啬啬然，大便不利，取足太阴。”“心痛引小腹满，上下无常处，便溲难，刺足厥阴。”

《针灸甲乙经》提及可治疗便秘的相关腧穴如大钟、中渚、太白等。《针灸甲乙经·卷九·三焦约内闭发不得大小便第十》：“三焦约，大小便不通，水道主之。大便难，中渚及太白主之。大便难，大钟主之。”

（二）灸法

孙思邈《备急千金要方·卷十五·脾脏方（凡十类）·秘涩第六》中云：“灸法：大便难，灸第七椎两旁各一寸，七壮。又灸承筋二穴各三壮，在腨中央陷内。大便不通，灸挟玉泉相去各二寸，名曰肠遗，随年壮（一云二寸半）。又灸大敦四壮，在足大趾聚毛中。大便闭塞，气结心坚满，灸石门百壮。后闭不通，灸足大都，随年壮。治老人小儿大便失禁，灸两脚大趾去甲一寸，三壮。又灸大趾歧间各三壮。”后世亦有引用其法。

陈延之《小品方·卷第十二·灸法要穴》曰：“大便闭塞，气结心满方。灸石关百壮。又方，灸足大都随年壮。”

（三）导引

《诸病源候论》中导引法为一特色。《诸病源候论·卷之十四·大便病诸候（凡五论）》：“大便难候：《养生方·导引法》云：偃卧，直两手，捻左右胁。除大便难、腹痛、腹中寒。口纳气，鼻出气，温气咽之数十，病愈。”又《诸病源候论·卷之十四·大便病诸候（凡五论）》：“大便不通候：《养生方·导引法》云：龟行气，伏衣被中，覆口鼻头面，正卧，不息九通，微鼻出气。治闭塞不通。”

（四）导法

王焘《外台秘要·卷第二十七·大便难方六首》提出导肠之法：“单用豉清，酱清，羊酪土瓜根汁，并单灌之，立出。（范汪同）”

杨士瀛《仁斋直指方论·卷十五·秘涩·大便秘涩证治》有纳后部而导之法：“煨蒜方：独头蒜煨熟去皮，以绵裹，纳后部即通。”

龚廷贤《寿世保元·卷五·大便闭》提出蜜导法、香油导法及猪胆导法。“蜜导法：蜜炼如饴，乘热作如指长二寸，两头如锐，纳谷道中。良久，下燥粪，加皂角捻末少许更效。”“香油导法：用竹管蘸葱汁，深入大便内。以香油一半，温水一半，同入猪尿胞内，捻入竹管，将病人倒放，脚向上，立时即通。一论自汗小便利，而大便燥硬，不可攻，以此方导之。”“猪胆导法：猪胆一枚，倾去一小半，仍入好醋在内，用竹管相接，套入谷道中，以手指捻之，令胆汁直射入内，少许即通，盖酸苦益阴以润燥也。”

（五）熏法

张锐《鸡峰普济方·卷第九·大便秘·熏法》：“熏法：野狐骨、艾叶（不以多少），上烧烟，熏谷道，以痛为度。”

杨士瀛《仁斋直指方论·卷十五·秘涩·大便秘涩证治》：“熏方：不蛀皂角，用碗烧置于桶内，熏其后部，自通。”

（黎颖婷　林瑞达　胡丽娟）

## 第三节　“腹痛”方药的古代文献研究

### 一、有关“腹痛”的复方研究

（一）汉代以前

1. 芍药甘草汤

［出处］《伤寒论·辨太阳病脉证并治法上第五》

［组成］白芍药四两（味酸，微寒），甘草四两（炙，甘平）。

上二味㕮咀，以水三升，煮取一升半，去滓，分温再服之。

［主治］伤寒脉浮，自汗出，小便数，心烦，微恶寒，脚挛急，反与桂枝汤，欲攻其表，此误也，得之便厥。咽中干、烦躁、吐逆者，作甘草干姜汤与之，以复其阳。若厥愈、足温者，更作芍药甘草汤与之，其脚即伸。

2. 小建中汤

［出处］《伤寒论·辨太阳病脉证并治中第六》

［组成］桂枝三两（去皮，味辛，热），甘草三两（炙，味甘，平），大枣十二枚（擘，味甘，温），芍药六

两（味酸，微寒），生姜三两（切，味辛，温），胶饴一升（味甘，温）。

上六味，以水七升，煮取三升，去滓，内胶饴，更上微火，消解，温服一升，日三服。

［主治］伤寒腹中急痛者。

3. 四逆散

［出处］《伤寒论·辨少阴病脉证并治第十一》

［组成］甘草（炙，甘平），枳实（破，水渍炙干，苦寒），柴胡（苦寒），芍药（酸微寒）。

上四味，各十分，捣筛，白饮和，服方寸匕，日三服。

［主治］少阴病，四逆，其人或咳，或悸，或小便不利，或腹中痛，或泄利下重者。

4. 厚朴三物汤方

［出处］《金匮要略·腹满寒疝宿食病脉证治第十》

［组成］厚朴八两，大黄四两，枳实五枚。

上三味，以水一斗二升，先煮二味，取五升，内大黄，煮取三升，温服一升，以利为度。

［主治］痛而闭者。

（二）两晋隋唐时期

温脾汤

［出处］《备急千金要方·卷十三·心脏方·心腹痛第六》

［组成］甘草，附子，人参，芒硝（各一两），当归，干姜（各三两），大黄（五两）。

上七味㕮咀，以水七升煮取三升，分服，日三。

［主治］腹痛脐下绞结绕脐不止方。

（三）宋金元时期

1. 补脾诃黎勒散

［出处］《太平圣惠方·卷第五·治脾虚补脾诸方》

［组成］诃黎勒（半两，煨，用皮），草豆蔻（三分，去皮），陈橘皮（半两，汤浸去白瓤，焙），附子（三分，炮裂去皮），浓朴（三两）。

上件药，捣筛为散。每服三钱，以水一中盏，入生姜半分、枣三枚，煎至六分，去滓。不计时候稍热服。

［主治］脾气虚，大肠下泄，腹痛，不思饮食，四肢少力。

2. 木香散

［出处］《太平圣惠方·卷第五·治脾脏虚冷泄痢诸方》

［组成］木香（一两），肉豆蔻（一两，去壳），人参（一两，去芦头），附子（二两，炮裂，去皮、脐），当归（二两），苍术（二两）。

上件药，捣粗、罗为散。每服三钱，以水一中盏，入枣三枚，煎至六分，去滓，食前稍热服之。

［主治］脾脏虚冷，大肠泄痢，腹内疼痛，心腹（四肢）不和，少思饮食。

3. 香连丸

［出处］《太平圣惠方·卷第二十八·治虚劳兼痢诸方》

［组成］木香（一两），黄连（一两，去须别炒），地

榆（一两，锉），诃黎勒（二两，煨，用皮），浓朴（二两，去粗）。

上件药，捣罗为末。炼蜜和丸，如梧桐子大。每服不计时候，粥饮下二十丸。

[主治] 虚劳，泄痢腹痛，不欲饮食。

4. 木香丸

[出处]《圣济总录·卷第二十·肠痹》

[组成] 木香（一两），诃黎勒（煨，用皮，一两半），白术（一两），桂（去粗皮，一两），附子（炮裂，去皮脐，二两），芜荑（微炒，一两），高良姜（锉，一两），肉豆蔻（去壳，半两），浓朴（去粗皮，生姜汁炙过，二两），干姜（炮，三分），甘草（炙，锉，半两）。

上一十一味，捣罗为末，以曲末煮作糊，和捣三二百杵，丸如梧桐子大。食前生姜枣汤下二十丸。

[主治] 肠痹腹胀痛，时复飧泄，食不消化。

5. 草豆蔻散

[出处]《圣济总录·卷第四十四·脾脏门·脾脏虚冷泄痢》

[组成] 草豆蔻（去皮，一两），高良姜（三分），桂（去粗皮），丁香，木香，五味子，白豆蔻（去皮），陈橘皮。

上一十味，捣罗为散，研匀，每服二钱匕，煨生姜木瓜汤调下。

[主治] 脾胃寒，腹中虚鸣，泄泻不止。

6. 朴附丸

［出处］《圣济总录·卷第五十·大肠门·大肠虚》

［组成］浓朴（去粗皮，生姜汁炙一两），附子（炮裂，去皮、脐，半两），甘草（炙，一两），干姜（炮裂，一两）。

上四味，捣罗为末，酒煮面糊，丸如梧桐子大，每服五十丸，食前温米饮下。

［主治］大肠虚冷，便利滑泄，不思饮食，肠鸣腹痛。

7. 逍遥散

［出处］《太平惠民和剂局方·卷九·治妇人诸疾》

［组成］甘草（微炙赤，半两），当归（去苗，锉，微炒），茯苓（去皮，白者），芍药（白），白术，柴胡（去苗）各一两。

上为粗末。每服二钱，水一大盏，烧生姜一块切破，薄荷少许，同煎至七分，去渣热服，不拘时候。

［主治］血虚劳倦，五心烦热，肢体疼痛，头目昏重，心忪颊赤，口燥咽干，发热盗汗，嗜卧，及血热相搏，月水不调，脐腹胀痛，寒热如疟。又疗室女血弱阴虚，荣卫不潮热，肌体羸瘦，渐成骨蒸。

8. 附子理中丸

［出处］《太平惠民和剂局方·卷之五·治痼冷·附子理中丸》

［组成］附子（炮，去皮、脐），人参（去芦），干姜（炮），甘草（炙），白术（各三两）。

上为细末，用炼蜜和为丸，每两作一十丸。每服一丸，以水一盏化破，煎至七分，稍热服之，空心食前。

［主治］脾胃冷弱，心腹绞痛，呕吐泄利，霍乱转筋，体冷微汗，手足厥寒，心雷鸣，呕哕不止，饮食不进，及一切沉寒痼冷，并皆治之。

9. 白术汤

［出处］《严氏济生方·诸虚门·五劳六极论治》

［组成］白术，人参，草果仁，干姜（炮），浓朴（姜制，炒），肉豆蔻（面裹，煨），橘皮（去白），木香。

上㕮咀，每服四钱，水一盏半，姜五片，枣一枚，煎至七分，去滓，食前温服。

［主治］脾劳虚寒，呕吐不食，腹痛泄泻，胸满喜噫，多卧少起，情思不乐，肠鸣体倦。

10. 加味七气汤

［出处］《严氏济生方·心腹痛门·心痛论治》

［组成］半夏（汤泡七次，三两），桂心（不见火），玄胡索（炒，去皮，各一两），人参，甘草（炙，各半两），乳香（三钱）。

上㕮咀，每服四钱，水一盏半，生姜七片，枣一枚，煎至七分，去滓，食前温服。

［主治］喜、怒、忧、思、悲、恐、惊七气为病，发则心腹刺痛不可忍，时发时止，发则欲死。及外感风寒湿气作痛，亦宜服之。

11. 补中益气汤

［出处］《脾胃论·卷中·补中益气汤》

［组成］黄芪（病甚，劳役热者一钱），甘草（以上各

五分，炙），人参（去节，三分，有嗽去之），当归身（三分，酒焙干，或日干，以和血脉），橘皮（不去白，二分或三分，以导气，又能益元气，得诸甘药乃可，若独用泻脾胃），升麻（二分或三分，引胃气上腾而复其本位，便是行春升之令），柴胡（二分或三分，引清气，行少阳之气上升），白术（三分，降胃中热，利腰脐间血）。

上件㕮咀，都作一服，水二盏，煎至一盏，去滓，早饭后温服。

[主治] 脾胃气虚，发热，自汗出，渴喜温饮，少气懒言，体倦肢软，面色㿠白，大便稀溏，脉洪而虚，舌质淡，苔薄白。或气虚下陷，脱肛，子宫下垂，久泻、久痢，久疟等，以及清阳下陷诸证。

（四）明清时期

1. 白术芍药散，即痛泻要方

[出处]《景岳全书·卷之五十四·书集·古方八阵·和阵》

[组成] 白术（炒，三两），芍药（炒，二两），陈皮（炒，两半），防风（一两）。

上或煎，或丸，或散，皆可用。久泻者加炒升麻六钱。

[主治] 痛泻。

2. 柴胡疏肝散

[出处]《景岳全书·卷之五十六·宇集·古方八阵·散阵》

[组成] 陈皮（醋炒），柴胡（各二钱），川芎，枳壳（麸炒），芍药（各一钱半），甘草（炙，五分），香附（一

钱半)。

水一盅半，煎八分，食前服。

[主治] 胁肋疼痛，寒热往来。

3. 良附丸

[出处]《良方集腋·卷上·气痹门》

[组成] 高良姜(酒洗七次，焙、研)，香附子(醋洗七次，焙、研)。

上二味，须要各焙、各研、各贮，否则无效。

[主治] 心口一点痛，乃胃脘有滞，或有虫，多因恼怒及受寒而起，遂致终身不瘥。俗云心头痛者非也。

4. 膈下逐瘀汤

[出处]《医林改错·卷上·膈下逐瘀汤所治症目》

[组成] 灵脂(二钱，炒)，当归(三钱)，川芎(二钱)，桃仁(三钱，研泥)，丹皮(二钱)，赤芍(二钱)，乌药(二钱)，元胡(一钱)，甘草(三钱)，香附(钱半)，红花(三钱)，枳壳(钱半)。

水煎服。

[主治] 凡肚腹疼痛，总不移动，是血瘀，用此方治之极效。

5. 少腹逐瘀汤

[出处]《医林改错·卷下·少腹逐瘀汤说》

[组成] 小茴香(七粒，炒)，干姜(二分，炒)，元胡(一钱)，没药(二钱，研)，当归(三钱)，川芎(一钱)，官桂(一钱)，赤芍(二钱)，蒲黄(三钱，生)，灵脂(二钱，炒)。

水煎服。

［主治］少腹积块疼痛，或有积块不疼痛，或疼痛而无积块，或少腹胀满，或经血见时，先腰兼少腹疼痛，或粉红兼白带，皆能治之，效不可尽述。

## 二、中医古籍的其他治法

中医学理论博大精深，除了使用方药服用等内治法外，尚有如针灸、敷贴、按揉、导引等中医特色治法，现分析如下。

（一）针刺法

《灵枢·四时气第十九》中指出，无论阴阳寒热何种失调所致的腹痛，均可取足三里来调整治疗。“小腹痛肿，不得小便，邪在三焦约，取之太阳大络，视其络脉与厥阴小络结而血者，肿上及胃脘，取三里”。

王叔和在《脉经·卷二·平三关病候并治宜第三》提出，尺脉紧、脐下痛多为肾元不足，因此用温补气血之法来治疗：“宜服当归汤，灸天枢，针关元，补之。”

《备急千金要方》记载了治疗腹痛的足三里、涌泉、侠溪、气冲、复溜、中封、肾俞、承筋、阴包、承山、大敦、石门、商丘、气海、关元、委中、照海、太溪、高曲（一名商曲）、四满、天枢、外陵、腹结、鸠尾、中极、水分、巨虚、上脘、阴跷、行间、丰隆、阴交、委阳等穴位。这些穴位刺激方法可刺可灸，通过疏通经络、活血止痛的功效来治疗腹痛。

李东垣指出，脾胃受损、胃气下流，导致五脏气机逆乱，是多种疾病的根源之所在。五脏气乱在于心者，取手少阴心经的神门、大陵；在于肺者，取手太阴肺经的鱼际、太渊。《脾胃论·卷中·胃气下溜五脏气皆乱其为病互相出见论》：“气在于肠胃者，取之足太阴、阳明；不下者，取之三里（章门、中脘、三里）”。

（二）灸法

《肘后备急方·卷一·救卒客忤死方第三》：“灸鼻人中三十壮。”《肘后备急方·卷一·治卒得鬼击方第四》：“灸脐下一寸，二壮；灸脐上一寸，七壮，及两踵白肉际，取瘥。”《肘后备急方·卷二·治卒霍乱诸急方第十二》：“若达脐痛急者，灸脐下三寸三七壮，名关元，良。”

《小品方·卷第十二·灸法要穴》：“泄利食不消，不作肌肤，灸脾俞，随年壮。”“泄利不禁，少腹绞痛，灸丹田穴百壮，在脐下二寸。”

（三）敷贴法

《肘后备急方·卷四·治卒心腹癥坚方第二十六》：“治卒暴癥，腹中有物如石，痛如刺，昼夜啼呼。不治之，百日死。方：牛膝二斤，以酒一斗，渍，以密封于热灰火中，温令味出。服五合至一升，量力服之。……又方，多取商陆根捣蒸之。以新布藉腹上，药披着布上，勿腹上，冷复之，昼夜勿息。又方：五月五日，葫十斤，去皮，桂一尺二寸，灶中黄土，如鸭子一枚，合捣，以苦酒和涂，以布病，不过三，瘥。”商陆性味苦寒而能清热止痛。葫即大蒜，性味辛温，与桂、灶心土等同用，可温热除寒止痛。

（四）按揉法

按摩：《肘后备急方·卷一·治卒腹痛方第九》："使病患伏卧，一人跨上，两手抄举其腹，令病患自纵重轻举抄之，令去床三尺许，便放之，如此二七度止。""令卧枕高一尺许，拄膝使腹皮踧气入胸，令人抓其脐上三寸便愈。能干咽吞气数十遍者弥佳。此方亦治心痛，此即伏气。"

捏脊：《肘后备急方·卷一·治卒腹痛方第九》："拈取其脊骨皮深取痛引之，从龟尾至顶乃止。未愈，更为之。"

（五）导引

巢元方认为，不同的导引动作，可用于治疗不同病因所致的腹痛。

寒邪腹痛宜温中。《诸病源候论·卷之三·虚劳病诸候上（凡三十九论）》："虚劳里急候：《养生方·导引法》云：正偃卧，以口徐徐纳气，以鼻出之。除里急、饱食。后小咽气数十，令温中；若气寒者，使人干呕腹痛，从口纳气七十所，咽，即大填腹内，小咽气数十；两手相摩，令极热，以摩腹，令气下。"

湿邪腹痛宜除湿。《诸病源候论·卷之四·虚劳病诸候下（凡三十六论）》："虚劳阴下痒湿候：《养生方·导引法》云：偃卧，令两手布膝头，取踵置尻下，以口纳气，腹胀自极，以鼻出气，七息。除阴下湿，少腹里痛、膝冷不遂。"

便秘腹痛通大便。《诸病源候论·卷之十四·大便病诸候（凡五论）》："大便难候：《养生方·导引法》云：偃卧，直两手，捻左右胁。除大便难、腹痛、腹中寒。口纳气，鼻出气，温气咽之数十，病愈。”

（六）热熨法

热熨法可除寒止痛，用于治疗感寒腹痛。《备急千金要方》：“熨蒸法：凡心腹冷痛者，熬盐一斗熨或熬蚕砂烧砖石蒸熨，取其里温暖止蒸，土亦大佳。”

（张海燕　林瑞达 陈君千）

## 第四节　肠易激综合征方药的现代文献研究

### 一、治疗肠易激综合征的主要中药汤剂及用药原则

在随机对照临床试验中运用较广泛的汤剂有痛泻要方、参苓白术散、柴胡疏肝散、四逆散、半夏泻心汤、葛根芩连汤、六磨汤、麻子仁丸等。共检索到5篇关于痛泻要方治疗肠易激综合征的随机对照临床文献，研究显示痛泻要方及加味对于改善腹泻型肠易激综合征的临床症状具有显著作用。另外检索到8篇小样本随机对照临床试验文献，显示运用自拟方治疗肠易激综合征，对于改善肠易激综合征患者的临床症状有疗效，用药多选健脾、疏肝理气、温补肾阳、养心安神之类。健脾类药物可选党参、黄芪、茯苓、白术、山药、莲子肉、炙甘草、薏苡仁等；疏肝理气类药物可选郁金、白芍、柴胡、木香、香附等；温阳类药物可选熟附子、干姜、肉桂、肉豆蔻、吴茱萸等。

## 二、治疗肠易激综合征的主要口服中成药用药情况

单纯使用中成药治疗肠易激综合征的随机对照试验，临床报道文献较少。目前查找到有关的中成药有肠吉泰颗粒剂（江苏天江药业有限公司），组成：白术、白芍、乌梅、甘草、防风、陈皮等，以治疗腹泻型肠易激综合征（肝郁脾虚型）为主。

## 三、肠易激综合征外治法

目前肠易激综合征常用的外治法有：针灸、拔火罐、推拿、按摩、灌肠、穴位贴敷、埋线等方法。

（黎颖婷　李建华）

## 参考文献

[1] 旋宝泰. 痛泻宁颗粒治疗腹泻型肠易激综合征60例临床观察. 河北中医，2011，33（8）：1215－1216.

[2] 李积良. 痛泻要方配合西药治疗肠易激综合征50例. 陕西中医，2011，32（1）：9－10.

[3] 秦会生. 痛泻要方加味配合西药治疗肠易激综合征30例临床观察. 河北中医，2010，32（10）：1512－1513.

[4] 潘智美，李洪波，谭凯文，等. 痛泻要方加味合穴位埋线治疗腹泻型肠易激综合征30例. 河北中医，2009，31（12）：1827.

[5] 鲍国瑞，石纶. 痛泻要方合附子理中汤治疗腹泻型肠易激综合征36例临床观察. 天津中医药，2008，25（1）：28.

# 第五节　名中医治疗肠易激综合征方药的文献研究

## 一、周仲瑛

周老治疗本病的用药经验整理如下。

### （一）脾阴虚损，补脾益阴、忌用温燥

禀赋薄弱或因病伤脾，脾阴不足，机体适应能力下降，则脾胃不耐重负，稍食油腻生冷，辄易溏泻、腹胀。《药鉴》云："脾阴足诸邪息。"正是强调脾阴在机体防御功能方面的作用。肠易激综合征脾阴虚型多表现为：大便溏泻，进食生冷油腻加重，不思饮食，食后腹胀，口干唇燥，或形体消瘦，五心烦热，舌红而干或有裂纹、苔少或光剥，脉细。治宜补脾阴、健脾运，禁用香燥温药。常用药如太子参、山药、白扁豆、石斛、炒白芍、炙鸡内金、生麦芽等。肝气乘侮，加玫瑰花、炒延胡索；兼夹肠腑湿热者，加败酱草、生薏苡仁等。

### （二）虚实夹杂，理中清肠、寒热并用

本类泄泻纯虚纯实者少，虚实夹杂者多。周老认为，脾虚与湿盛是本病的两个主要方面。《景岳全书》云："泄泻之本，无不由乎脾胃。"脾气虚弱、清阳不升，运化失常则生飧泄，治疗可用参苓白术散、理中汤等；若脾虚生湿，或外邪内侵，引动内湿，则虚中夹实，治当辨其湿邪夹热与夹寒之不同，临床一般以肠腑湿热最为常见，药用败酱

草、红藤、黄柏、樗根皮、凤尾草、猪苓、茯苓等；寒湿偏重则用苍术、厚朴、肉桂、辣蓼等。

（三）肝脾不和，抑肝扶脾、兼调情志

脾胃素弱，复加情志拂郁、精神紧张，则肝失疏泄，横逆乘脾，脾气益虚，运化失职而致泄泻，即叶天士所谓“阳明胃土已虚，厥阴肝风振动”。治宜抑木扶土法，方用痛泻要方、四逆散化裁，常用药如焦白术、炒白芍、陈皮、防风、甘草、乌梅、炒枳壳、玫瑰花、苍耳草等。兼失眠多梦者，加黄连、肉桂；肠腑湿热者，加红藤、败酱草；腹部冷痛者，加炒延胡索、花椒壳等。对此型患者，临诊尤需言语开导，畅其情志，并嘱其平日自我调适，切忌情绪过激。

## 二、王正公

养血润肠煎

组成：生首乌15g（用鲜者更好），生当归9g，生赤芍9g，火麻仁15g。

主治：血虚肠燥便秘，症见大便秘结、面色无华、头晕目眩、心悸、唇舌淡、脉细涩。

方解：方中生首乌养血润肠通便；生当归补血；火麻仁润肠；生赤芍制约血虚阴虚内生之热。

加减：产后或手术后因血虚而致肠燥便结，如见面色萎黄或苍白、头晕目眩、乏力等血虚症状显著者，可加入生地黄、白芍、红枣，待大便成条后再加入党参、黄芪益气生血。如兼见气虚者，可加党参、黄精。热病后津液耗伤而见舌红津少、口干唇燥、脉细弦或细数者，可选加石斛、生地、玄参、麦冬、花粉等养胃生津之品。如见眩晕、头胀头痛、耳鸣、腰酸、足软、舌红、脉细弦等肝肾阴虚肝阳偏亢者，可选加桑椹子、生地黄、女贞子、乌豆衣、菊花等。如见咳嗽、咽干、低热、面红火升，舌红、脉细数等肺阴虚症状者，加入南北沙参、天麦冬、瓜蒌仁、杏仁等。如见脘腹痞胀、纳呆者，加入陈皮、佛手、鸡内金、麦芽；如见嗳气者，加旋覆花、代赭石。如见心悸、不寐等心阴虚者加入柏子仁、淮小麦、枣仁、玉竹等。

## 三、陆永昌

温肾健脾止泻方

组成：台党参18g，炒白术15g，茯苓15g，白扁豆（花尤佳）18g，焦山楂18g，炒故纸12g，炒神曲12g，炒泽泻12g，炒吴茱萸9g，五味子9g，炒白芍15g，煨诃子肉9g，煨肉豆蔻6~9g，广木香6g，砂仁9g，炙甘草6g。

主治：肾阳虚衰，命门火微，脾失温煦，健运无权，以致胃之关门不固，大肠传导失司，而泄泻经久不愈者。症见大便时溏时泻，水谷不化，饮食减少，脘腹胀闷不舒，面色萎黄，形寒肢冷，腰膝酸软，舌淡苔白，脉沉细弱。

方解：久病体弱，肾阳亏虚，脾失健运，胃失和降，则水反为湿、谷反为滞，精华之气不能转输，此乃慢性泄泻病机之关键。故温肾、健脾、调胃以图其本，固肠、化湿、止泻以治其标，标本兼顾庶为治疗本病之上策。方中台党参味甘性平，炒白术甘苦性温，茯苓味甘而淡，其性平和。三味均为健脾、益气、渗湿、止泻之品。炒山楂酸甘微温，消肉食，止泻，与健脾化湿之白扁豆（花）同用，对急慢性泄泻疗效均佳。泽泻味甘性寒，渗湿利水，炒用去其寒凉之性，存其利水渗湿之用，与健脾和胃之炒神曲、补火生土之炒故纸同用，治疗慢性泄泻，有开有合，既有止泻之功，又无碍中之弊。煨豆蔻味辛性温，煨诃子肉味苦酸性平，二药均能固肠止泻，治疗脾胃虚寒之久泻，效果益彰。砂仁、木香均能醒脾调胃、行气止痛，疗胸腹胀满而治泄泻，惟木香若用于止泻，当煨熟用。白芍苦酸微寒，炒用减其寒性，存其柔肝和脾、缓急止痛、止泻之效。五味子性温质润，补中寓涩，益气固脱，涩肠止泻；甘草甘平，调和诸药，炙则温中，能益气健脾。全方共奏温肾阳、健脾运、固肠道、止泄泻之效。

加减：如患者素体虚弱，形寒肢冷，服上方 12～15 剂后，泄泻虽减，而腹痛甚者，加醋炒粟壳、炒干姜、川附子各 6～9g，并酌情加党参、炒白术、炒白芍、炙甘草之用量，以增其温肾暖脾、固肠止泻、缓解腹痛之功。刘惠民先生尝谓："粟壳醋炒，不仅能增加固肠止泻之效，且能避其成瘾之弊。"屡经运用，信哉斯言！

## 四、余绍源

加味四逆散

组成：柴胡 10g，白芍 15g，枳壳 15g，木香 12g（后下），郁金 15g，佛手 15g，延胡索 15g，苏梗 12g，甘草 6g。每日 1 剂，水煎服。

主治：大便不调，或稀烂便，细条状，排不爽，日解多次；或粪干结呈羊粪状，排便难，多日一解；或黏液便，如胶冻，后重感，次数不定。以情绪不畅时多发或加重，常伴少腹痛，或腹部时有条状物隆起，胸胁胀满，嗳气太息，失眠多梦。妇女月事不调，舌质淡红、苔薄白或厚腻，脉弦或滑。

方解：方中以四逆散为疏肝主方，其中柴胡疏肝解郁，白芍柔肝体而益肝用，与甘草配伍能缓急止痛。枳实改为枳壳，意在取其既可泻脾气之壅滞，又可宽畅气机。加木香、佛手、苏梗以加强疏肝理气作用；加延胡索、郁金以行气活血止痛。诸药合用，共奏疏肝理气、通滞止痛之效。

加减：大便稀烂者，此为夹湿泄泻，宜加藿香12g、白术15g以化湿燥湿；大便干结者，此为气滞便秘，宜加郁李仁20g、槟榔15g以通便；粪便带较多白色胶冻，此为痰湿，可加苍术15g、陈皮6g、莱菔子15g；若患者出现便秘伴口干喜饮，头面阵热，烦闷失眠，舌红少苔，则为肝郁化热、灼伤阴津，宜加生地30g、麦冬15g、玄参15g、熟枣仁15g、火麻仁15g以增液行舟。

## 五、周福生

周福生教授治疗肠易激综合征用药特点：

（一）标本同治

IBS病机虚实夹杂，症状复杂多变，病程迁延反复，故治法宜标本同治。腹泻型患者多为肝郁脾虚夹湿，周教授在选用茯苓、白术、法半夏、白芍等健脾柔肝时，合用藿香、佩兰、白豆蔻、薏苡仁、茵陈祛湿止泻；便秘型多从气阴亏虚、脾肾阳虚夹热、夹癖辨治，据证分别选用五爪龙、太子参、玄参、生地黄、玉竹等益气养阴，以及白术、山药、肉苁蓉、怀牛膝、菟丝子、杜仲等健脾补肾，并选用蒲公英、黄连、布渣叶等清热消积，选用丹参、赤芍、郁金、延胡索等活血，选用火麻仁、桃仁、郁李仁、柏子仁等润肠通便。标本兼治，祛邪而不伤正气，正气胜复有助驱邪外出。

（二）注重气机

周教授认为，调理气机是治疗的重要治则。由于肝气郁结，心气受损，脾气不升，腑气不通，故患者多表现有气机失调症状，如心烦易怒、失眠多梦、腹胀腹痛、泄泻或便秘。临证常选用柴胡、枳壳、木香、佛手、厚朴、紫苏梗、乌药、陈皮、大腹皮等理气之品，以舒达肝气，用以调畅胃肠气机；又因患者病情反复发作，久则入络，易瘀血内阻，行气则使血行，通则不痛。

（三）养心安神

周教授根据多年临床经验，提出心胃不和是本病的重要病机。经临床观察发现，部分患者治以疏肝解郁之品后，焦虑多疑、心烦易怒、失眠多梦等症依然存在，而改用从心论治，用调心安神和胃之法后，则收到良好效果。辨证用药酌加夜交藤、合欢皮、生龙骨、酸枣仁等补养阴血、养心安神之品，使患者神疲懒言、体倦乏力、烦躁易怒或失眠多梦等症得到明显改善。《素问·逆调论》曰：“胃不和则卧不安。”反之，卧不安也可致胃不和，说明安神宁心可和胃也。

## 六、田振国

通腑宁颗粒是田振国教授的临床经验方，由厚朴、木香、延胡索、吴茱萸、胡黄连、滑石等13味中药组成，诸药合用，寒热平调，而达通调气血、厚肠止泻之功。

方中厚朴苦、辛、温，入脾、胃、肺、大肠经，辛能散结，苦可燥湿，温能祛寒，疗“腹痛胀满，泄痢”（《名医别录》）之疾，长于行气、燥湿、消积，以治实胀为主，为消除胀满之要药，凡气滞、湿阻、食积所致胀满均适宜。同时配以甘草，寓攻于补，更为妥善，是为方中君药。木香辛、苦、温，归脾、胃、大肠、胆经，气芳香而辛散温通，擅长于调中宣滞、行气止痛，“专治气滞诸痛”（《本草求真》），治泄泻、腹胀、里急后重之证，为常用之品。延胡索辛、苦、温，归肝、脾经，长于理气止痛。吴茱萸辛、苦、热而入脾、胃诸经，辛主行散，苦能燥湿，故有“下气止痛”（《本经》）之功，主“腹内绞痛”（《名医别录》）“吐泻腹痛”（《药性论》）。上3味侧重以理气止痛而建功，故均为臣药。方中胡黄连苦寒，入肝、胃、大肠经，乃清热燥湿之佳品。“善除湿热，故主久痢成疮及冷热泄痢，厚肠胃”（《本草经疏》），“清导下焦湿热，其力愈专”（《本草正义》）。选用胡黄连而不用黄连，是本方的一大特点。此乃遵《本草正义》所云：“按胡黄连之用，悉与川连同功。唯沉降之性尤速，故清导下焦湿热，其力愈专，其效较川连为捷。”黄柏苦寒，入肾、膀胱经，功擅清热燥湿，主“肠胃中结热”（《本经》），“泄己土之湿热”，故“调热痢下重”（《长沙药解》），治湿热泄泻。滑石甘、寒，归膀胱、肺、胃经，有清热祛湿利尿之功，使湿热之邪由小便而解，而“止泻痢”（《本草再新》）。芦根甘寒，入肺胃经，亦为清热利尿之剂，可导湿热之邪由水道而除。天花粉苦、微甘、寒，入肺、胃经，用于痈肿疮疡、热毒炽盛，有清热泻火、排脓散肿的功效，有利于溃疡的恢复。白芍苦、酸、微、寒，入肺、脾经，能“止热泻”（《本草正义》），除“肠胃湿热”（《药品化义》），“为腹痛之主药”（《本草正义》）。此6味相伍为用，力主清热燥湿，更助君臣药之力，因而共为方中佐药。山楂酸、甘、微温，入脾、胃、肝经，为消肉食积滞要药，又可活血化癖，用于食滞不化、泻痢腹痛。麦芽甘、平，入脾胃经，“消化一切米面、诸果食积”（《本草纲目》）。山楂、麦芽合用，可消各种食积，以减轻脾胃及肠道负担。此二味相得弥彰，亦为方中佐药。甘草，甘、平，归脾、胃诸经，能缓急和中，与苦酸微寒的白芍合用，即芍药甘草汤，是酸甘相伍、缓急止痛的最佳组合；甘草又能调和诸药，在方中兼司佐使之职。

总之，通腑宁颗粒针对肠道气机瘀滞、气血运行不畅这一病机，侧重通调气血，寒热平调，调气除湿、消食导滞、清热除邪，解毒化浊，清痢止泻，散癖止痛、洒陈六腑而清利大肠。诸药合用，充分体现君、臣、佐、使的协同作用，体现“治腑以通为用、以通为补”的治疗原则，如此可通调肠胃气机，恢复肠道功能，使病变恢复，疾病向愈。本方可收标本兼治的效果，在侧重单一病种治疗的经验积累方面，在本病病理机制认识和选药组方等方面，均有独到创新之处。

## 七、刘沈林

调肝运脾方

组成：党参15g，炒白术10g，炮姜5g，茯苓12g，防风10g，白芍10g，陈皮6g，川黄连3g，煨木香10g，肉豆蔻5g，木瓜15g，炒建曲15g。

方解：党参、炒白术、茯苓益气健脾。炮姜、肉豆蔻温运脾阳。本病以脾虚为基础，不仅有脾气虚，而且有脾阳虚，《医学必读》曰："无湿不成泄。"所以泄泻的发病与湿邪也有关系，而湿为阴邪，得阳始运，故治疗本病时宜选用温中化湿之品。防风、陈皮、木香调理肝之气机。防风、陈皮为痛泻要方中的主要药物，有调理肝脾气机的作用，木香行脾胃气滞，三者相伍，疏肝和脾，行气散滞。白芍、木瓜柔肝，敛肝。川黄连清热、燥湿、厚肠胃。炒建曲消导助运。

（黄绍刚　林仰锦）

## 参考文献

[1] 李振彬．周仲瑛教授治疗肠易激综合征的经验．新中医，1997，29（8）：10－11.

[2] 上海市卫生局．上海老中医经验选集．上海：上海科学技术出版社，1980. 21.

[3] 柴国钊，李志文，吴修贤．中华当代名医妙方精华．长春：长春出版社，1993.107－108.

[4] 余绍源．中西医结合治疗内科常见病．广州：广东人民出版社，1996.130.

[5] 陈晓敏．周福生教授治疗肠易激综合征经验介绍．新中医，2006，38（6）：10－11.

[6] 柳红盼．田振国教授治疗肠易激综合征经验总结．沈阳：辽宁中医药大学，2008年．

[7] 叶柏，陈静．刘沈林教授运用调肝运脾法治疗腹泻型肠易激综合征经验．光明中医，2007，27（8）：1513－1514.

# 第五章　名医典型医案

## 第一节　古代名医治疗腹痛、泄泻、便秘典型医案

### 一、腹痛

案一

某，脉沉紧为里寒，木旺土衰，浊阴上攻，腹拘急时痛，胁胀，腰痛，宜苦辛通法，兼醒脾阳。

白蔻仁（一钱），官桂（一钱），川朴（二钱），半夏（三钱），生苡仁（三钱），荜茇（一钱），藿梗（三钱），木香（八分），生香附（三钱），广皮（钱半），郁金（二钱），乌药（二钱）。

（选自《吴鞠通医案·卷五·脾胃》）

案二

徐（左），气虚脾弱生痰。脾为湿土，喜温恶寒，燕窝清肺养阴，清肺则伤脾土，养阴愈助脾湿，所以服食既

久，而得腹痛便泄之证。拟和中温运，清利水湿，以善其后。

台白术，制半夏，生熟薏仁，川朴，煨姜，云茯苓，木猪苓，土炒陈皮，泽泻。

（选自《张聿青医案·卷九·腹痛》）

案三

华，腹痛三年，时发时止，面色明亮，是饮邪，亦酒湿酿成。因怒左胁有形，痛绕腹中，及胸背诸俞，乃络空，饮气逆攻入络。食辛热痛止复痛。盖怒则郁折肝用，惟气辛辣可解，论药必首推气味。（郁怒饮气入络）

粗桂枝木（一钱），天南星（姜汁浸，炮黑，一钱半），生左牡蛎（五钱，打碎），真橘核（炒香，打，一钱半），川楝子肉（一钱），李根东行皮（一钱）。

（选自《临证指南医案·卷八·腹痛》）

案四

胡，腹中雷鸣切痛，痛甚则胀及两腰，呕吐酸苦水。此水寒之气侮脾，乃中土阳气不足也。温而通之。

附子理中汤去草，加川椒、吴茱萸、水红花子。

又，脾脏虚寒，宿积痰水阻滞，腹中时痛，痛甚则呕。仿许学士法。

附子理中汤加当归、茯苓、吴茱萸、枳实、大黄。

渊按：温下之法甚善，惜以后易辄耳。

又，腹痛，下午则胀，脉沉弦，此属虚寒挟积。前用温下，痛势稍减。今以温中化积。

川熟附，党参，干姜，花槟榔，茯苓，当归，青皮，陈皮，乌药。

又，腹痛三年，时作时止，寒在中焦，当与温化无疑。然脉小弦滑，必有宿积。前用温下、温通两法，病虽减而未定。据云每交午月其痛倍甚，则兼湿热，故脉浮小而沉大，按之有力，此为阴中伏阳也。当利少阴之枢，温厥阴之气，运太阴之滞，更参滑以去着法。

柴胡，白芍，枳实，甘草，吴茱萸，茯苓，木香，白术。

另：用黄鳝三段，取中七寸，炙脆，共研末，分三服。

渊按：既知宿积，何不再进温下？三年之病，谅非久虚。脉浮小沉大，乃积伏下焦。盖痛则气聚于下，故脉见沉大。此论似是而非。

又，腹痛，左脉弦，木克土也。仲景云：腹痛脉弦者，小建中汤主之。若不止者，小柴胡汤。所以疏土中之木也。余前用四逆散，即是此意。然三年腹痛，痛时得食稍安，究属中虚，而辘辘有声，或兼水饮。今拟建中法加椒目，去其水饮，再观动静。

老桂木，白芍，干姜，炙甘草，党参，川椒目。

渊按：此寒而有积，为虚中实证，与建中甘温不合，故服之痛反上攻，以甘能满中、胃气转失顺下也。

又，用建中法，痛势上攻及胃脘，连于心下，左脉独弦滑，是肝邪乘胃也。姑拟疏肝。

金铃子，延胡索，吴茱萸，香附，高良姜，木香，白檀香。

（选自《王高旭临证医案·卷之三·脘腹痛门》）

案五

钱左（三月），寒湿气滞，肝胃不和，绕脐腹痛，纠缠不已，脉右弦滑，治宜泄木和中。

金铃子，荔枝核，新会皮，小茴香，淡干姜，元胡索，宣木瓜，法夏，焦麦芽，制香附，左金丸，小青皮，广木香。

（选自《凌临灵方·腹痛》）

## 二、泄泻

案一

陶（十八），病由春木正旺，中焦受克。先泄泻，继以腹痛，小便不利，食不思纳，皆是六腑不和所致。夫胃为阳土，肝属阴木，腑宜通，肝宜柔宜凉，治胃必佐泄肝，制其胜也。阅方呆补，不知脏腑阴阳，故辨及之。

泡淡黄芩，炒小川连，炒广皮，厚朴，生白芍，炒乌梅肉，猪苓，泽泻。

（选自《临证指南医案·卷六·泄泻》）

案二

潘，入夜咽干欲呕，食纳腹痛即泻。此胃口大伤，阴火内风劫烁津液，当以肝胃同治，用酸甘化阴方。

人参（一钱半），焦白芍（三钱），诃子皮（七分），炙草（五分），陈仓米（三钱），又，去陈米加南枣（一枚）。

又，咽干不喜汤饮，腹鸣溺浊，五液消烁，虚风内风扰于肠胃。

人参，木瓜，焦白芍，赤石脂，炙草。

（选自《临证指南医案·卷六·泄泻》）

案三

章（左），向有肠红，兹则每晨便泄之后，仍见干粪，胃气日行困顿。脉左虚弦、右濡滑，关部三十余至一动。此由肝阴不足、脾气虚损，肝不足则血不收藏，脾亏损则鼓旋乏力。由是而水湿之气，不能分泄，混入肠中，所以每至黎明，阳气发动之时，水湿之气，傍流而下。脾与胃以膜相连，脾虚则胃弱，理固然也。拟连理汤出入。

野於术（土炒，二钱），上广皮（土炒，一钱）云茯苓（四钱），川雅连（姜汁炒，二分），防风根（一钱，炒），炒薏仁（四钱），炮姜（五分），滑石块（三钱），泽泻（一钱五分），荷叶边（二钱）。

二诊：温脏清腑，注泄已止。右脉濡滑较退。的是中气虚而脾土之阳气不足，肝阴亏而大肠之湿热有余。刻下：大便溏燥不调，脾气未复耳。前法参入分消，盖祛湿即所以崇土也。

野於术（土炒），炒薏仁（四钱），整砂仁（四粒），真建曲（二钱），防风根（一钱，炒），云茯苓（五钱），木猪苓（二钱），泽泻（一钱五分），炮姜（三分，川连一分五厘，炖，冲入）。

三诊：右脉滑象渐退，溲亦渐利。湿热有外泄之机。特胃纳不醒，当和中芳运。

炒於术，制半夏，真建曲，生熟薏仁，炒谷芽，云茯苓，上广皮，广藿梗，省头草，泽泻。

（选自《张聿青医案·卷十·泄泻》）

案四

姚树庭，以古稀之年而患久泻，群医杂治不效，佥以为不起矣。延至季秋，邀孟英决行期之早晚，非敢望愈也。孟英曰：弦象独见于右关，按之极弱，乃土虚木贼也。调治得法，犹可引年，何以遽尔束手乎？乃出从前诸方阅之，皆主温补升阳。曰：理原不背，义则未尽耳。如姜、附、肉蔻、骨脂之类，气热味辣，虽能温脏，反助肝阳。肝愈强则脾愈受戕。且辛走气，而性能通泄，与脱者收之之义大相刺谬。而鹿茸、升麻，可治气陷之泻，而非斡旋枢机之品。至熟地味厚滋阴，更非土受木克、脾失健行之所宜，纵加砂仁酒炒，终不能革其腻滑之性。方方用之，无怪乎愈服愈泻，徒藉景岳穷必及肾为口实也。与异功散加山药、扁豆、莲子、乌梅、木瓜、芍药、蒺藜、石脂、余粮（扶脾抑肝，加以收摄下焦，须看其与病症针锋相对处），服之果效。恪守百日，竟得康强。越三载，以他疾终。（语语精义，由此类推，可以知用药之权衡也）

（选自《王孟英医案·卷一·泻》）

案五

吴九宜先生，每早晨腹痛泄泻者半年，粪色青，腹膨脝，人皆认为脾肾泄也。为灸关元三十壮，服补脾肾之药皆不效。自亦知医，谓其尺寸俱无脉，惟两关沉滑，大以为忧，以人言泄久而六脉将绝也。予为诊之曰：君无忧，此中焦食积痰泄也，积胶于中，故尺寸脉隐伏不见。法当下去其积，诸公用补，谬矣！渠谓：敢下耶？予曰：何伤。《素问》云：有故无殒，亦无殒也。若不乘时，久则元气愈弱，再下难矣。以丹溪保和丸二钱，加备急丸三粒，五更服之，巳刻下稠积半桶，胀痛随愈。次日六脉齐见。再以东垣木香化滞汤，调理而安。渠称谢言曰：人皆谓六脉将绝为虚极，公独见之真而下之，由公究理深邃，故见之行事，著之谈论，皆自理学中来，他人何敢望其后尘。

（选自《中国医学大成·孙文恒医案·卷一·三吴治验·吴九宜先生早晨泄泻》）

案六

姚惠斋先生，夜多泄泻，泻必三五次，甚且十数次，小腹时作疼，按亦疼，口不渴，小便长，医半年不愈。予诊之，左寸滑，余五部皆濡弱。此阳气大虚，虚中有寒也。治当温补下元，兼之升举。

人参（一钱半），黄芪，白术（各二钱），白芍（药酒炒，三钱），大附子（五分），肉桂（一钱），杜仲，补骨脂（各一钱半），升麻，防风（各七分），姜枣煎服。

其夜大便减半，次早虽泻，俱是白积，如生豆汁状，小腹痛止。再诊之，右脉稍起，连服四帖而瘳。翁喜言曰：抱病半年，药无虚日，今收功于四剂，何速哉！认病真而投剂确也，敢不铭心。

（选自《中国医学大成·孙文恒医案·卷二·三吴治验·姚惠斋夜多泄泻》）

案七

吴乐伦乃室，年近四旬，素患小产，每大便必在五更，服尽归脾、四神、理中之药，屡孕屡堕。今春复孕，大便仍在五更，诸医连进四神丸，不仅解未能移，并且沉困更甚。商治于余，诊毕，乐兄问曰：拙荆虚不受补，将如之何？余曰：此乃八脉失调，尾闾不禁，病在奇经，诸医从事脏腑肠胃，药与病全无相涉。尝读《内经》骨空论曰：督脉者，起于少腹以下骨中央，女子入系庭孔。又曰：其脉循阴器，合篡间，绕篡后，别绕臀。由是观之，督脉原司前后二阴，尊阃督脉失权，不司约束，故前堕胎而后晨泻也。又冲为血海，任主胞治，治之之法，惟有斑龙顶上珠，能补玉堂关下穴。但久病肠滑，恐难以尽其神化，当兼遵下焦有病人难会，须用余粮赤石脂。如斯处治，丝毫无爽，五更之泄，今已移矣，十月之胎，今已保矣。《内经》一书，可不读乎？

按：四神丸原为五更火衰泄泻而设，今施于下虚关滑，宜乎不中肯綮。矧五更为诸阳之会、八脉之聚，非专固奇经，乌乎有济？而余粮、石脂二物，人皆泥为重坠伤胎，今反不然者，《内经》所谓有故无殒，亦无殒也。男澍谨识。

（选自《得心集医案·卷二·产后门·五更泄泻》）

## 三、便秘

案一

某，年近古稀，腿股软弱，兹则大便不解，六脉细涩，血液枯燥。宜养血润肠。

鲜苁蓉（一两，洗），火麻仁（三钱），甜杏仁（三钱），松子仁（三钱），当归（二钱），柏子仁（去油三钱），炒牛膝（三钱），鲜首乌（六钱），生山药（二钱）。

二诊：便虽畅行，而肠液枯燥，但食而不便者，又三日矣。再滋润咸降。

火麻仁（三钱），杭白芍（一钱五分），生熟草（各一分五厘），当归（二钱），生山药（三钱），炒麦冬（一钱五分），鲜苁蓉（六钱，洗），炒杞子（三钱），黑元参（二钱），炒牛膝（三钱），枇杷叶（去毛，四片）。

三诊：大便渐调。再润肠养血，参以补气。

西党参，当归，生山药，火麻仁，生熟谷芽，野於术，白芍，柏子仁，炒杞子，炒牛膝。

（选自《张聿青医案·卷十·便闭》）

案二

邱（右），形寒里热，腹膨不舒，腰酸气坠，大便坚硬，欲解不解。木旺肠枯，拟养营润肠。

鲜苁蓉（七钱），栝蒌仁（四钱），甘杞子（三钱），怀牛膝（三钱），白蜜（二钱，冲），大麻仁（三钱），光杏仁（三钱），金铃子（一钱五分），杭白芍（一钱五分）。

二诊：大便渐通，腹膨较舒，而少腹偏左仍觉板滞。的是木旺气化为火，脏阴日亏，则腑阳日燥。再养血润肠，以清气火。

细生地（四钱），大麦冬（三钱），生白芍（二钱），郁李仁（三钱），白蜜（二钱，冲），大元参（四钱），火麻仁（三钱），柏子仁（三钱），甘杞子（三钱），更衣丸（先服二钱）。

三诊：大便通行，腹胀板滞已化。肝木纵横之气，化而为火，暗铄阴津，频带口渴。宜甘凉清养。

杭白芍（一钱五分），川石斛（四钱），生甘草（三分），白茯苓（三钱），青果（二枚），川楝子（一钱五分），大天冬（二钱），干橘叶（二钱），白蒺藜（二钱），左金丸（五分）。

四诊：口渴稍定，大便仍然艰燥。还是气火有余。

川石斛（四钱），甜杏仁（三钱），川楝子（一钱五分），茯苓（三钱），南花粉（二钱），大天冬（三钱），干橘叶（一钱五分），白芍（酒炒，一钱五分），更衣丸（三钱，先服）。

五诊：大便已经畅行，胀满已退，口渴大减。然舌苔仍然花糙。气化为火，劫烁阴津，不能遽复。再降气火而育阴津。

阿胶珠（二钱），细生地（四钱），生甘草（三分），大天冬（三钱），橘叶（一钱五分），川雅连（三分），天花粉（二钱），川楝子（一钱五分），杭白芍（一钱五分）。

（选自《张聿青医案·卷十·便闭》）

案三

潘，肝血肾液久伤，阳不潜伏，频年不愈，伤延胃腑，由阴干及乎阳，越人且畏。凡肝体刚、肾恶燥，问大便，五六日更衣，小溲时间淋浊，尤非呆滞补涩所宜。

炒杞子，沙苑，天冬，桂，酒拌白芍，茯苓，猪脊筋。

又，精血损伤，五液必燥。问六七日更衣。以润剂涵下，用后有遗精，而阳乘巅顶。法当潜阳固阴。

龟甲心，生地，阿胶，锁阳，川石斛。

（选自《临证指南医案·卷四·便闭》）

案四

顾（妪），阳明脉大，环跳尻骨筋掣而痛，痛甚足筋皆缩，大便燥艰常秘。此老年血枯、内燥风生，由春升上僭，下失滋养。昔喻氏上燥治肺、下燥治肝，盖肝风木横，胃土必衰，阳明诸脉，不主束筋骨，流利机关也，用微咸微苦以入阴方法。

鲜生地（八钱），阿胶（三钱），天冬（一钱半），人中白（一钱），川斛（二钱），寒水石（一钱）。

又，咸苦治下入阴，病样已减。当暮春万花开放，阳气全升于上，内风亦属阳化，其下焦脂液，悉受阳风引吸，燥病之来，实基乎此。高年生生既少，和阳必用阴药，与直攻其病者有间矣。

（丸方）生地（三钱），阿胶（二钱），天冬（一钱），麦冬（一钱），柏子霜（二钱），松子仁（二钱），虎潜丸去锁阳加咸苁蓉猪脊筋丸。

（选自《临证指南医案·卷四·便闭》）

案五

金愿谷中翰，患便秘，广服润剂，粪黑而坚如弹丸，必旬余始一更衣，极其艰涩。孟英诊脉迟软，舌润不渴，小溲甚多。乃久患痹证，坐卧不安，健运迂迟。法宜补气，俾液濡布。所谓中气足，则便溺如常矣。非凉润药所能治也。予大剂参、术、橘、半，加旋覆花以旋转中枢，鸡膍胵以宣通大肠之气，鸡不溺而粪易下也。更仿《金匮》谷实之例，佐血余、苁蓉，俾为流通腑气之先导。如法服之，数日即解，且较畅润。至三十剂，其病若失。

（选自《王孟英医案·卷二·便秘》）

（张海燕　林仰锦）

## 参考文献

[1] 清·叶天士．临证指南医案．北京：人民卫生出版社．2006.

[2] 清·张乃修．张聿青医案．北京：人民卫生出版社．2006.

[3] 清·王士雄．王孟英医案．北京：中国中医药出版社．2008.

[4] 清·曹炳章．中国医学大成．北京：中国中医药出版社．1997.

[5] 清·谢映庐．得心集医案．北京：学苑出版社．2011.

[6] 清·吴瑭．吴鞠通医案．上海：上海科学技术出版社．2010.

[7] 清·王旭高．王高旭临证医案．北京：学苑出版社．2012.

[8] 清·凌晓五．凌临灵方．上海：上海三联书店出版社．1990.

# 第二节　近现代名医典型医案

## 一、颜正华

周某，女，51岁

1992年1月16日初诊：既往体健，近年脾胃不佳。半年前每日腹胀难受，绕脐攻窜痛，口干，食少不香，肠鸣，午、晚餐后加重。便溏，大便每日1～2次，乏力。刻诊：

上症均见，面欠光泽，腹部柔软，无压痛。无药物过敏史。舌红少苔，苔色微黄，脉细滑。

辨证：脾虚气滞，胃阴不足。

治法：健脾养阴，行气开胃。

方药：参苓白术散加减。太子参15g，炒白术10g，茯苓15g，炒山药12g，炒扁豆10g（打碎），石斛12g（先下），炒白芍30g，生甘草5g，陈皮10g，炒枳壳6g，焦三仙各10g，炒谷芽10g，7剂，每日1剂，水煎服。忌食生冷油腻。

二诊：半年后又来就诊，云服上方后腹胀痛、肠鸣均除，因工作忙未来再诊。刻诊：仍便溏，日1~2次，纳少，偶见反酸嗳气，乏力，精神欠佳，失眠多梦，平日易感冒，舌暗红、有齿痕，苔薄少，脉沉细无力。

辨证：脾虚胃弱，心神失养。

治法：健脾开胃，养心安神。

处方：西洋参5g（另煎），炒山药15g，炒白术12g，茯苓20g，炒泽泻10g，陈皮10g，砂仁5g（打碎，后下），炒神曲12g，生龙骨、生牡蛎各30g（打碎，先煎），远志10g，炒枣仁5g（打碎），夜交藤30g，续进7剂。

三诊：失眠与便溏均好转，唯口干，纳不佳，腹胀，苔灰腻，余如前。治以健脾化湿，理气开胃。以初诊方去焦三仙，加炒苡仁30g，炒麦芽15g，鸡内金10g，佩兰10g，生甘草改为炙甘草，白芍减至10g，续进7剂。

四诊：腹胀除。

本案诸症因脾虚气滞、胃阴不足所致。颜师认为，治疗此种证病，用药宜平和，务必清补缓泄，切忌以甘温峻补其气，甘寒大滋其阴，辛苦破散其气。故初诊颜师以太子参、炒山药、炒扁豆、炒白术、茯苓、石斛补气养阴，陈皮、枳壳、焦三仙、炒谷芽理气开胃。又绕脐攻窜痛为肝乘之兆，故颜师又以大量炒白芍并合生甘草，以缓急止痛。如此主兼并治，补而不滞，泄而不破，故收良效。

## 二、陈可冀

王某，男，25岁，工人

初诊：两年前患痢疾，病程2月余，经西药治愈，病愈后出现大便干结，每3~4天一次，便干成球，每次大便30~40分钟，伴便后出血。平日鼻咽干燥，口干，唇裂出血，纳食差，腹胀乏力，日渐消瘦。既往体健。舌红少苔、干燥有裂纹，脉沉细数。

辨证：阴液亏涸，水乏舟停。

治法：滋阴润燥，增水行舟。

方药：清燥救肺汤加减。麻仁10g，杏仁10g，生石膏30g，桑叶10g，麦冬10g，杷叶10g，石斛10g，沙参10g，当归12g，白芍15g，党参10g，大黄10g，芒硝10g（另冲），瓜蒌15g。

二诊：服上方三日后，大便2日一次，仍干燥，腹胀稍轻，唇裂轻，出血止。处方改大黄3g，瓜蒌24g。

三诊：服上方三日后，大便正常成形，每日一次，腹不胀，纳食香，精神好，病后复原。

本例系大肠燥热，病久及肺，出现肺燥。肺与大肠相表里，治以清宣肺燥、滋阴润肠，清燥救肺汤为主。肺为水之上源，肾为水之下源，按肺肾同治原则，加用玄参、生地以滋肾阴，有利于肾阴的恢复。病程长，阴液亏涸，影响血脉，加当归、白芍养血滋阴，血阴同治以扶正。年轻患者，实证热证突出，故应重用大黄、芒硝，消除大肠燥实。本例以攻补兼施而奏效。

## 三、高辉远

许某，男，40 岁

初诊：反复腹泻已 3 年，加重 1 月。自述 3 年前夏秋之季，因饮食不节遂致腹痛腹泻。当时在某医院诊断为“急性胃肠炎”，经给予黄连素、藿香正气丸等中西药治疗，症状有所好转，但日后经常腹胀。稍进冷食油腻即易腹泻，日 4 ~ 5 次，无黏液血便和里急后重感。近 1 月来，又出现天明之时即感腹痛，欲急便泻，泻后则舒，伴有精神疲倦，腹部脐周冷感，遇温痛缓，食纳不振，腰腿酸软，口淡无味。化验大便常规（-），便培养（-）。舌质偏淡嫩，苔薄白微滑，脉象沉细。

辨证：脾肾阳虚。

治法：温补脾肾，敛肠止泻。

方药：四神丸加味治之。补骨脂 10g，肉豆蔻 8g，吴茱萸 6g，五味子 6g，炮姜 6g，茯苓 15g，莲子肉 10g，乌梅炭 10g，炒白术 10g，禹余粮 15g，建曲 10g，炙甘草 5g，连服 12 剂。

二诊：腹痛明显缓解，腹泻次数减为日行 2 ~ 3 次，然晨起尚有肠鸣欲便感，但可自行控制，舌脉同前。原方继服 6 剂。

三诊：腹痛不显，腰酸肢软好转，腹部冷感亦减，便前无肠鸣，大便日行 1 ~ 2 次，偏软，仍感周身易乏，活动后尤著，舌质淡红、苔薄，脉细。原方去乌梅炭、禹余粮，加炙黄芪 15g，太子参 10g，再服 12 剂。精神爽适，纳食知香，腹痛消失，晨起未泻，大便日行 1 ~ 2 次，成形。遂嘱患者续服上方 1 周后，改投内服参苓白术丸月余，调理巩固。

按：泄泻之证，原因复杂，但都不外乎脾胃功能失调，而脾胃腐熟运化水谷，又有赖于肾中命门之火温煦，故有“肾为胃之关”之说。本案泄泻日久，结合脉证，显属虚证。高师辨为脾肾阳虚，治宜温补脾肾，使脾肾健旺而泻止。故方中补骨脂补命门之火，吴萸、炮姜温中散寒，肉豆蔻温肾以止泻，茯苓、白术、炙草健脾补中燥湿，五味子、禹余粮、乌梅炭、莲肉敛肠止泻，建曲消食和胃，共奏温补脾肾之功。泻止后，又加参、芪以增强其益气升提之力。此案识证遣方对证，故数服而瘥。

## 四、周仲瑛

案一：张某，女，66 岁，干部

1992 年 10 月 31 日初诊：慢性腹泻 5 年，大便少则每日 3 ~ 4 次，多则 7 ~ 8 次，进食生冷油腻易于诱发或加重，经肠镜等检查未见明显异常，多方治疗效果不显。刻诊：腹泻便溏，无脓血，每日 4 ~ 5 次。腹胀肠鸣。兼见下肢浮肿，口干欲饮，饮不解渴，偶有鼻衄，舌紫红有裂纹、苔中部黄腐腻，脉细弦。

辨证：久泻脾虚阴伤，肝气乘侮。

治法：补脾健运敛肝。

处方：山药、苍耳草、炒白芍各12g，炙甘草3g，炙鸡内金、乌梅、石斛、木瓜各6g，玫瑰花5g，太子参、南沙参、白扁豆各10g。水煎服，每日1剂。

服上药半月，大便基本转为正常，日1次，但腹中仍有鸣响，腹胀、口干减轻，苔中腐腻已化，舌质干红好转，脉仍细弦。此乃肝强脾弱，仍当酸甘养阴，两调肝脾，原方加生麦芽10g，继服14剂，竟收全功。

按：本例久泻，从脾阴虚论治，处方以补脾阴、健脾运为主，佐以敛肝之品，获效迅捷。方中苍耳草一味，系周老经验用药，对于过敏因素有关之泄泻，每多用之。

案二：柳某，女，59岁，工人

1994年6月14日初诊：腹泻年余，反复发作，每因进食生冷而诱发，大便溏薄，每日2~3次，便前腹痛、肠鸣、矢气较多，食欲不振，腹部畏寒，舌苔薄黄腻，脉弦。

辨证：脾虚不健，肠腑湿热，肝木乘克。

治法：理中清肠。

处方：党参、炒白芍、焦山楂、焦神曲、炒延胡索、焦白术各10g，炮姜炭、黄连、炙甘草各3g，吴茱萸1.5g，败酱草12g，诃子、玫瑰花各5g。水煎服，每日1剂。

服药14剂，大便逐渐成形，每日1次，但近日因气候炎热、进食生冷，致使大便又溏，每日2次，腹痛、肠鸣不著，腹部怕冷，舌红、苔右半黄腻，脉弦滑。此属脾寒肠热、肝邪乘侮，治拟理中清肠、抑木扶土。予原方去炒延胡索、诃子、玫瑰花，加炒黄芩 5g，肉桂（后下）2g，石榴皮 10g。继服 7 剂，大便转常，诸症消失，随访至今未复发。

按：该患者脾虚木乘与肠腑湿热并存，寒热虚实错杂，治以理中清肠，寒热并投。药证相合，故取良效。周老针对该型患者寒热并见之特点，常用寒热药物相配的药对，如黄芩与炮姜炭、黄连与吴茱萸等，取芩连以清热燥湿，炮姜温中散寒，正合寒热错杂之病机，故寒热并行而不悖。

案三：吴某，女，41 岁，干部

1986 年 7 月 22 日初诊：慢性腹泻病史多年，每因情志因素或饮食不当而诱发或加重，此次发作持续已近 4 个月，经数家医院检查未能明确诊断。刻下：肠鸣便溏，腹痛即泻，泻下物呈不消化状，腹部怕冷，矢气较多，寐差失眠，口干苦，舌质偏黯、苔薄白腻，脉细弦。

辨证：肝脾不和。

治法：抑肝扶脾法。

处方：焦白术 10g，炒白芍 12g，甘草、黄连、花椒壳、玫瑰花各 3g，陈皮、防风、炒枳壳各 5g，肉桂（后下）、吴茱萸各 1.5g，乌梅 6g，苍耳草根 15g。

水煎服，每日 1 剂，并嘱其调畅情志，切忌恼怒。

服上方 20 剂，腹泻基本控制，大便每日 1～2 次，尚能成形，腹胀、肠鸣趋向缓解，腹痛不著，夜寐略有改善，腹部仍有冷感，舌脉如前。原方去苍耳草根，加山药 10g，改肉桂3g，续服14剂，大便转常，余症基本消失。

按：本例证属肝脾不调，投痛泻要方加味。方中白芍、乌梅与甘草相配，酸甘合用，酸以制肝，甘以健脾。黄连配肉桂，意取交泰而安神；黄连又配吴茱萸，则苦辛寒热同用，调和肠胃。复加花椒壳、炒枳以理气，苍耳草根止泻，玫瑰花开郁。全方泄木安土，调中止泻，配合情志调适，遂收良效。

## 五、梁乃津医案

案一：廖某，女，21岁，学生

1991年4月11日初诊：患者于1年前因学习紧张而出现经常性左下腹痛，大便稀烂，日行2~3次，无黏液。考试复习时症状加重，伴心烦失眠，胃纳不佳，但无明显消瘦。舌质红、苔黄腻，脉弦数。曾化验T3、T4均正常，腹部B超正常，纤维结肠镜检查示：结肠激惹现象，未见器质性病变。

西医诊断：肠易激综合征。

中医诊断：泄泻、腹痛。

辨证：肝气乘脾证，大肠湿热。

治法：抑肝扶脾，清热燥湿。

处方：白芍、太子参、珍珠母各30g，郁金、佛手、延胡索、白术各15g，川黄连、木香（后下）、藿香、布渣叶、防风各15g每日1剂，水煎服。

连服7剂后，腹痛缓解，大便条状，每日1次，心烦失眠减轻，胃纳增进。嘱注意合理安排学习休息，适当体育锻炼，保持乐观情绪。

案二：姜某，女，39 岁，干部

1991 年 5 月 9 日初诊：患者于 8 年前因工作劳累而出现经常左下腹痛，大便稀烂，日行多次，早上为甚。稍食生冷或瓜菜则症状加重，伴腹冷感，喜热敷，疲倦乏力，肠鸣肢冷。舌质淡、苔白滑，脉沉。近日经纤维结肠镜检查未发现大肠器质性病变，钡餐示小肠蠕动加快。

西医诊断：肠易激综合征。

中医诊断：泄泻。

辨证：下焦虚寒，脾失温煦。

治法：暖肝温肾，升发清阳。

处方：黄芪、党参各 30g，补骨脂、益智仁、台乌药、白术、云茯苓各 15g，干姜、五味子各 10g，吴茱萸、小茴香、肉豆蔻各 6g，肉桂 3g（焗服）。每日 1 剂，水煎服。

连服 5 剂，左下腹冷痛缓解，大便成形，日 1 ~ 2 次，精神体力好转。继续用暖肝煎合四神丸加减调治。

## 六、周福生医案

案一：刘某某，女，30 岁

2002 年 6 月 20 日就诊：患者反复腹痛、腹泻多年，腹痛部位不定，有时为左下腹，有时为右下腹，多为胀痛，痛时即有便意，便后疼痛缓解。腹泻日一次，有大便不尽感，反复发作。平素饮食稍有不慎，或情绪不佳时即有发作。多方求治，疗效不佳。理化检查均无异常。舌淡暗、苔薄白，脉弦细。

诊断：肠易激综合征。

辨证：肝郁脾虚夹湿。

治法：健脾疏肝利湿。

处方：柴胡12g，枳实15g，白芍15g，防风10g，白术15g，陈皮6g，木香10g（后下），救必应30g，佩兰10g，藿香10g。

服药5剂，大便正常，腹痛缓解。后用上方加减调理2周而病愈。

案二：郑某某，男，56岁

2003年1月10日就诊：患者便秘1年余，3~5日大便一次，便质干，排便时间明显延长，有大便不尽感，时有腹痛或腹胀，伴口干、乏力。以往多用大黄、果导片等导泻之品，但停药即发。理化检查均无异常。舌红嫩、苔少，脉细。

诊断：肠易激综合征（便秘型）。

辨证：气虚津亏。

治法：益气养阴。

处方：玄参30g，生地黄30g，玉竹30g，白术30g，枳实15g，木香10g，大黄10g，火麻仁30g，救必应30g，厚朴15g。

服药数剂后大便通畅，诸症消失，继续以上方调理治疗1月。随访半年未再复发。

案三：某女，38岁

2003年11月30日初诊：反复腹胀、腹痛1年余。腹泻、便秘交替出现，伴心烦，胸闷不舒，纳差，失眠多梦，平素多因情志不遂诱发和加重。曾在某医院间断服用中西药治疗，效果不明显。症见精神抑郁，多疑易惊，形体消瘦，腹平软、轻压痛，舌胖质暗红、苔薄黄，脉细弦。检查血、大便常规及培养等均未见异常，肝、胆、脾超声及电子结肠镜检查未见器质性病变。

西医诊断：肠易激综合征。

中医诊断：腹痛。

辨证：肝郁脾虚，气滞血瘀，心神不宁。

治法：疏肝健脾，理气活血，佐以养心安神。

处方：白术、延胡索、乌药、白芍各15g，合欢皮、防风、木香（后下）、藿香各10g，麦芽、夜交藤各30g，丹参20g。7剂，每日1剂，水煎服。

服药后症状明显好转，腹痛消失，大便次数减少、质成形，纳食、睡眠均可。继续调理月余以巩固疗效。半年后随访未复发。

按：本例西医诊为肠易激综合征，中医辨证为肝郁脾虚、气滞血瘀、心神不宁。患者平素体虚，脾失健运，肝木横犯脾土，气机升降失常，脾气不升则腑气不通，故见腹泻、便秘交替出现，且因情志不遂诱发或使病情加重。心神不宁，失眠多梦，舌胖质暗红、苔薄黄，脉细弦，均为脾虚夹痰夹滞之象。方中白术、白芍、防风乃为痛泻要方，用以健脾柔肝、祛湿止泻；木香、延胡索、乌药，舒达肝气、调畅胃肠气机；合欢皮、夜交藤、丹参，补养阴血、养心安神。诸药合用，共奏安神宁心和胃之功。

## 七、李寿山医案

案一：王某，男性，56 岁

2008 年 7 月 22 日初诊：腹泻、腹痛反复发作 4 年。每因饮食不慎而发作，食后即泻，大便中含有不消化物，伴腹胀、肠鸣、乏力、纳少，查便常规及肠镜未见异常。现症见：大便时溏时泻，食后即泻，完谷不化，倦怠神疲，面色萎黄，舌淡、苔白滑，脉濡缓。

诊断：肠易激综合征。

治法：健运脾胃，温中燥湿。

处方：健运止泻汤加减：党参 15g，炒白术 15g，酒制大黄炭 1g，乌梅 7.5g，炙甘草 5g，炮附子 10g，佛手 15g，砂仁 5（后下），炒神曲 15g。

水煎服。服药 7 剂后，腹痛、肠鸣大减，大便每日 2～3 次。再进 7 剂，诸症消失。继用参苓白术散加焦楂炭末服用 1 个月。停药观察，随访半年未见复发。

按：本证为久泻脾伤、湿伏夹滞、运化失常所致，故治以健运法，温中燥湿以助运。健运法即调脾健脾，脾功正常，其运自行。久泻伤中、脾阳不振、湿困于脾，故健运之法，当以温药和之，以温为主，即使有湿郁化热之象，亦不可舍本求末，改辙更法，冒投苦寒。必要用时，也要在温运基础上，少佐苦寒之品，方为万全。方中党参甘温入脾，补中益气；佐以甘苦性温之白术燥湿健脾；辅以辛甘热之附子，补火助阳；三药一补一温一燥，配炙甘草补中扶正，佛手、砂仁、神曲行气导滞、健脾开胃，共奏健运脾胃、温中之功。方中酒制大黄炭配乌梅，祛湿助运，益阴敛肠以止泻。李师喜用酒制大黄炭，取其酒制成炭苦寒之性大减，通腑不峻，导滞不破，泻中有补，敛中有通之义；小量服用可变消导为收敛，且有祛瘀生新之功效，是一味调理脾胃、治疗久泻的理想双向调节药物。

案二：刘某，女性，40 岁

2008 年 6 月 2 日初诊：腹泻、腹痛反复发作 4 年，加重半个月。患者缘于 4 年前因情志不畅而发腹泻，每日排黄色稀便 3～6 次，偶有黏液便，无脓血便、黑便及鲜血便，腹部呈阵发性绞痛，泻后痛减，时有腹胀、心烦等症状，间断应用止泻、止痛及消炎药物治疗以缓解症状。半月前因与家人口角而症状加重，自服黄连素片、左氧氟沙星片等药物无效。现症见：大便泄泻，时有腹痛，肠鸣，矢气多，泻后痛减，每因抑郁恼怒而发作或加重，心烦易怒，口苦，嗳气，纳少，舌质红、苔薄黄腻，脉弦细。查体：神清，息平，精神欠振，心肺无异常，腹软无压痛，肠鸣音略活跃。实验室检查：血常规、便常规、便培养、结肠镜、钡灌肠造影未见异常。

西医诊断：肠易激综合征。

中医诊断：泄泻（肝郁脾虚）。

治法：健脾疏运。

处方：疏运止泻汤加减。柴胡 7.5g，炒白芍 15g，白术 15g，炒枳壳 6g，酒制大黄炭 1.5g，广木香 3g，乌梅 7.5g，木瓜 10g，橘核 15g，炙甘草 6g。常规水煎服。

服药 5 剂，痛除泻止。再进 7 剂，诸症消失。继用逍遥散加橘叶、香附等，20 剂，调和肝脾。随访半年未见复发。

按：肝为刚脏，主疏泄。肝主疏泄，泛指肝气具有疏通、条达、升发、畅泄等综合生理功能。古人以木气的冲和条达之象来类比肝的疏泄功能，在五行中将其归属于木，故《素问·灵兰秘典论》谓："肝者，将军之官，谋虑出焉。"人体的消化功能有赖于胃的和降、脾的运化、肝的疏泄及胆、小肠、大肠等脏腑功能共同作用的结果，这是脏腑气机升降出入的具体表现形式之一。惟有气机调畅，升降出入处于相对平衡状态，才能维持正常的消化功能。一旦出现忧思恼怒、精神紧张等情志失调，则肝气郁结、肝失疏泄，易导致本病的发生。忧思恼怒，气郁而伤肝，肝木失于疏泄，横逆脾土，脾失健运，升降失调，则导致排便异常；精神紧张，亦可导致肝气疏泄太过或不及，从而影响脾胃的升降功能，肝木疏泄太过，而发腹泻。胃为水谷之海，脾主运化腐熟水谷，小肠泌别清浊，大肠为糟粕外出的通道，脾胃的正常运化有赖于肝的正常疏泄调节功能。所以本病例病位虽在肠腑，却有赖于肝之条达。李师自拟疏运止泻汤加减治疗，方中柴胡配芍药疏肝解郁；甘草配白芍缓急止痛，配白术以益气健脾；酒制大黄炭配木香疏肝理气，和脾止泻。诸药合用，共奏健脾疏运之功。

案三：谢某，女性，72 岁

2008 年 10 月 16 日初诊：便秘反复发作 3 年，周期性便秘与正常大便交替，腹部呈阵发性绞痛，排便后可缓解，伴腹胀、恶心、消化不良等，间断应用果导片、开塞露等药物。查肠镜未见异常。诊断为肠易激综合征。现症见：

大便滞而不爽，欲便不能，腹胀，小腹绞痛，肛门坠痛，恶心未吐，乏力，舌淡苔薄，脉虚。

治法：益气健脾，升阳通秘。

处方：益气通秘汤加减。黄芪20g，炒白术15g，党参10g，柴胡10g，升麻10g，枳实20g，当归15g，火麻仁15g，生白芍10g，炙甘草10g。常规水煎服。

7剂后，腹痛好转，乏力减轻，大便有时排出不畅，方中去炒白术，黄芪加为30g，加生白术40g。再进10剂，诸症消失。继用补中益气丸及服用蜂蜜以巩固疗效。嘱患者生活规律，养成每日排便1次的习惯，忌辛辣刺激性食物，进食新鲜的蔬菜与水果。随访半年未见复发。

按：本证为脾胃中虚、气虚下陷、运化失司、气机不畅、传导无力所致，故治以益气健脾、升阳通秘之法。便秘服泻药，乃普通的医药常识，似乎毋庸置疑。然而，中医治疗便秘，有时并未应用通泻药，却能取得满意的效果。老年人习惯性便秘，病久脾虚气陷，用攻下药非但不能治本，反可致脾胃更虚。李师对本证审因论治，以补为通，升清降浊，使大便畅行。方中黄芪、白术、党参益气补脾；升麻、柴胡引参、芪、甘草甘温之气味上行，以升补下陷之清气；枳实、白术合用为枳术丸，升降同调，消补兼施；白芍、甘草酸甘养阴，缓急止痛；加用当归、火麻仁润肠通便。诸药合用，共奏益气健脾、升阳通秘之功。李师认为，生白术为健脾益气之要药，健脾而不燥，重用本品有良好的通便作用。正如《本草求真》曰："白术缘何专补脾气？盖以脾苦湿，急食苦以燥之，脾欲缓，急食甘以缓之，白术味苦而甘，既能燥湿实脾，复能缓脾生津，且其性最温，服之能健食消谷，为脾脏补气第一要药也。”

## 八、余绍源医案

李某，男，55岁

2007年3月16日初诊：1年前曾因“呕吐、腹泻”诊断为“急性胃肠炎”，经西医消炎抗菌治疗后痊愈，但此后腹痛时发，痛时汗出、腹泻，呈水样，便后痛减，伴腹胀、肠鸣，矢气则舒。在多家医院以丽珠肠乐、得舒特，及中药“痛泻要方”加减治疗，效不佳。现每日腹痛发作4~5次，与进食无关，口干口苦，舌红苔厚腻，脉弦数。结肠镜检查：结肠未见明显异常。

诊断：肠易激综合征。

中医诊断：腹痛、泄泻。

辨证：脾胃湿热。

治则：清热燥湿，行气止痛。

方药：葛根芩连汤加减。

处方：黄柏15g，川连10g，葛根30g，黄芩15g，木香10g，神曲10g，火炭母30g，救必应15g，莱菔子15g，白芍30g，甘草10g。

共7剂，每日1剂，水煎服。

2007年3月20日二诊：喜告服药3剂后，腹痛消失，至今未发，大便成形，日一解，肠鸣少作，舌红、苔厚腻，脉弦滑，脾胃湿热仍存，继予7剂。

2个月后随访患者，告知症状消失，病已治愈。

按：急性胃肠道感染常可诱发感染后肠易激综合征，临床治疗肠易激综合征多责于肝脾不和、脾虚肝旺，常以“痛泻要方”治之。余教授强调临证务必辨证论治，不单纯以病论治，本案虽已病久，但肠胃实热湿证仍存，当以“实者泻之，热者清之”，予以清热燥湿、行气止痛之葛根芩连汤加减。方中葛根辛凉清热，升发脾胃清阳之气以止泻；黄柏、黄连、黄芩苦寒，清热燥湿；火炭母、救必应清热利湿，止痛；木香行气止痛；莱菔子、神曲行气导滞；白芍、甘草，酸甘化阴、和中缓急止痛。药中病机，获效良速。

## 九、刘沈林医案

李某，男，50岁

初诊：腹痛、腹泻5年未愈，查肠镜未见明显异常，多次查大便常规、大便培养正常，B超肝胆脾胰未见异常。来诊时大便日行5～6次，便溏或夹完谷不化，情绪不畅或进食油腻之品时加重，脘腹畏寒隐痛、得温则减，倦怠乏力，形体消瘦，苔薄白，脉细弦。该患者久泻迁延不愈，稍有饮食不当或劳倦过度即复发，脘腹畏寒隐痛，当属脾阳不足、温运失司，故大便溏泄，腹部畏寒隐痛，由于脾土不足、肝木乘侮，所以情绪不畅时病情亦加重，脉弦。

治法：温运中阳，抑木扶土，涩肠止泻，标本兼治。

处方：制附片、炒党参、炒白术、炒白芍、炒防风各10g，炮姜5g，煨木香5g，川厚朴10g，淡吴萸3g，肉豆蔻5g，茯苓、焦山楂、焦神曲、煨葛根各15g，台乌药、炒诃子各10g。

服药14剂，诸症改善，大便渐次成形，次数减少，食欲增进。后予益气健脾之品调理脾胃，药用太子参15g，炒白术10g，怀山药、茯苓、炒扁豆、生薏苡仁、炒木瓜各15g，乌梅6g，川连3g，煨木香6g，石榴皮15g。守方化裁，服药30余剂，大便成形，日行1～2次，食欲好转，体重明显增加。

## 十、谢昌仁

患者，男，58岁

2005年3月26日初诊：反复腹痛、腹泻4年，腹部隐痛不适，大便稀糊状，日3～4次。发作频繁，少有缓解期。2002年、2004年两次结肠镜检查均未发现明显异常，曾服西药治疗无效。初诊时，腹痛即泻，泻后痛缓，肠鸣气窜，便溏夹有黏液，舌苔淡黄稍腻。

西医诊断：肠易激综合征。

辨证：湿热夹滞，肠腑失调。

处方：香连丸合芩芍汤加味。木香6g，炒黄连3g，青皮、陈皮各6g，藿香梗6g，黄芩6g，白芍12g，甘草4g，炮姜4g，砂仁2g（后下），炒薏苡仁12g，扁豆衣12g，莱菔英12g，地榆炭12g。7剂，每日1剂，水煎取汁300ml，饭前或饭后2小时后内服，每日分2次服。

4月2日二诊：大便次数减少，日1～2次，黏液亦少，腹隐痛不适，便后不能完全缓解，肠鸣气窜，舌苔薄黄。

处方：治拟前方加痛泻要方化裁。木香6g，炒黄连3g，藿香梗6g，青皮、陈皮各6g，黄芩6g，白芍12g，甘草4g，防风10g，白术10g，地榆炭12g，扁豆衣12g，炒薏苡仁 12g，莱菔英 12g，炮姜 4g，30 剂。

5 月 6 日三诊：大便已成形，日 1 次，无腹痛或不适。10 天来仅发作 1 次，进食油荤食物后腹部不适，肠鸣气窜，矢气多，便溏 2 次，夹有黏液。舌中根部苔淡黄。

辨证：久病脾运失健，气湿内郁。

处方：方用参苓白术散加减。太子参 12g，茯苓 12g，白术 10g，扁豆衣 12g，陈皮 6g，炒薏苡仁 12g，砂仁 2g，炮姜 4g，黄芩 6g，白芍 12g，神曲 12g，藿香梗 6g，14 剂。

6 月 14 日四诊：停药已 20 多天，其间仅发作 2 次，症状较轻，均与进食有关。

辨证：久泻肝脾失调，运化力薄。

处方：不换金正气散和痛泻要方加减化裁。藿香梗 6g，青皮、陈皮各 6g，姜半夏 10g，茯苓 12g，甘草 4g，炒薏苡仁 12g，黄芩 6g，白芍 12g，防风 10g，白术 10g，炮姜 4g，莱菔英 12g，扁豆衣 12g，14 剂。

## 十一、田振国

案一：患者，男，32 岁

2006 年 10 月初诊：患者平素精神紧张，此次主要因“下腹胀痛 2 年余”就诊。平时腹痛欲便，便后痛减，大便有时呈粒状，排不尽感，每日 2 ~ 3 次，黏液便，时有嗳气、肠鸣、胸闷等兼杂症状，舌淡红、边有齿印，苔薄白，脉弦。于辽宁中医肛肠医院行电子结肠镜检查示：①结、直肠黏膜未见器质性病变；②内痔。因患者主诉腹痛、大便困难，平素症状与情绪变化密切，腹痛、大便难常因情志变化诱发，有腹痛欲便、便后痛减的特点，兼有嗳气、胸闷、易怒、脉弦等肝气郁结症状。又因平素精神紧张，肝气郁结，肝主疏泄失职，肠道气机阻滞，大便排出不畅，气机郁结则腹痛，舌淡红有齿印，为脾虚之象，故以痛泻要方抑肝扶脾，配合柴胡疏肝散以疏肝理气、畅达气机，因肝郁日久、化火伤津，以石斛生津养胃，日久常导致湿热内生，以香连丸清湿热，“见肝之病，知肝传脾”，故以太子参健脾生津、益气养阴。

处方：柴胡15g，白术15g，防风15g，陈皮15g，白芍15g，川朴花15g，佛手15g，石斛20g，枳壳20g，太子参20g，郁金20g，广木香（后下）15g，川黄连10g，合欢皮10g，百合10g，7剂。

药后腹痛减轻，但大便头稍硬，仍有排不尽感，食欲稍差。去上方中白术，加党参20g，谷、麦芽各30g；考虑到小量白术有实大便之嫌，故改为健脾益气作用平和的党参，并以谷、麦芽开胃消食。服上方2周后患者基本无腹痛，大便软，每日1~2次。又用上方巩固1个月后，病情痊愈。

案二：李某，男，48岁

2007年12月18日初诊：腹泻与便秘交替出现，反复5年余。5年前突患腹泻，经服“磺胺类”抗生素药物治疗，急性腹泻得到控制，后较长时间便次增加，大便溏薄。2003年开始出现腹泻与便秘交替发生，大便混有少量白色黏冻状物，无脓血便，常伴有腹痛，喜温喜按，便次忽少忽多，舌淡红，苔厚腻。

处方：炙附子10g，党参30g，胡黄连15g，炒白术30g，肉苁蓉30g，补骨脂30g，炮姜20g，木香15g，肉豆蔻30g，煨诃子20g，白芍30g，云苓30g，甘草15g。上方加减服用，共3个月。服上药一月，腹痛、腹泻均消失，大便每日一次，无黏冻，门诊观察数月，疗效巩固。

按：本例证属脾虚泄泻，酌选炙附子、补骨脂温补肾阳，肉豆蔻、炮姜温中散寒，白术、茯苓健脾和中燥湿，能助脾胃之健运以促生化之源；诃子苦涩降敛，固脾止泻，全方共收温阳健脾止泻之功。

案三：孙某，男，52岁

2007年5月19日初诊：腹泻二年余，反复发作，每因进食生冷或情志因素而诱发，大便溏薄，4～5次/日，便前腹痛肠鸣、矢气频频，纳呆，腹部畏寒，口干苦，夜寐不佳，舌淡红、苔薄白腻，脉细弦。

辨证：肝郁脾虚。

处方：吴茱萸30g，黄连10g，白术20g，白芍20g，甘草10g，郁金15g，陈皮15g，防风15g，枳壳15g，肉桂15g，乌梅10g，葛根15g。水煎服，每日一剂。并嘱其调畅情志，切忌动怒。

服上方20剂，腹泻明显缓解，大便1～2次/日，尚能成形，腹胀、肠鸣减轻，腹痛不著，夜寐略有改善，腹部仍有冷感，舌脉如前。原方加山药10g，改肉桂20g，续服14剂，大便转常，余症基本消失。

按：本例证属肝脾不调，酌选痛泻要方加味，方中白术、乌梅与甘草相配，酸甘合用，酸以制肝，甘以补脾；黄连配肉桂，意取交泰安神之意；黄连合吴茱萸，苦辛寒热同用，调和肠胃，复加枳壳以理气，葛根止泻，郁金开郁。全方泄木安土，调中止泻，配合调节情志，遂收良效。

## 十二、党中勤医案

患某，女性，38 岁

2010 年 2 月 7 日初诊：自述间断腹痛、肠鸣、泄泻 1 年，多为腹痛里急，排便后减轻，每遇工作紧张或劳累时上述症状加重，伴急躁易怒，腹胀，纳寐欠佳，便溏，日 2~3 次，无黏液脓血。舌红、苔白或白腻，舌体胖大有齿痕，脉弦细。肠镜检查无异常。

诊断：腹泻型 IBS。

辨证：肝郁脾虚，土虚木乘。

治法：疏肝健脾、理气调中、祛湿止泻。

处方：痛泻要方合四逆散加减。陈皮 15g，防风 10g，炒白术 12g，炒白芍 12g，柴胡 12g，炒枳壳 15g，广木香 10g，茯苓 15g，炒山药 15g，炒白扁豆 18g，徐长卿 15g，夜交藤 15g，炙甘草 6g。

嘱患者避免不良情绪刺激，保持良好心情，注意饮食起居规律。

连服 7 剂后自觉症状好转，腹痛减轻，遂去徐长卿加炒薏仁 30g。继服 20 剂，腹部不适减轻，大便每日 1 次，纳增，精神可，随访近半年上述症状无明显发作。

## 十三、施奠邦

王某，男，47 岁

2009 年 6 月 23 日初诊：反复腹痛，大便时溏时稀 4 年余，加重2个月。曾用中、西药治疗效果欠佳。每遇情绪波动、着凉而诱发，伴有脘腹纳呆，腹中冷痛，倦怠乏力，舌淡红、苔白腻，脉弦。大便3~5次/天，便中常见未消化食物或夹黏液，严重时呈水样便，便后腹痛稍缓解。每次发作常迁延月余。钡剂灌肠X线造影、纤维结肠镜检查及多次大便常规、腹部B超等检查均无异常。

诊断：肠易激综合征（腹泻型）

辨证：肝郁脾虚，湿邪留滞。

治法：疏肝健脾，行气化湿。

处方：炒党参10g，炒白术10g，茯苓10g，炙甘草6g，黄芪10g，炒白芍10g，陈皮6g，姜半夏6g，防风6g，羌活6g，柴胡10g，炮姜6g，苍术10g，薏苡仁30g，山药20g，益智仁10g，五味子6g，草豆蔻6g，水煎服，每日2次。

连服1周后复诊，腹痛减轻，大便2~3次/天，原方重用炒白术20g，服半月再诊，腹痛基本消失，大便1~2次，为黄色软便。继续服用原方20余剂，症状完全消失，大便日1次，偶有2次。随访1年，未复发。

（黄穗平　黄绍刚　林仰锦）

## 参考文献


[1] 常章富．临床验案精选．北京：学苑出版社，1999. 49.

[2] 陈可冀．中医药学临床验案范例．北京：新世界出版社，1994，109.

[3] 彭建中．中医古今医案精粹选评．第一册．北京：学苑出

版社，1998，807.

[4] 李振彬．周仲瑛教授治疗肠易激综合征的经验．新中医．1997，29（8）：10－11.

[5] 黄穗平．梁乃津从肝论治肠易激综合征经验．新中医．1996，（5）：9－10.

[6] 程宏辉．周福生治疗肠易激综合征经验．中医杂志，2003，45（3）：175－203.

[7] 陈晓敏．周福生教授治疗肠易激综合征经验介绍．新中医，2006，38（6）：10－11.

[8] 李薇，于家军．李寿山主任医师治疗肠易激综合征经验．中国中医急症，2011，20（4）：574－589.

[9] 刘敏，林穗芳．余绍源教授临证治验举隅．辽宁中医药大学学报，2008，10（12）：175－176

[10] 叶柏，陈静．刘沈林教授运用调肝运脾法治疗腹泻型肠易激综合征经验．光明中医，2007，27（8）：1513－1514.

[11] 程彬彬．谢昌仁治疗肠易激综合征经验．中医杂志，2006，47（10）：739.

[12] 辛世勇．田振国教授中医辨证治疗肠易激综合征经验．首届国际中西医结合大肠肛门病学术论坛暨第十二届全国中西医结合大肠肛门病学术会议，2007.

[13] 柳红盼．田振国教授治疗肠易激综合征经验总结．辽宁中医药大学，2008 年．

[14] 焦敏．党中勤教授治疗腹泻型肠易激综合征经验．中国中医急症，2011，20（2）：242－243.

[15] 马玉萍，苏进义，丁乾，等．治疗肠易激综合征经验浅谈．辽宁中医杂志，2011，38（2）：230－231.

# 下　篇

## 肠易激综合征古代文献汇编

# 第一节 先秦两汉时期

## 一、《山海经》

具体成书年代及作者已无从考证

《山海经·北山经》

又北三百五十里曰梁渠之山。无草木，多金玉。修水出焉，而东流注雁门。其兽多居暨，其状如豚而赤毛。其音如豚。有鸟焉，其状如夸父，四翼、一目、犬尾，名曰器，其音如鹊，食之已腹痛，可以止衕。

## 二、帛书《足臂十一脉灸经》

著者不详，可能成书于春秋时期

《足臂十一脉灸经》

足泰（太）阴温（脉）：出大指内兼（廉）骨蔡（际），出内踝上兼（廉），循胻内兼（廉），上膝内兼（廉），出股内兼（廉）。其病：病足大指废，胻内兼（廉）痛，股内痛，腹痛，腹张（胀），复□，不耆（嗜）食，善意（噫），心□，善肘。诸病此物者，皆久（灸）足泰（太）阴温（脉）。

## 三、帛书《阴阳十一脉灸经》

著者不详，可能成书于春秋时期

《阴阳十一脉灸经》甲本

大（太）阴脈（脉）：是胃脈（脉）殹（也）。彼（被）胃，出鱼股阴下廉，腨上廉，出［内］踝之上廉。是动则病：上［当］走心，使復（腹）张（胀），善噫，食欲欧（呕），得后与气则怢然衰，是钜阴脈（脉）主治。其所［产病］：□□，心烦，死；心痛与復（腹）张（胀），死；不能食，不能卧，强吹（欠），三者同则死；唐（溏）泄，死；［水与］闭同则死，为十病。

《阴阳十一脉灸经》乙本

［巨阴］脈：是（胃）脈也。被胃，出鱼股阴下廉，腨上廉，出内果（踝）之上廉。是动则病：上当走心，使腹张（胀），善意（噫），食则欲欧（呕），［得后］与气则逢然衰，是巨阴［脈主治。其所产病］：□□，心烦，死；心甬（痛）与腹张（胀），死；不食，不卧，强吹（欠），三者同则死；唐（溏）泄，死；水与闭同则死，为十病。

## 四、《黄帝内经》

著者不详，约成书于战国时代

《素问·生气通天论篇第三》

因于露风，乃生寒热。是以春伤于风，邪气留连，乃为洞泄。夏伤于暑，秋为痎。秋伤于湿，上逆而咳，发为痿厥。冬伤于寒，春必温病。四时之气，更伤五藏。

《素问·金匮真言论篇第四》

故春善病鼽衄，仲夏善病胸胁，长夏善病洞泄寒中，秋善病风疟，冬善病痹厥。

北方黑色，入通于肾，开窍于二阴，藏精于肾，故病在谿，其味咸，其类水，其畜彘，其谷豆，其应四时，上为辰星，是以知病之在骨也，其音羽，其数六，其臭腐。故善为脉者，谨察五藏六府，一逆一从，阴阳表里雌雄之纪，藏之心意，合心于精，非其人勿教，非其真勿授，是谓得道。

《素问·阴阳应象大论篇第五》

寒极生热，热极生寒。寒气生浊，热气生清。清气在下，则生飧泄；浊气在上，则生（䐜）胀。故清阳为天，浊阴为地；地气上为云，天气下为雨；雨出地气，云出天气。故清阳出上窍，浊阴出下窍；清阳发腠理，浊阴走五藏；清阳实四支，浊阴归六府。

冬伤于寒，春必温病；春伤于风，夏生飧泄；夏伤于暑，秋必痎疟；秋伤于湿，冬生咳嗽。

风胜则动，热胜则肿，燥胜则干，寒胜则浮，湿胜则濡泄。

《素问·灵兰秘典论篇第八》

大肠者，传导之官，变化出焉。

《素问·脉要精微论篇第十七》

风成为寒热，瘅成为消中，厥成为巅疾，久风为飧泄，脉风成为疠，病之变化，不可胜数。

胃脉实则胀，虚则泄。

《素问·平人气象论篇第十八》

臂多青脉，曰脱血。尺脉缓涩，谓之解（㑊）。安卧脉盛，谓之脱血。尺涩脉滑，谓之多汗。尺寒脉细，谓之后泄。脉尺常热者，谓之热中。

《素问·玉机真藏论篇第十九》

岐伯曰：脉盛，皮热，腹胀，前后不通，闷瞀，此谓五实。脉细，皮寒，气少，泄利前后，饮食不入，此谓五虚。

浆粥入胃，泄注止，则虚者活。

《素问·藏气法时论篇第二十二》

脾病者，身重善肌肉痿，足不收行，善瘈，脚下痛；虚则腹满肠鸣，飧泄食不化，取其经，太阴阳明少阴血者。

《素问·通评虚实论第二十八》

凡治消瘅、仆击、偏枯、痿厥、气满发逆，肥贵人，则膏粱之疾也。隔塞闭绝，上下不通，则暴忧之病也。暴厥而聋偏塞闭不通，内气暴薄也。不从内外中风之病，故瘦留着也。跖跛，寒风湿之病也。

《素问·太阴阳明论篇第二十九》

食饮不节，起居不时者，阴受之。阳受之，则入六府，阴受之，则入五藏。入六府，则身热不时卧，上为喘呼；入五藏，则（膜）满闭塞，下为飧泄，久为肠澼。

《素问·刺热篇第三十二》

脾热病者，先头重，颊痛，烦心，颜青，欲呕，身热；热争则腰痛，不可用俯仰，腹满泄，两颔痛；甲乙甚，戊己大汗，气逆则甲乙死。刺足太阴、阳明。

《素问·气厥论篇第三十七》

膀胱移热于小肠，鬲肠不便，上为口糜。

《素问·咳论篇第三十八》

人与天地相参，故五脏各以治时，感于寒则受病，微则为咳，甚者为泄为痛。

《素问·举痛论篇第三十九》

寒气客于厥阴之脉，厥阴之脉者，络阴器系于肝，寒气客于脉中，则血泣脉急，故胁肋与少腹相引痛矣。厥气客于阴股，寒气上及少腹，血泣在下相引，故腹痛引阴股。

寒气客于脉外则脉寒，脉寒则缩踡，缩踡则脉绌急，绌急则外引小络，故卒然而痛，得炅则痛立止；因重中于寒，则痛久矣。

寒气客于经脉之中，与炅气相薄则脉满，满则痛而不可按也。寒气稽留，炅气从上，则脉充大而血气乱，故痛甚不可按也。

寒气客于肠胃之间，膜原之下，血不得散，小络急引故痛，按之则血气散，故按之痛止。

寒气客于侠脊之脉，则深按之不能及，故按之无益也。

寒气客于背俞之脉则脉泣，脉泣则血虚，血虚则痛，其俞注于心，故相引而痛，按之则热气至，热气至则痛止矣。

寒气客于小肠膜原之间，络血之中，血泣不得注入大经，血气稽留不得行，故宿昔而成积矣。

寒气客于五脏，厥逆上泄，阴气竭，阳气未入，故卒然痛死不知人，气复反则生矣。

寒气客于肠胃，厥逆上出，故痛而呕也。

寒气客于小肠，小肠不得成聚，故后泄腹痛矣。

热气留于小肠，肠中痛，瘅热焦渴，则坚干不得出，故痛而闭不通矣。

怒则气逆，甚则呕血及飧泄，故气上矣。

喜则气和志达，荣卫通利，故气缓矣。

《素问·腹中论篇第四十》

帝曰：人有身体髀股（骱）皆肿，环脐而痛，是为何病？岐伯曰：病名伏梁，此风根也。其气溢于大肠而着于肓，肓之原在脐下，故环脐而痛也。不可动之，动之为水溺涩之病。

《素问·刺腰痛篇第四十一》

腰痛上寒不可顾，刺足阳明；上热刺足太阴；中热而喘，刺足少阴。大便难，刺足少阴；少腹满，刺足厥阴。如折，不可以俛仰，不可举，刺足太阳；引脊内廉，刺足少阴。

《素问·风论篇第四十二》

久风入中，则为肠风飧泄。

胃风之状，颈多汗恶风，食饮不下，鬲塞不通，腹善满，失衣则（膜）胀，食寒则泄，诊形瘦而腹大。

《素问·痹论篇第四十三》

肠痹者，数饮而出不得，中气喘争，时发飧泄。

阴气者，静则神藏，躁则消亡，饮食自倍，肠胃乃伤。

《素问·厥论篇第四十五》

太阴之厥，则腹满（膜）胀，后不利，不欲食，食则呕，不得卧。

少阴厥逆，虚满呕变，下泄清，治主病者。

《素问·长刺节论篇第五十五》

病在少腹，腹痛不得大小便，病名曰疝，得之寒。刺少腹两股间，刺腰髁骨间，刺而多之，尽炅病已。

《素问·调经论篇第六十二》

帝曰：善。志有余不足奈何？岐伯曰：志有余则腹胀飧泄，不足则厥。血气未并，五藏安定，骨节有动。帝曰：补写奈何？岐伯曰：志有余则写然筋血者，不足则补其复溜。帝曰：刺未并奈何？岐伯曰：即取之，无中其经，邪所乃能立虚。

《素问·标本病传论篇第六十五》

小大不利，治其标；小大利，治其本。

先病而后泄者治其本，先泄而后生他病者治其本，必且调之，及治其他病。

《素问·气交变大论篇第六十九》

本气位也。位天者，天文也。位地者，地理也。通于人气之变化者，人事也。故太过者先天，不及者后天，所谓治化而人应之也。

岁木太过，风气流行，脾土受邪。民病飧泄，食减，体重，烦冤、肠鸣、腹支满，上应岁星。甚则忽忽善怒，眩冒巅疾，化气不政，生气独治，云物飞动，草木不宁，甚而摇落，反胁痛而吐甚，冲阳绝者，死不治，上应太白星。

岁土太过，雨湿流行，肾水受邪。民病腹痛，清厥、意不乐、体重烦冤、上应镇星。甚则肌肉痿，足痿不收行，善瘈，脚下痛、饮发中满、食减、四肢不举。变生得位，藏气伏化，气独治之，泉涌河衍，涸泽生鱼，风雨大至，土崩溃，鳞见于陆，病腹满溏泄，肠鸣，反下甚，而太溪绝者，死不治。上应岁星。

岁水太过，寒气流行，邪害心火。民病身热烦心，躁悸、阴厥、上下中寒、谵妄心痛、寒气早至，上应辰星。甚则腹大胫肿，喘咳寝汗出，憎风，大雨至，埃雾朦郁，上应镇星。上临太阳，雨冰雪霜不时降，湿气变物，病反腹满肠鸣溏泄，食不化，渴而妄冒，神门绝者，死不治，上应荧惑、辰星。

岁木不及，燥乃大行，生气失应，草木晚荣，肃杀而甚，则刚木辟者，悉萎苍干，上应太白星。民病中清，胠胁痛，少腹痛，肠鸣、溏泄。

岁火不及，寒乃大行，长政不用，物荣而下。凝惨而甚，则阳气不化，乃折荣美，上应辰星。民病胸中痛、胁支满，两胁痛，膺背肩胛间及两臂内痛，郁冒蒙昧，心痛暴喑，胸腹大，胁下与腰背相引而痛，甚则屈不能伸，髋髀如别，上应荧惑、辰星，其谷丹。复则埃郁，大雨且至，黑气乃辱，病鹜溏腹满，食饮不下，寒中肠鸣，泄注腹痛，暴挛痿痹，足不任身，上应镇星、辰星，玄谷不成。

岁土不及，风乃大行，化气不令，草木茂荣。飘扬而甚，秀而不实，上应岁星。民病飧泄霍乱，体重腹痛，筋骨繇复，肌肉瞤酸，善怒，脏气举事，蛰虫早附，咸病寒中，上应岁星、镇星，其谷黅。

岁水不及，湿乃大行，长气反用，其化乃速，暑雨数至，上应镇星。民病腹满，身重濡泄，寒疡流水，腰股痛发，腘腨股膝不便，烦冤，足痿，清厥，脚下痛，甚则胕肿，藏气不政，肾气不衡，上应辰星，其谷秬。

《素问·六元正纪大论篇第七十一》

故风胜则动，热胜则肿，燥胜则干，寒胜则浮，湿胜则濡泄，甚则水闭胕肿，随气所在，以言其变耳。

《素问·本病论篇第七十三》

阳明不退位，即春生清冷，草木晚荣，寒热间作。民病呕吐，暴注，食饮不下，大便干燥，四肢不举，目瞑掉眩。

《素问·至真要大论篇第七十四》

少阴之胜，心下热，善饥，齐下反动，气游三焦，炎暑至，木乃津，草乃萎，呕逆躁烦，腹满痛，溏泄，传为赤沃。

太阳之胜，凝栗且至，非时水冰，羽乃后化。痔疟发，寒厥入胃则内生心痛，阴中乃疡，隐曲不利，互引阴股，筋肉拘苛，血脉凝泣，络满色变，或为血泄，皮肤否肿，腹满食减，热反上行，头项囟顶脑户中痛，目如脱；寒入下焦，传为濡泻。

阳明在泉，客胜则清气动下，少腹坚满，而数便泻。主胜则腰重腹痛，少腹生寒，下为鹜溏，则寒厥于肠，上冲胸中，甚则喘，不能久立。太阳在泉，寒复内余，则腰尻痛，屈伸不利，股胫足膝中痛。

民病胃脘当心而痛，上肢两胁，膈咽不通，饮食不下，舌本强，食则呕，冷泄腹胀，溏泄瘕水闭，蛰虫不去，病本于脾。冲阳绝，死不治。

太阴司天，湿淫所胜，则沉阴且布，雨变枯槁，胕肿骨痛，阴痹，阴痹者，按之不得，腰脊头项痛，时眩，大便难，阴气不用，饥不欲食，咳唾则有血，心如悬，病本于肾。太溪绝，死不治。

阳明之复，清气大举，森木苍干，毛虫乃厉。病生胠胁，气归于左，善太息，甚则心痛否满，腹胀而泄，呕苦咳哕烦心，病在膈中，头痛，甚则入肝，惊骇筋挛。太冲绝，死不治。

春行秋令，则大凉革候，革候则病咳，腹中鸣，注泄鹜溏矣。

诸呕吐酸，暴注下迫，皆属于热。

《灵枢·九针十二原第一》

胀取三阳，飧泄取三阴。

《灵枢·邪气藏府病形第四》

肺脉……小甚，为泄。

肾脉……小甚，为洞泄。

大肠病者，肠中切痛，而鸣濯濯。冬日重感于寒即泄，当脐而痛，不能久立，与胃同候，取巨虚上廉。

小肠病者，小腹痛，腰脊控睾而痛，时窘之后，当耳前热，若寒甚，若独肩上热甚，及手小指次指之间热，若脉陷者，此其候也。手太阳病也，取之巨虚下廉。

《灵枢·经脉第十》

盛则泻之，虚则补之，热则疾之，寒则留之，陷下则灸之，不盛不虚，以经取之。

任脉之别，名曰尾翳，下鸠尾散于腹，实则腹皮痛，虚则痒搔，取之所别也。

足太阴之别，名曰公孙，去本节之后一寸，别走阳明；其别者，入络肠胃。厥气上逆则霍乱，实则肠中切痛，虚则鼓胀，取之所别也。

《灵枢·营卫生会第十八》

余闻上焦如雾，中焦如沤，下焦如渎，此之谓也。

《灵枢·四时气第十九》

小腹痛肿，不得小便，邪在三焦约，取之太阳大络，视其络脉与厥阴小络结而血者，肿上及胃脘，取三里。

《灵枢·五邪第二十》

邪在肾，则病骨痛，阴痹。阴痹者，按之而不得，腹胀，腰痛，大便难，肩背颈项痛，时眩。取之涌泉、昆仑。视有血者，尽取之。

阳气有余，阴气不足，则热中善饥；阳气不足，阴气有余，则寒中肠鸣腹痛；阴阳仅有余，若惧不足，则有寒有热。皆调于三里。

《灵枢·病本第二十五》

有客气，有同气。大小便不利治其标，大小便利，治其本。

《灵枢·杂病第二十六》

厥气走喉而不能言，手足清，大便不利，取足少阴。

厥而腹向向然，多寒气，腹中瀴瀴，便溲难，取足太阴。

腹满，大便不利，腹大，亦上走胸嗌，喘息喝喝然，取足少阴。

腹满食不化，腹响响然，不能大便，取足太阴。

心痛，腹胀，啬啬然，大便不利，取足太阴。

心痛引小腹满，上下无常处，便溲难，刺足厥阴。

《灵枢·口问第二十八》

凡此十二邪者，皆奇邪之走空窍者也。故邪之所在，皆为不足。故上气不足，脑为之不满，耳为之苦鸣，头为之苦倾，目为之眩。中气不足，溲便为之变，肠为之苦鸣。下气不足，则乃为痿厥心悗。补足外踝下留之。

《灵枢·师传第二十九》

夫中热消瘅，则便寒；寒中之属，则便热。胃中热则消谷，令人悬心善饥。脐以上皮热，肠中热，则出黄如糜。脐以下皮寒，胃中寒，则腹胀；肠中寒，则肠鸣飧泄。胃中寒，肠中热，则胀而且泄；胃中热，肠中寒，则疾饮，小腹痛胀。

《灵枢·胀论第三十五》

六腑胀，胃胀者，腹满，胃脘痛，鼻闻焦臭，妨于食，大便难；大肠胀者，肠鸣而痛濯濯，冬日重感于寒，则餐泄不化；小肠胀者，少腹䐜胀，引腰而痛；膀胱胀者，少腹而气癃；三焦胀者，气满于皮肤中，轻轻然而不坚；胆胀者，胁下痛胀，口中苦，善太息。

《灵枢·百病始生第三十八》

其著于缓筋也，似阳明之积，饱食则痛，饥则安。

多寒则肠鸣飧泄，食不化，多热则溏出糜。

《灵枢·本藏第四十七》

黄帝曰：应之奈何？岐伯曰：肺应皮。皮厚者，大肠厚；皮薄者，大肠薄；皮缓，腹里大者，大肠大而长；皮急者，大肠急而短；皮滑者，大肠直；皮肉不相离者，大肠结。

《灵枢·百病始生第六十六》

是故虚邪之中人也……留而不去，传舍于肠胃，在肠胃之时，贲响腹胀，多寒则肠鸣飧泄，食不化，多热则溏出麋。

## 五、《难经》

作者及成书年代皆不详，传说为战国时秦越人（扁鹊）所作

《难经·十六难》

假令得肝脉，其外证：善洁，面青，善怒；其内证：脐左有动气，按之牢若痛；其病：四肢满，闭淋（癃），溲便难，转筋。有是者肝也，无是者非也。

假令得肾脉，其外证：面黑，善恐欠；其内证：脐下有动气，按之牢若痛；其病：逆气，小腹急痛，泄如下重，足胫寒而逆。有是者肾也，无是者非也。

《难经·四十九难》

何以知中湿得之？然：当喜汗出不可止。何以言之？肾主湿，入肝为泣，入心为汗，入脾为涎，入肺为涕，自入为唾。故知肾邪入心，为汗出不可止也。其病身热而小腹痛，足胫寒而逆。其脉沉濡而大。

《难经·五十七难》

五十七难曰：泄凡有几，皆有名不？然：泄凡有五，其名不同。有胃泄，有脾泄，有大肠泄，有小肠泄，有大瘕

泄，名曰后重。胃泄者，饮食不化，色黄。脾泄者，腹胀满，泄注，食即呕吐逆。大肠泄者，食已窘迫，大便色白，肠鸣切痛。小肠泄者，溲而便脓血，少腹痛。大瘕泄者，里急后重，数至圊而不能便，茎中痛。此五泄之要法也。

## 六、《神农本草经》

作者及成书年代皆不详，传说为托名“神农”而作，或谓成于秦汉时期，或谓成于战国时期

《神农本草经·〈本草经〉佚文》

夫大病之主，有中风伤寒，寒热温疟，中恶霍乱，大腹水肿，肠澼下利，大小便不通，奔豚，上气，咳逆，呕吐，黄疸，消渴，留饮，癖食，坚积，癥瘕，惊邪癫病，鬼注，喉痹，齿痛，耳聋，目盲，金创，踒折，痈肿，恶创，痔瘘，瘿瘤。男子五劳七伤，虚乏羸瘦；女子带下崩中，血闭阴蚀，虫蛇蛊毒所伤。此大略宗兆。其间变动枝叶，各宜依端绪以取之。

## 七、《中藏经》

东汉·华佗撰，具体成书年代不详

《中藏经·论胃虚实寒热生死逆顺脉证之法第二十七》

胃者，腑也。又名水谷之海，与脾为表里。胃者，人之根本也，胃气壮则五脏六腑皆壮，足阳明是其经也。

胃气绝，则五日死；实则中胀便难，肢节疼痛，不下食，呕吐不已；虚则肠鸣胀满，引水滑泄；寒则腹中痛，不能食冷物；热则面赤如醉，人四肢不收持，不得安卧，

语狂目乱，便硬者是也。病甚则腹胁胀满，吐逆不入食，当心痛，上下不通，恶闻食臭，嫌人语，振寒，喜伸欠。

《中藏经·论大肠虚实寒热生死逆顺脉证之法第二十九》

积冷不去则当脐而痛，不能久立，痛已则泄白物是也。

《中藏经·论三焦虚实寒热生死逆顺脉证之法第三十二》

下焦实热，则小便不通，而大便难、苦重痛也。

## 八、《华佗神方》

东汉·华佗撰，具体成书年代不详

《华佗神方·卷四·华佗治飧泄神方》

飧泄者，完谷不化也。脾胃气虚，不能熟腐水谷，故食物完出也。治用：人参、茯苓、川芎、官桂、当归、白芍、白术各等分，每服二钱，加粟米百粒，与水一升同煎取七合，去滓，空腹温服。若虚劳嗽，加五味子；有痰，加半夏；发热，加柴胡；有汗，加牡蛎；虚寒，加附子或干姜。

《华佗神方·卷四·华佗治暑泄神方》

暑泄，一名伏暑泄泻。治用：白术一两，车前子五钱，上二味，姜水煎服，神效。

## 九、《伤寒杂病论》

东汉·张仲景撰，大约成书于东汉末年（公元200－210年）

（一）《伤寒论》

《伤寒论·辨脉法第一》

其脉浮而数，能食，不大便者，此为实，名曰阳结也，期十六日当剧。其脉沉而迟，不能食，身体重，大便反硬，名曰阴结也。期十四日当剧。

趺阳脉迟而缓，胃气如经也。趺阳脉浮而数，浮则伤胃，数则动脾，此非本病，医特下之所为也。荣卫内陷，其数先微，脉反但浮，其人必大便硬，气噫而除。何以言之？本以数脉动脾，其数先微，故知脾气不治，大便硬，气噫而除。今脉反浮，其数改微，邪气独留，心中则饥，邪热不杀谷，潮热发渴，数脉当迟缓，脉因前后度数如法，病者则饥。数脉不时，则生恶疮也。

脉浮而大，心下反硬，有热属藏者，攻之，不令发汗。属府者，不令溲数。溲数则大便硬，汗多则热愈，汗少则便难，脉迟尚未可攻。

《伤寒论·辨太阳病脉证并治上第五》

伤寒脉浮，自汗出，小便数，心烦，微恶寒，脚挛急，反与桂枝汤，欲攻其表，此误也。得之便厥，咽中干，烦躁，吐逆者，作甘草干姜汤与之，以复其阳。

芍药甘草汤方

白芍药四两（味酸，微寒），甘草四两（炙，甘平）。

上二味，吹咀，以水三升，煮取一升半，去滓，分温再服之。

《伤寒论·辨太阳病脉证并治中第六》

伤寒，阳脉涩，阴脉弦，法当腹中急痛者，先与小建中汤；不差者，与小柴胡汤主之。

小建中汤方

桂枝三两（去皮，味辛热），甘草三两（炙，味甘平），大枣十二枚（擘，味甘温），芍药六两（味酸微寒），生姜三两（切，味辛温），胶饴一升（味甘温）。

上六味，以水七升，煮取三升，去滓，内胶饴，更上微火，消解，温服一升，日三服。呕家不可用建中汤，以甜故也。

伤寒表不解，心下有水气，干呕发热而咳，或渴，或利……

太阳与阳明合病者，必自下利，葛根汤主之。

太阳病，桂枝证，医反下之，利遂不止。脉促者，表未解也；喘而汗出者，葛根黄芩黄连汤主之。

《伤寒论·辨太阳病脉证并治下第七》

太阳病，二三日，不能卧，但欲起，心下必结，脉微弱者，此本有寒分也。反下之，若利止，必作结胸；未止者，四日复下之；此作协热利也。

太阳病，下之，其脉促（一作纵），不结胸者，此为欲解也；脉浮者，必结胸；脉紧者，必咽痛；脉弦者，必两胁拘急；脉细数者，头痛未止；脉沉紧者，必欲呕；脉沉滑者，协热利；脉浮滑者，必下血。

太阳病，外证未除，而数下之，遂协热而利，利下不止。

太阳病，重发汗，而复下之，不大便五六日，舌上燥而渴，日晡所小有潮热（一云：日晡所发心胸大烦），从心下至少腹，硬满而痛，不可近者，大陷胸汤主之。

太阳中风，下利、呕逆，表解者，乃可攻之。其人汗出，发作有时，头痛、心下痞硬满、引胁下痛、干呕、短气、汗出不恶寒者，此表解里未和也，十枣汤主之。

伤寒，发热，汗出不解，心下痞硬，呕吐而下利者，大柴胡汤主之。

伤寒服汤药，下利不止，心下痞硬。服泻心汤已，复以他药下之，利不止，医以理中与之，利益甚。理中者，理中焦，此利在下焦，赤石脂禹余粮汤主之。复利不止者，当利其小便。

赤石脂禹余粮汤方

赤石脂一斤（碎，味甘温），禹余粮一斤（碎，味甘平）。

以上二味，以水六升，煮取二升，去滓，三服。

伤寒中风，医反下之，其人下利，日数十行，谷不化，腹中雷鸣，心下痞硬而满，干呕心烦不得安。医见心下痞，谓病不尽，复下之，其痞益甚。此非结热，但以胃中虚，客气上逆，故使硬也。

此本柴胡证，下之而不得利，今反利者，知医以丸药下之，非其治也。

伤寒，医下之，续得下利，清谷不止，身疼痛者，急当救里；后身疼痛，清便自调者，急当救表。救里宜四逆汤，救表宜桂枝汤。

太阳病，桂枝证，医反下之，利遂不止，脉促者，热未解也。

伤寒汗出，解之后，胃中不和，心下痞硬，干噫食臭，胁下有水气，腹中雷鸣下利者，生姜泻心汤主之。

太阳与少阳合病，自下利者，与黄芩汤；若呕者，黄芩加半夏生姜汤主之。

《伤寒论·辨阳明病脉证并治法第八》

太阳阳明者，脾约（一云络）是也。

少阳阳明者，发汗，利小便已，胃中燥烦实，大便难是也。

太阳病发汗，若下、若利小便，此亡津液，胃中干燥，因转属阳明。不更衣，内实，大便难者，此名阳明也。

阳明病脉迟，虽汗出，不恶寒者，其身必重，短气腹满而喘，有潮热者，此外欲解，可攻里也。手足濈然而汗出者，此大便已硬也，大承气汤主之；若汗多微发热恶寒者，外未解也，其热不潮，未可与承气汤；若腹大满不通者，可与小承气汤，微和胃气，勿令大泄下。

阳明病，潮热，大便微硬者，可与大承气汤；不硬者，不与之。若不大便六七日，恐有燥屎，欲知之法，少与小承气汤，汤入腹中，转矢气者，此有燥屎，乃可攻之；若不转矢气者，此但初头硬，后必溏，不可攻之，攻之，必胀满不能食也。欲饮水者，与水则哕。其后发热者，必大便复硬而少也，以小承气汤和之。不转矢气者，慎不可攻也。

伤寒若吐、若下后，不解，不大便五六日，上至十余日，日晡所发潮热，不恶寒，独语如见鬼状。若剧者，发则不识人，循衣摸床，惕而不安，微喘直视，脉弦者生，涩者死，微者但发热谵语者，大承气汤主之。若一服利，止后服。

二阳并病，太阳证罢，但发潮热，手足漐漐汗出，大便难而谵语者，下之则愈，宜大承气汤。

阳明病，自汗出，若发汗，小便自利者，此为津液内竭，虽硬不可攻之，当须自欲大便，宜蜜煎导而通之。若土瓜根及与大猪胆汁，皆可为导。

病人不大便五六日，绕脐痛，烦躁，发作有时者，此有燥屎，故使不大便也。

大下后，六七日不大便，烦不解，腹满痛者，此有燥屎也。所以然者，本有宿食故也，宜大承气汤。

得病二三日，脉弱，无太阳柴胡证，烦躁，心下硬，至四五日，虽能食，以小承气汤少少与，微和之，令小安，至六日，与承气汤一升。若不大便六七日，小便少者，虽不能食，但初头硬，后必溏，未定成硬，攻之必溏，须小便利，屎定硬，乃可攻之，宜大承气汤。伤寒六七日，目中不了了，睛不和，无表里证，大便难，身微热者，此为实也。急下之，宜大承气汤。

病人无表里证，发热七八日，虽脉浮数者，可下之。假令已下，脉数不解，合热则消谷喜饥，至六七日，不大便者，有瘀血，宜抵当汤。

脉浮而迟，表热里寒，下利清谷者，四逆汤主之。

阳明少阳合病，必下利。其脉不负者，为顺也；负者，失也。互相克贼，名为负也。脉滑而数者，有宿食也，当下之，宜大承气汤。

《伤寒论·辨太阴病脉证并治第十》

自利、不渴者，属太阴，以其脏有寒故也，当温之。宜服四逆辈。

太阴为病，脉弱，其人续自便利……

《伤寒论·辨少阴病脉证并治第十一》

少阴病，二三日不已，至四五日，腹痛、小便不利，四肢沉重疼痛，自下利者，此为有水气。其人或咳，或小便利，或下利，或呕者，真武汤主之。

少阴病，下利六七日，咳而呕、渴，心烦、不得眠者，猪苓汤主之。

少阴病，自利清水，色纯青，心下必痛，口干燥者，可下之，宜大承气汤。

少阴病，四逆，其人或咳，或悸，或小便不利，或腹中痛，或泄利下重者，四逆散主之。

少阴病，六七日，腹胀不大便者，急下之，宜大承气汤。

四逆散方

甘草（炙，甘平），枳实（破，水渍炙干，苦寒），柴胡（苦寒），芍药（酸，微寒）。

上四味，各十分，捣筛，白饮和，服方寸匕，日三服。

少阴病，下利，脉微涩，呕而汗出，必数更衣，反少者，当温其上，灸之。

少阴病，下利便脓血者，可刺。

少阴病，六七日，腹胀不大便者，急下之，宜大承气汤。

大汗，若大下利而厥冷者，四逆汤主之。

四逆汤方

甘草二两（炙，味甘平），干姜一两半（味辛热），附子一枚（生用，去皮，破八片，辛，大热）。

上三味㕮咀，以水三升，煮取一升二合，去滓，分温再服，强人可大附子一枚，干姜三两。

《伤寒论·辨厥阴病脉证并治第十二》

下利谵语者，有燥屎也，宜小承气汤。

伤寒，厥而心下悸，宜先治水，当服茯苓甘草汤，却治其厥，不尔，水渍入胃，必作利也。

厥阴之为病，消渴，气上撞心，心中疼热，饥而不欲食，食则吐蛔，下之利不止。

伤寒，脉微而厥，至七八日，肤冷，其人躁，无暂安时者，此为藏厥，非为蛔厥也。蛔厥者，其人当吐蛔。令病者静，而复时烦，此为藏寒。蛔上入膈，故烦，须臾复止，得食而呕，又烦者，蛔闻食臭出，其人当自吐蛔。蛔厥者，乌梅丸主之。又主久利方。

乌梅丸方

乌梅三百个（味酸温），细辛六两（辛热），干姜十两（辛热），黄连一斤（苦寒），当归四两（辛温），附子六两（炮，辛热），蜀椒四两（去汗，辛热），桂枝六两（辛热），人参六两（甘温），黄柏六两（苦寒）。

上十味，异捣筛，合治之，以苦酒渍乌梅一宿，去核，蒸之五升米下，饭熟，捣成泥，和药令相得，内臼中，与蜜，杵二千下，丸如梧桐子大，先食饮，服十丸，日三服，稍加至二十丸。禁生冷、滑物、臭食等。

《伤寒论·辨太阳病脉证并治中第十四》

太阳病不解，热结膀胱，其人如狂，血自下，下者愈。其外不解者，尚未可攻，当先解外。外解已，但少腹急结者，乃可攻之，宜桃核承气汤。

《伤寒论·辨不可发汗病脉证并治第十五》

诸脉得数动微弱者，不可发汗，发汗则大便难，腹中干，胃燥而烦，其形相象，根本异源。

《伤寒论·辨阳明病脉证并治第十六》

病人不大便五六日，绕脐痛，烦躁，发作有时者，此有燥屎，故使不大便也。

《伤寒论·辨阴阳易差后劳复病脉证并治第十四》

伤寒，阴阳易之为病，其人身体重，少气，少腹里急，或引阴中拘挛，热上冲胸，头重不欲举，眼中生花，膝胫拘急者，烧裩散主之。

《伤寒论·辨不可下病脉证并治第二十》

无阳阴强，大便硬者，下之则必清谷腹满。

（二）《金匮要略》

《金匮要略·藏府经络先后病脉证第一》

千般疢难，不越三条：一者，经络受邪，入藏府，为内所因也；二者，四肢九窍，血脉相传，壅塞不通，为外皮肤所中也；三者，房室、金刃、虫兽所伤。以此详之，病由都尽。

《金匮要略·腹满寒疝宿食病脉证治第十》

趺阳脉微弦，法当腹满，不满者必便难，两胠疼痛，此虚寒从下上也，以温药服之。

病者腹满，按之不痛为虚，痛者为实，可下之。

舌黄未下者，下之黄自去。

夫瘦人绕脐痛，必有风冷。谷气不行，而反下之，其气必冲；不冲者，心下则痞也。

腹中寒气，雷鸣切痛，胸胁逆满，呕吐，附子粳米汤主之。

痛而闭者，厚朴三物汤主之。

厚朴三物汤方

厚朴八两，大黄四两，枳实五枚。

上三味，以水一斗二升，先煮二味，取五升，内大黄，煮取三升，温服一升，以利为度。

《金匮要略·五藏风寒积聚病脉证并治第十一》

大肠有寒者，多鹜溏；有热者，便肠垢。小肠有寒者，其人下重便血；有热者，必痔。

趺阳脉浮而涩，浮则胃气强，涩则小便数，浮涩相搏，大便则坚，其脾为约，麻子仁丸主之。

《金匮要略·痰饮咳嗽病脉证并治第十二》

病者脉伏，其人欲自利，利反快，虽利，心下续坚满，此为留饮欲去故也，甘遂半夏汤主之。

《金匮要略·消渴小便不利淋病脉证并治第十三》

趺阳脉数，胃中有热，即消谷引食，大便必坚，小便即数。

《金匮要略·水气病脉证治第十四》

师曰：寸口脉沉而迟，沉则为水，迟则为寒，寒水相搏，趺阳脉伏，水谷不化，脾气衰则鹜溏。

《金匮要略·呕吐哕下利病脉证治第十七》

下利脉沉弦者，下重；脉大者，为未止；脉微弱数者，为欲自止，虽发热不死。

下利手足厥冷，无脉者，灸之不温，若脉不还，反微喘者，死。少阴负趺阳者，为顺也。

下利有微热而渴，脉弱者，今自愈。

下利脉数，有微热，汗出，今自愈；设脉紧，为未解。

下利脉反弦，发热身汗者，自愈。

下利气者，当利其小便。

下利清谷，不可攻其表，汗出必胀满。

下利脉沉而迟，其人面少赤，身有微热，下利清谷者，必郁冒，汗出而解。病人必微厥，所以然者，其面戴阳，下虚故也。

下利后脉绝，手足厥冷，晬时脉还，手足温者生，脉不还者死。

下利，腹胀满，身体疼痛者，先温其里，乃攻其表。温里宜四逆汤，攻表宜桂枝汤。

下利三部脉皆平，按之心下坚者，急下之，宜大承气扬。

下利，脉迟而滑者，实也，利未欲止，急下之，宜大承气汤。

下利，脉反滑者，当有所去，下乃愈，宜大承气汤。

下利已差，至其年月日时复发者，以病不尽故也，当下之，宜大承气汤。大承气汤方（见痉病中）。

下利谵语者，有燥屎也，小承气汤主之。

下利后，更烦，按之心下濡者，为虚烦也，栀子豉汤主之。

下利清谷，里寒外热，汗出而厥者，通脉四逆汤主之。

气利，诃梨勒散主之。

## 第二节　晋隋唐时期

### 一、《脉经》

西晋·王叔和撰，约成书于280年

《脉经·卷二·平三关阴阳二十四气脉第一》

右手关上阴实者，脾实也。苦肠中伏伏如坚状，大便难。刺足太阴经，治阴。

《脉经·卷二·平人迎神门气口前后脉第二》

心虚：左手寸口人迎以前脉阴虚者，手厥阴经也。

肝虚：左手关上脉阴虚者，足厥阴经也。

肾实：左手尺中神门以后脉阴实者，足少阴经也。

膀胱虚：左手尺中神门以后脉阳虚者，足太阳经也。

胃实：右手关上脉阳实者，足阳明经也。

胃虚：右手关上脉阳虚者，足阳明经也。

左手寸口人迎以前脉阴实者，手厥阴经也。病苦闭，大便不利，腹满，四肢重，身热，苦胃胀，刺三里。

左手寸口人迎以前脉阴阳俱实者，手少阴与太阳经俱实也。病苦头痛，身热，大便难，心腹烦满，不得卧，以胃气不转、水谷实也。

右手关上脉阴阳俱实者，足太阴与阳明经俱实也。病苦脾胀腹坚，抢胁下痛，胃气不转，大便难，时反泄利，腹中痛，上冲肺肝，动五脏，立喘鸣，多惊，身热，汗不出，喉痹，精少。

右手关上脉阴虚者，足太阴经也。病苦泄注，腹满，气逆，霍乱呕吐，黄疸，心烦不得卧，肠鸣。

右手关上脉阴阳俱虚者，足太阴与阳明经俱虚也。病苦胃中如空状，少气不足以息，四逆寒，泄注不已。

左手寸口人迎以前脉阴阳俱虚者，手少阴与太阳经俱虚也。病苦洞泄苦寒，少气，四肢寒，肠澼。

《脉经·卷二·平三关病候并治宜第三》

关脉伏，中焦有水气，溏泄。宜服水银丸，针关元，利小便，溏泄便止。

尺脉紧，脐下痛。宜服当归汤，灸天枢，针关元，补之。

尺脉弦，小腹疼，小腹及脚中拘急。宜服建中汤、当归汤，针气海，泻之。

《脉经·卷六·肝足厥阴经病证第一》

病先发于肝者，头目眩，胁痛支满；一日之脾，闭塞不通，身痛体重；二日之胃，而腹胀；三日之肾，少腹腰脊痛，胫酸；十日不已，死。冬日入，夏早食。

是主肝所生病者，胸满，呕逆，洞泄，狐疝，遗溺，闭癃。盛者，则寸口大一倍于人迎；虚者，则寸口反小于人迎。足厥阴之别，名曰蠡沟，去内踝上五寸，别走少阳。其别者，循经上睾，结于茎。其病气逆，则睾肿卒疝。实则挺长，热虚则暴痒。取之所别。

《脉经·卷六·心手少阴经病证第三》

病先发于心者，心痛；一日之肺，喘咳；三日之肝，胁痛支满；五日之脾，闭塞不通，身痛体重；三日不已，死，冬夜半，夏日中。

《脉经·卷六·脾足太阴经病证第五》

脾气虚，则四肢不用，五脏不安；实，则腹胀，泾溲不利。

病先发于脾，闭塞不通，身痛体重；一日之胃，而腹胀；二日之肾，少腹腰脊痛，胫酸；三日之膀胱，背膂筋痛，小便闭；十日不已，死。

脾脉沉之而濡，浮之而虚，苦腹胀，烦满，胃中有热，不嗜食，食而不化，大便难，四肢苦痹。

寒在胸膈，上虚下实，谷气不通，为秘塞之病。

脾气弱，病利，下白，肠垢，大便坚，不能更衣，汗出不止，名曰脾气弱。

脾约者，其人大便坚、小便利而反不渴。

脾病，其色黄，饮食不消，腹苦胀满，体重节痛，大便不利，其脉微缓而长，此为可治。

脾病者，必身重，苦饥，足痿不收（《素问》作善饥，肉痿，足不收）。行善瘛，脚下痛；虚则腹胀，肠鸣，溏泄，食不化。取其经，足太阴、阳明、少阴血者。

《脉经·卷六·胃足阳明经病证第六》

诊得胃脉，病形何如？

曰：胃实则胀，虚则泄。病先发于胃，胀满；五日之肾，少腹腰脊痛，胫酸；三日之膀胱，背膂筋痛，小便闭；五日上之脾，闭塞不通，身痛体重（《灵枢》云：上之心）。六日不已，死，冬夜半后，夏日。（六日一作三日）

《脉经·卷六·肺手太阴经病证第七》

病在肺，下晡慧，日中甚，夜半静。病先发于肺，喘咳；三日之肝，胁痛支满；一日之脾，闭塞不通，身痛体重；五日之胃，腹胀；十日不已，死。冬日入，夏日出。

《脉经·卷六·膀胱足太阳经病证第十》

膀胱胀者，少腹满而气癃。病先发于膀胱者，背胎筋痛，小便闭。五日之肾，少腹、腰脊痛，胫酸。一日之小肠，胀。一日之脾，闭塞不通，身痛体重。二日不已，死。

《脉经·卷七·病发汗以后证第三》

阳明病，本自汗出，医复重发其汗，病已瘥，其人微烦，不了了，此大便坚也，以亡津液，胃中干燥，故令其坚。

《脉经·卷八·平阳毒阴毒百合狐惑脉证第三》

阴毒为病，身重背强，腹中绞痛，咽喉不利，毒气攻心，心下坚强，短气不得息，呕逆，唇青面黑，四肢厥冷，其脉沉细紧数，身如被打，五六日可治，至七日不可治也。

《脉经·卷八·平消渴小便利淋脉证第七》

淋之为病，小便如粟状，少腹弦急，痛引脐中。

《脉经·卷八·平腹满寒疝宿食脉证第十一》

病腹中满痛为实，当下之。

《脉经·卷九·平带下绝产无子亡血居经证第四》

问曰：妇人年五十所，病下利，数十日不止，暮则发热，少腹里急痛，腹满，手掌热，唇口干燥，何也？师曰：此病属带下，何以故？曾经半产，瘀血在少腹中不去，何以知之？其证唇口干燥，故知之。当与温经汤。

《脉经·卷十》

中央如外者，足阳明也。动，苦头痛，面赤，微滑，苦大便不利，肠鸣，不能食，足胫痹。中央如外者，足阳明也。动，苦头痛，面赤热，浮微滑，苦大便不利，喜气满。

## 二、《针灸甲乙经》

晋·皇甫谧撰于公元三世纪

《针灸甲乙经·卷九·三焦约内闭发不得大小便第十》

三焦约，大小便不通，水道主之。大便难，中渚及太白主之。大便难，大钟主之。

## 三、《肘后备急方》

晋·葛洪撰，约成书于公元三世纪

《肘后备急方·卷一·救卒客忤死方第三》

客忤者，中恶之类也，多于道门门外得之，令人心腹绞痛胀满，气冲心胸，不即治，亦杀人。救之方：灸鼻人中三十壮，令切鼻柱下也，以水渍粳米，取汁一二升，饮之。口已噤者，以物强发之。

《肘后备急方·卷一·治卒得鬼击方第四》

鬼击之病，得之无渐卒者，如人力刺状，胸胁腹内，绞急切痛，不可抑按，或即吐血，或鼻中出血，或下血，一名鬼排。治之方：灸鼻下人中一壮，立愈。不瘥，可加数壮。

又方：升麻、独活、牡桂，分等。末，酒服方寸匕，立愈。

又方：灸脐下一寸，二壮。

又方：灸脐上一寸，七壮，及两踵白肉际，取瘥。

《肘后备急方·卷一·治卒腹痛方第九》

使病患伏卧，一人跨上，两手抄举其腹，令病患自纵重轻举抄之，令去床三尺许，便放之，如此二七度止。拈取其脊骨皮深取痛引之，从龟尾至顶乃止。未愈，更为之。

令卧枕高一尺许，拄膝使腹皮蹺气入胸，令人抓其脐上三寸便愈。能干咽吞气数十遍者弥佳。此方亦治心痛，此即伏气。

《肘后备急方·卷一·治心腹俱痛方第十》

凡心腹痛，若非中恶霍乱，则是皆宿结冷热所为。今此方可采以救急，瘥后，要作诸大治，以消其根源也。

《肘后备急方·卷二·治卒霍乱诸急方第十二》

若达脐痛急者，灸脐下三寸三七壮，名关元，良。

《肘后备急方·卷二·治伤寒时气温病方第十三》

天行毒病，挟热腹痛，下痢，升麻、甘草、黄连、当归、芍药、桂心、黄柏各半两，以水三升，煮取一升，服之，当良。

若下痢不能食者，黄连一升，乌梅二十枚，炙燥，并得捣末，蜡如棋子大，蜜一升，合于微火上，令可丸，丸如梧子大，一服二丸，日三。

《肘后备急方·卷四·治卒心腹症坚方第二十六》

治卒暴癥，腹中有物如石，痛如刺，昼夜啼呼。不治之，百日死。方，牛膝二斤，以酒一斗，渍，以密封于热灰火中，温令味出。服五合至一升，量力服之。……又方，多取商陆根捣蒸之。以新布藉腹上，药披着布上，勿腹上，冷复之，昼夜勿息。又方，五月五日，葫十斤，去皮，桂一尺二寸，灶中黄土，如鸭子一枚，合捣，以苦酒和涂，以布病，不过三，瘥。

《肘后备急方·卷四·治脾胃虚弱不能饮食方第三十四》

治食生冷杂物，或寒时衣薄当风，或夜食便卧，不即消，心腹烦痛，胀急，或连日不化方。烧地令极热，即敷薄荐莞席，向卧覆取汗，即立愈也。

《肘后备急方·卷七·治中蛊毒方第六十三》

疗饮中蛊毒，令人腹内坚痛，面目青黄，淋露骨立。病变无常方，取铁精捣之，细筛，又别捣，乌鸡肝以和之。丸如梧子大，服三丸，甚者不过十日，微者即愈，别有铁精方。

## 四、《小品方》

东晋·陈延之，约成书于公元454至473年之间

《小品方·卷第二·治头面风（论杂风状）诸方》

风者，四时五行之气也，分布八方，顺十二月，终三百六十日。各以时从其乡来为正风，在天地为五行，在人为五脏之气也。万物生成之所顺，非毒厉之气也。人当触之过，不胜其气，乃病之耳，虽病然有自瘥者也，加治则易愈。其风非时至者，则为毒风也，不治则不能自瘥焉。今则列其证如下：春甲乙木，东方清风，伤之者为肝风，

入头颈肝俞中。为病多汗，恶风，喜怒，两胁痛，恶血在内，饮食不下，肢节时肿，颜色苍，泄，嗌干鼽衄。夏丙丁火，南方汤风，伤之者为心风，入胸胁腑脏心俞中。为病多汗，恶风，憔悴，喜悲，颜色赤，洞泄清谷。

折风为病，则因人，脉绝时而泄利，脉闭时则结不通，喜暴死也。其气内舍小肠中，外在右手太阳中。大刚风为病，令人寒，寒者患冷，不能自温也。其气内舍肾中，外在骨中、脊膂筋中也。上八风，从其冲后来者，为病如此。新食竟取风为胃风，其状恶风，颈多汗，膈下塞不通，食饮不下，胀满，形瘦，腹大，失衣则䐜满，食寒则洞泄。

麻黄升麻汤方：治伤寒六七日，其人大下，寸脉沉迟，手足厥逆，下部脉不至，咽喉痛不利，唾脓血，泄利不止者，麻黄升麻汤方。

麻黄（二两半，去节），升麻（五分），当归（五分），知母 葳蕤（一作菖蒲），黄芩（各三分），麦门冬（去心，一作天门冬），桂心，芍药，干姜，石膏（碎），甘草（炙），茯苓，白术（各五分）。

上十四味，切，以水一斗，先煮麻黄减二升，掠去上沫，纳诸药，煮取三升，去滓，温分三服，相去如炊三斗米顷，令尽，汗出便愈。忌海藻、菘菜、生葱、醋、桃李、雀肉等。

《小品方·卷第三·治渴利诸方》

张仲景云：足太阳者，是膀胱之经也，膀胱者，是肾之腑也，而小便数，此为气盛，气盛则消谷，大便硬；衰则为消渴也。

《小品方·卷第九·治寒食散发动诸方》

又若大便难，腹中坚如盘蛇者，为犯温积久，腹中有干粪不去故也。宜销酥蜜膏服一二升，津润腹内即下。若不可，服大黄、朴硝等下之。

《小品方·卷第十二·灸法要穴》

泄利食不消，不作肌肤，灸脾俞，随年壮。

泄利不禁，少腹绞痛，灸丹田穴百壮，在脐下二寸。

大便闭塞，气结心满。方，灸石关百壮。又方，灸足大都随年壮。

## 五、《诸病源候论》

隋·巢元方撰，约成书于公元610年

《诸病源候论·卷之二·风病诸候下（凡三十论）》

风入腹拘急切痛候：属性：风入腹拘急切痛者，是体虚受风冷，风冷客于三焦，经于脏腑，寒热交争，故心腹拘急切痛。

《诸病源候论·卷之三·虚劳病诸候上（凡三十九论）》

虚劳心腹痛候：虚劳者，脏气不足，复为风邪所乘，邪正相干，冷热击搏，故心腹俱痛。劳伤之人，五脏不安，六腑不调。胃为水谷之海，今既虚弱，为寒冷所侵，不胜于水谷，故气逆而呕也。

虚劳里急候：《养生方·导引法》云：正偃卧，以口徐徐纳气，以鼻出之。除里急、饱食。后小咽气数十，令温中；若气寒者，使人干呕腹痛，从口纳气七十所，咽，即大填腹内，小咽气数十；两手相摩，令极热，以摩腹，令气下。

虚劳三焦不调候：中焦有热，则身重目黄；有寒则善胀而食不消。下焦有热，则大便难；有寒则小腹痛而小便数。

《诸病源候论·卷之四·虚劳病诸候下（凡三十六论）》

虚劳吐利候：夫大肠虚则泄利，胃气逆则呕吐。虚劳又肠虚胃逆者，故吐利。

虚劳阴下痒湿候：《养生方·导引法》云：偃卧，令两手布膝头，取踵置尻下，以口纳气，腹胀自极，以鼻出气，七息。除阴下湿、少腹里痛、膝冷不随。

虚劳秘涩候：此由肠胃间有风热故也。凡肠胃虚，伤风冷则泄利；若实，有风热，则秘涩也。

《诸病源候论·卷之六·解散病诸候（凡二十六论）》

解散卒下利候：行上违节，饮食失度，犯触解散，而肠胃虚弱，故卒然下利也。

解散大便秘难候：将适失宜，犯温过度，散势不宣，热气积在肠胃，故大便秘难也。

《诸病源候论·卷之八·伤寒病诸候下（凡四十四论）》

伤寒五脏热候：伤寒病，其人先苦身热，嗌干而渴，饮水即心下满，洒淅身热，不得汗，恶风，时咳逆者，此肺热也。若其人先苦身热嗌干，而小腹绕脐痛，腹下满，狂言默默，恶风欲呕者，此肝热也。若其人行若手掌心热，烦心欲呕，身热心下满，口干不能多饮，目黄，汗不出，欲得寒水，时妄笑者，此心热也。若其人先苦身热，四肢不举，足胫寒，腹满欲呕而泄，恶闻食臭者，此脾热也。若其人先苦嗌干，内热连足胫，腹满大便难，小便赤黄，腰脊痛者，此肾热也。

伤寒余热候：伤寒病，其人或未发汗吐下，或经服药以后，而脉洪大实数，腹内胀满，小便赤黄，大便难，或烦或渴，面色变赤，此为腑脏有结热故也。

《诸病源候论·卷之九·时气病诸候（凡四十三论）》

时气大便不通候：此由脾胃有热，发汗太过，则津液竭，津液竭，则胃干，结热在内，大便不通也。

时气热利候：此由热气在于肠胃，挟毒则下黄赤汁也。

《诸病源候论·卷之九·热病诸候（凡二十八论）》

热病大便不通候：夫经发汗，汗出多则津液少，津液少则胃干结，热在胃，所以大便不通。又有腑脏自生于热者，此由三焦痞隔，脾胃不和，蓄热在内，亦大便不通也。

《诸病源候论·卷之十·温病诸候（凡三十四论）》

温病下利候：风热入于肠胃，故令洞泄。

温病大便不通候：脾胃有热积，发汗太过，则津液少，使胃干，结热在内，故大便不通。

《诸病源候论·卷之十二·冷热病诸候（凡七论）》

寒热厥候：厥阴之厥者，少腹肿痛，胀，泾溲不利，好卧屈膝，阴缩肿，胫内热。其汤熨针石，别有正方，补养宣导，今附于后。《养生方·导引法》云：正偃卧，展两足，鼻纳气，自极七息，摇足三十过止。除足寒厥逆也。

客热候：客热者，由人腑脏不调，生于虚热。客于上焦，则胸膈生痰实，口苦舌干；客于中焦，则烦心闷满，不能下食；客于下焦，则大便难，小便赤涩。

《诸病源候论·卷之十三·气病诸候（凡二十五论）》

冷气候：夫脏气虚，则内生寒也。气常行腑脏，腑脏受寒冷，即气为寒冷所并，故为冷气。其状或腹胀，或腹痛，甚则气逆上而面青、手足冷。

《诸病源候论·卷之十四·大便病诸候（凡五论）》

大便难候：

大便难者，由五脏不调，阴阳偏有虚实，谓三焦不和，则冷热并结故也。

胃为水谷之海，水谷之精，化为荣卫，其糟粕行之于大肠以出也。五脏三焦既不调和，冷热壅涩，结在肠胃之间。其肠胃本实，而又为冷热之气所并，结聚不宣，故令大便难也。

又云：邪在肾，亦令大便难。所以尔者，肾脏受邪，虚而不能制小便，则小便利，津液枯燥，肠胃干涩，故大便难。

又，渴利之家，大便也难，所以尔者，为津液枯竭，致令肠胃干燥。

诊其左手寸口人迎以前脉，手少阴经也。脉沉为阴，阴实者，病苦闭，大便不利，腹满四肢重，身热苦胃胀。右手关上脉阴实者，脾实也，苦肠中伏伏如牢状，大便难。脉紧而滑跗、阳脉微弦，法当腹满，不满者，必大便难而脚痛，此虚寒从上向下也。其汤熨针石，别有正方，补养宣导，今附于后。

《养生方·导引法》云：偃卧，直两手，捻左右胁。除大便难、腹痛、腹中寒。口纳气，鼻出气，温气咽之数十，病愈。

大便不通候：

大便不通者，由三焦五脏不和，冷热之气不调，热气偏入肠胃，津液竭燥，故令糟粕痞结，壅塞不通也。其汤熨针石，别有正方，补养宣导，今附于后。

《养生方·导引法》云：龟行气，伏衣被中，覆口鼻头面，正卧，不息九通，微鼻出气。治闭塞不通。

《诸病源候论·卷之十五·五脏六腑病诸候（凡十三论）》

脾病候：脾气不足，则四肢不用，后泄，食不化，呕逆，腹胀，肠鸣，是为脾气之虚也，则宜补之。

胃病候：胃气不足，则饥而不受水谷，飧泄呕逆，是为胃气之虚也，则宜补之。

肾病候：肾气盛，为志有余，则病腹胀，飧泄，体肿，喘咳，汗出，憎风，面目黑，小便黄，是为肾气之实也，则宜泻之。

大肠病候：大肠象金，旺于秋。手阳明其经也，肺之腑也，为传导之官，变化糟粕出焉。其气盛为有余，则病肠内切痛，如锥刀刺，无休息，腰背寒痹，挛急，是为大肠气之实，则宜泻之。大肠气不足，则寒气客之，善泄，是大肠之气虚也，则宜补之。诊其右手寸口脉，手阳明经也。脉浮则为阳，阳实者，大肠实也，若肠内切痛，如锥刀刺，无休息时。

五脏六腑病诸候：三焦之气不足，则寒气客之，病遗尿，或泄利，或胸满，或食不消，是三焦之气虚也，则宜补之。

《诸病源候论·卷之十六·腹痛病诸候（凡四论）》

腹痛候：腹痛者，由腑脏虚，寒冷之气，客于肠胃、募原之间，结聚不散，正气与邪气交争相击，故痛。其有阴气搏于阴经者，则腹痛而肠鸣，谓之寒中。是阳气不足，阴气有余者也。诊其寸口脉沉而紧，则腹痛。尺脉紧，脐下痛。脉沉迟，腹痛。脉来触触者，少腹痛。脉阴弦，则腹痛。凡腹急痛，此里之有病，其脉当沉。若细而反浮大，故当愈矣。其人不即愈者，必当死，以其病与脉相反故也。

久腹痛候：久腹痛者，脏腑虚而有寒，客于腹内，连滞不歇，发作有时。发则肠鸣而腹绞痛，谓之寒中，是冷搏于阴经，令阳气不足，阴气有余也。寒中久痛不瘥，冷入于大肠，则变下痢。所以然者，肠鸣气虚故也，肠虚则泄，故变下痢也。

《诸病源候论·卷之十七·痢病诸候（凡四十论）》

冷热痢候：夫冷热痢者，由肠胃虚弱，宿有寒，而为寒热所伤，冷热相乘，其痢乍黄乍白是也。若热搏于血，血渗肠间，则变为血痢也。而冷伏肠内，搏津液，则变凝白，则成白滞，亦变赤白痢也。其汤熨针石，别有正方，补养宣导，今附于后。《养生方·导引法》云：泄下有寒者，微引气，以息内腹，徐吹息。以鼻引气，气足复前即愈。其有热者，微呼以去之。

《诸病源候论·卷之二十·疝病诸候（凡十一论）》

七疝候：七疝者，厥疝、症疝、寒疝、气疝、盘疝、胕疝、野狼疝，此名七疝也。厥逆心痛，食即胁下腹中尽痛，名曰寒疝也。腹中乍满乍减而痛，名曰气疝也。腹中痛在脐旁，名曰盘疝也。腹中脐下有积聚，名曰胕疝也。小腹与阴相引而痛，大行难，名曰野狼疝也。凡七疝，皆由血气虚弱，饮食寒温不调之所生。

疝瘕候：疝者，痛也；瘕者，假也。其病虽有结瘕，而虚假可推移，故谓之疝瘕也。由寒邪与脏腑相搏所成。其病，腹内急痛，腰背相引痛，亦引小腹痛。脉沉细而滑者，曰疝瘕；紧急而滑者，曰疝瘕。

诸疝候：疝者，痛也。或少腹痛，不得大小便；或手足厥冷，绕脐痛，白汗出；或冷气逆上抢心腹，令心痛；或里急而腹痛。此诸候非一，故云诸疝也。

《诸病源候论·卷之二十二·霍乱病诸候（凡二十四论）》

霍乱候：霍乱者，由人温凉不调，阴阳清浊二气，有相干乱之时，其乱在于肠胃之间者，因遇饮食而变发，则心腹绞痛。其有先心痛者，则先吐；先腹痛者，则先利；心腹并痛者，则吐利俱发。挟风而实者，身发热，头痛体疼而复吐利；虚者，但吐利，心腹刺痛而已。亦有饮酒、食肉、腥脍、生冷过度，因居处不节，或露卧湿地，或当风取凉，而风冷之气归于三焦，传于脾胃，脾胃得冷则不磨，不磨则水谷不消化，亦令清浊二气相干，脾胃虚弱，便则吐利，水谷不消，则心腹胀满，皆成霍乱。

《诸病源候论·卷之二十四·注病诸候（凡三十四论）》

食注候：注者住也，言其病连滞停住，死又注易傍人也。人有因吉凶坐席饮啖，而有外邪恶毒之气，随食饮入五脏，沉滞在内，流注于外，使人肢体沉重，心腹绞痛，乍瘥乍发。以其因食得之，故谓之食注。

诸注候：……二曰寒注。心腹懊痛呕沫，二年之后，大便便血，吐逆青沫，心懊痛硬，腹满，腰脊疼强痛。

《诸病源候论·卷之三十七·妇人杂病诸候一（凡三十二论）》

腹中痛候：腹痛者，由脏腑虚弱，风冷邪气乘之，邪气与正气相击，则腹痛也。

《诸病源候论·卷之三十八·妇人杂病诸候二（凡一十九论）》

八瘕候：……鳖瘕者，妇人月水新至，其人剧吐疲劳，衣服沉湿，不以时去；若当风睡，两足践湿地，恍惚觉悟，立未安，颜色未平，复见所好，心为开荡，魂魄感动，五内脱消；若以入水浣洗沐浴，不以时出，神不守，水精与邪气俱入，至三焦之中募，玉门先闭，津液妄行，留络不去，因生鳖瘕之聚。大如小盘，令人小腹切痛，恶气走上下，腹中苦痛，若存若亡，持之跃手，下引阴里，腰背亦痛，不可以息，月水喜败不通，面目黄黑，脱声少气。有此病者，令人绝子。其瘕有手足成形者杀人，未成者可治。

《诸病源候论·卷之四十三·妇人产后病诸候上（凡三十论）》

产后两胁腹满痛候：膀胱宿有停水，因产恶露下少，血不宣消，水血壅痞，与气相搏，积在膀胱。故令胁腹俱满，而气动与水血相击，则痛也。故令两胁腹满痛，亦令月水不利，亦令成血瘕也。

《诸病源候论·卷之四十七·小儿杂病诸候三（凡四十五论）》

小儿有嗜食，食已仍不知饱足，又不生肌肉。其亦腹大，其大便数而多泄，亦呼为豁泄，此肠胃不守故也。

《诸病源候论·养生方导引法》

泄下有寒者，微引气以息，内腹徐吹欲息，以鼻引气，气足复前即愈。其有热者，微呼以去之。

## 六、《备急千金要方》

唐·孙思邈撰，成书于公元652年

《备急千金要方·卷九·伤寒方上（凡九类）·宜下第八》

生地黄汤：治伤寒有热，虚羸少气，心下满，胃中有宿食，大便不利方。

生地黄（三斤），大黄（四两），甘草（一两），芒硝（二合），大枣（二枚）。

上五味，合捣，令相得，蒸五升米，下，熟绞汁，分再服。

《备急千金要方·卷十三·心脏方·心腹痛第六》

温脾汤：治腹痛脐下绞结绕脐不止方。

甘草，附子，人参，芒硝（各一两），当归，干姜

（各三两），大黄（五两）。

上七味，㕮咀，以水七升煮取三升，分服，日三。

熨蒸法：凡心腹冷痛者，熬盐一斗熨，或熬蚕砂、烧砖石蒸熨，取其里温暖止蒸，土亦大佳。

《备急千金要方·卷十五·脾脏方·脾虚实第二》

脾虚冷，右手关上脉阴虚者，足太阴经也。病苦泄注，腹满气逆，霍乱、呕吐、黄疸，心烦不得卧，肠鸣，名曰脾虚冷也。

《备急千金要方·卷十五·脾脏方（凡十类）·秘涩第六》

论曰：有人因时疾，瘥后得闭涩不通，遂致夭命，大不可轻之，所以备述，虽非死病，凡人不明药饵者，拱手待毙，深可痛哉，单复诸方以虞仓猝耳。凡大便不通，皆用滑腻之物及冷水以通之也。凡候面黄者，即知大便难。

麻子仁丸：趺阳脉浮而涩，浮则胃气强，涩则小便数，浮涩相搏，大便则坚，其脾为约，脾约者，其人大便坚，小便利而不渴也。

麻子仁（二升），枳实，芍药（各八两），杏仁（一升），大黄（一斤），浓朴（一尺）。

上六味为末，蜜丸如梧子大，饮服五丸，日三，渐加至十丸。（《肘后》《外台》无杏仁）

三黄汤：治下焦热结不得大便方。

大黄（三两），黄芩（三两），甘草（一两），栀子（二十枚）。

上四味㕮咀，以水五升煮取一升八合，分三服。若大闭，加芒硝二两。

五柔丸：治肠腑闭塞及虚损不足，饮食不生肌肤，三焦不调，营卫不和方。

大黄（一升，蒸三斗米下），前胡（三两），半夏，肉苁蓉，芍药，茯苓，当归，葶苈，细辛（各一两）。

上九味为末，蜜和合捣万杵，为丸如梧子大，食后服十五丸，后稍增之，日再。（崔氏云：令人喜饭消谷益气。有忧者，加松实、闾子各半两，服之缓中不如意，便服之，又加黄芩一两）。

治大便不通方：

大戟（一斤），大豆（五升），商陆，牛膝（各三斤）。

上四味㕮咀，以水五升煮取二升，以大豆煎令汁尽，至豆干。初服三枚，以通为度。

又方：蜜和胡燕屎，纳大孔中即通。

又方：水四两，蜜一升，合煎熟，冷灌下部中，一饭顷即通。

又方：盐半合，蜜三合，合煎如饧，出之着冷水中，丸如槟榔，形如指许大，深纳下部中立通。

又方：治大便难方：

单用豉清酱、清羊酪、土瓜根汁，灌之立通。

又方：以酱清渍乌梅灌下部中。

又方：桑根白皮，榆根白皮（各一把）。

上二味，㕮咀，以水三升煮取一升半，分三服。

又方：水服桃花末方寸匕，无花时桃根白皮亦得。

又方：桃皮（三升），水五升，煮取一升，顿服。

又方：羊蹄根（一把，约半斤），水二升，煮一升顿服之。

又方：常煮麻子取汁饮。

又方：常服蜜煎五合。

又方：猪脂和陈葵子末为丸如梧子大，每服十丸，通即止。

又方：常服车前子及叶并良。

又方：捣葵根汁生服。

又方：好胶（三寸），葱白（一把），上二味，以水四升，煮取一升半，顿服之即下。

又方：葵子，牛酥（各一升，猪脂亦得），上二味，以水四升，煮葵子取一升，纳酥煮一沸，待冷，分作二服。

又方：葵子汁和乳汁等分，服之立出。

又方：酱清（三升），麻油（二升），葱白（三寸），上三味，合煮令黑，去滓，待冷顿服之。（一方不用酱清）

芒硝丸：治胀满不通方。

芒硝，芍药（各一两半），杏仁，大黄（各三两），黄芩（一两六铢）。

上五味，为末，蜜丸如梧子大，饮服十五丸加至二十丸，取通利为度，日三。

又方：通草，朴硝（各四两），郁李仁，黄芩，瞿麦（各三两），车前子（五合，一云六两）。

上六味，㕮咀，以水八升煮取二升半，分三服。（一方用绢袋盛，煮，顿服二升）

又方：独头蒜烧熟去皮，绵裹，纳下部，中气立通。

又方：削姜裹盐导之，及干姜食盐杏仁捣丸导之。

治胀满闭不下方：吴茱萸（一升），干姜，大黄，当归，桂心，芍药，甘草，川芎（各二两），人参，细辛（各一两），桃白皮（一把），真珠（半两），雄黄（十八铢）。

上十三味，㕮咀，以水一斗煮取三升，去滓，纳雄黄，真珠末酒一升，微火煮三沸，服一升，得下即止。

巴豆丸：主寒癖宿食，久饮饱不消，大便不通方。

巴豆仁（一升），清酒（五升，煮三日三夕碎，大熟），合酒微火煎令可丸如胡豆，欲取吐下者，服二丸。

练中丸：主宿食不消，大便难方。（《肘后》名承气丸）

大黄（八两），葶苈，杏仁（熬），芒硝（各四两）。

上四味，为末，蜜丸如梧子大，食后服七丸，日三，后稍加之。

灸法

大便难，灸第七椎两旁各一寸，七壮。

又灸承筋二穴各三壮，在腨中央陷内。

大便不通，灸挟玉泉相去各二寸，名曰肠遗，随年壮。（一云二寸半）。又灸大敦四壮，在足大趾聚毛中。大便闭塞，气结心坚满，灸石门百壮。后闭不通，灸足大都，随年壮。治老人小儿大便失禁，灸两脚大趾去甲一寸，三壮。又灸大趾歧间各三壮。

《备急千金要方·卷十五·脾脏方·冷痢第八》

建脾丸：治虚劳羸瘦身体重，脾胃冷，饮食不消，雷鸣腹胀，泄痢不止方。

钟乳粉（三两），赤石脂，好曲，大麦，当归，黄连，人参，细辛，龙骨，干姜，茯苓，石斛，桂心（各二两），附子（一两），蜀椒（六两）。

上十五味，为末，白蜜丸如梧子大，酒服十丸，日三，加至三十丸。弱者饮服此方，男女通治。（《集验》无细辛、龙骨）

《备急千金要方·卷十六·胃腑方·胀满第七》

胀满，肾冷，瘕积，泄利，灸天枢百壮。穴在脐旁相对，横去脐两旁各二寸。

飧泄，阴中痛，少腹痛坚，急重下湿，不嗜食，刺阴陵泉，入二分，灸三壮，在膝下内侧辅骨下陷中，伸足乃得之。

《备急千金要方·卷十九·肾脏方·肾虚实第二》

右手尺中，神门以后，脉阴阳俱虚者，足少阴与太阳经俱虚也。病苦心痛，若下重不自收，篡反出，时时苦洞泄，寒中泄，肾与心俱痛，名曰肾膀胱俱虚也。

《备急千金要方·卷二十·膀胱腑方·三焦虚实第五》

论曰：下焦如渎（渎者如沟，水决泄也），其气起胃下脘，别回肠，注于膀胱而渗入焉。故水谷者，常并居于胃中成糟粕，而俱下于大肠，主足太阳，灌渗津液，合膀胱，主出不主入，别于清浊，主肝肾之病候也。若实则大小便不通利，气逆不续，呕吐不禁，故曰走哺。若虚则大小便不止，津液气绝。人饮酒入胃，谷未熟而小便独先下者何？盖酒者，熟谷之液也。其气悍以滑，故后谷入而先谷出也，所以热则泻于肝，寒则补于肾也。

黄柏止泄汤：治下焦虚冷，大小便洞泄不止方。

黄柏，人参，地榆，阿胶（各三两），川连（五两），茯苓，榉皮（各四两），艾叶（一升）。

上八味，哎咀，以水一斗，煮取三升，去滓，下胶，消尽，分三服。

《备急千金要方·卷二十六·食治方（凡五类）·谷米第四》

陈廪米，味咸酸、微寒无毒，除烦热，下气调胃，止泄利。

沙牛髓，味甘温无毒，安五脏，平胃气，通十二经脉，理三焦约，温骨髓，补中，续绝伤，益气力，止泄利，去消渴，皆以清酒和，暖服之。肝，明目。胆，可丸百药。肉，主消渴，止唾涎出，安中益气力，养脾胃气。不可常食，发宿病。自死者，不可食。

《备急千金要方·卷三十·针灸下·心腹第二》

京门、然谷、阴陵泉主洞泄不化……京门、昆仑主洞泄体痛。天枢主冬月重感于寒则泄，当脐痛，肠胃间游气切痛……长强主头重洞泄……肾俞、章门主寒中洞泄不化。会阳主腹中有寒，泄注、肠澼、便血。

## 七、《千金翼方》

唐·孙思邈撰，约成书于公元682年

《千金翼方·卷第十二·养性·养性禁忌第一》

用精令人气乏，多睡令人目盲，多唾令人心烦，贪美食令人泄痢。

## 八、《外台秘要》

唐·王焘撰，成书于公元752年

《外台秘要·卷第二·伤寒下痢及脓血黄赤方一十六首》

病源伤寒病若表实里虚，热气乘虚而入，攻于肠胃，则下黄赤汁；若温毒气盛，则腹痛壮热，下脓血如鱼脑，或如烂肉汁；若寒毒入胃，则腹满身热下清谷，下清谷者，不可攻表，汗出必胀满，表里俱虚故也。

《外台秘要·卷第六·下焦虚寒方六首》

柏皮汤止痢方：《删繁》疗下焦虚寒，大便洞泄不止，柏皮汤止痢方。

黄柏（三两），黄连（五两），人参（三两），茯苓（四两），浓朴（四两，炙），艾叶（一升），地榆（三两，炙），榉皮（四两，炙），阿胶（三两）。

上九味，切，以水一斗，煮取三升，去滓，下胶，煎取二升，分三服。忌猪肉冷水醋等。(《千金》同)

人参理中汤方：《删繁》疗霍乱洞泄不止，脐上筑筑，肾气虚，人参理中汤方。

人参，干姜，甘草（炙，各三两），茯苓（四两），橘皮（四两），桂心（三两），黄芪（二两）。

上七味，切，以水九升，煮取三升，去滓，分温三服。忌海藻、菘菜、生葱、醋物。（《肘后》云：洞者，宣泻也。出第四卷中）

人参汤补虚泄方：又疗中焦虚寒洞泄，人参汤补虚泄方。

人参（三两），甘草（二两，炙），黄芩（二两），当归（三两），茯苓（四两），干姜（四两），浓朴（四两，炙），川芎（三两），粟米（二升）。

上九味，切，以水一斗五升，煮米取熟，去米澄，取七升，下诸药，煎取三升，分三服。忌海藻、菘菜、大酢等物。

黄连汤方：又疗中焦洞泄下痢，或因霍乱后泻黄白无度腹中虚痛，黄连汤方。

黄连（四两），黄柏（三两），当归（三两），浓朴（二两），石榴皮（四两），干姜（三两），地榆（四两），阿胶（四两）。

上八味，切，以水九升，煮取三升，去滓，下阿胶更煎取烊，分三服。忌猪肉冷水。（并出第四卷中）

茯苓安心汤方：又疗上焦虚寒，精神不守，泄下便利，语声不出，茯苓安心汤方。

茯苓（三两），人参（三两），干姜（三两），桂心（一两），远志皮（三两），甘草（二两，炙）。

上六味，切，以水九升，煮取三升，去滓，分三服。忌生葱、醋物、海藻、菘菜等物。

半夏泻心汤方：又疗上焦虚寒，肠鸣下利，心下痞坚，半夏泻心汤方。

半夏（五两，洗），黄芩（三两），甘草（三两，炙），人参（三两），干姜（三两），黄连（一两），桂心（三两）。

上七味，以水九升，煮取三升，去滓，分三服。忌海藻、菘菜、饧羊肉、生葱、猪肉、冷水。（此仲景半夏泻心汤方，本无桂心，有大枣十二枚。出第四卷中）

《外台秘要·卷第二十七·大便难方六首》

病源大便难者，由五脏不调，阴阳偏有，冷热虚实，三焦不和，则冷热并结故也。胃为五谷之海，水谷之精，化为营卫，其糟粕行之于大肠以出也，五脏三焦，既不调和，冷热壅塞……除《肘后》疗脾胃不和，常患大便坚强难方。

大黄，芍药，浓朴（炙，各二两），枳实（六枚，炙），麻子（别研，五合）。

上五味，捣筛，入麻子，蜜和为丸如梧桐子大，每服十丸，日三服，稍稍增之，以通利为度，可常将之。（《集验》《备急》《古今录验》同出第二卷中）

《千金》疗大便难方：灸承筋二穴三炷，在腨中央陷中。

又方：单用豉清、酱清、羊酪土瓜根汁，并单灌之，立出。（范汪同）又练中丸，主宿食不消，大便难方。

大黄（八两），葶苈（熬），杏仁（去皮尖，熬），芒硝（各四两）。

上四味，捣筛为末，炼蜜为丸，如桐子大，每服十丸，日三服，稍加之。（并出第十五卷中）备急不得大便，或十日一月方。

葵子二升，水四升，煮取一升，去滓，一服不愈，重作，服良。忌蒜、炙肉。（《古今录验》文仲、范汪同。姚

方。出第六卷中)

《古今录验》麻子仁丸：疗大便难、小便利而反不渴者，脾约方。

麻仁（二升，别为膏），枳实（半斤，炙），芍药（半斤），大黄（一斤），浓朴（一尺，炙），杏仁（一升，去皮尖，熬别为脂）。

上六味，捣筛为末，炼蜜为丸，如梧桐子大。每服饮下十丸，渐增至三十丸，日三服。（此本仲景《伤寒论》方，出第二十六卷中）

《外台秘要·卷第二十七·大便不通方一十七首》

病源大便不通者，由三焦五脏不和，冷热之气不调，热气偏入肠胃，津液竭燥，故令糟粕痞结，壅塞不通也，其汤熨针石，别有正方，补养宣导，今附于后，养生方导引法云：龟行气伏衣被中覆口鼻头面，正卧不息九通，微鼻出气，疗闭塞不通。(出第十四卷中)

《肘后》疗大便不通方

研麻子以米杂为粥食之。

又方：用礬石如指大者导下部。(并出第六卷中)

《千金》疗大便不通方。

灸第七椎两旁各一寸七壮。

又方：桃皮三升，水五升，煮取一升，顿服。

又方：水一升，煮羊蹄根一把，取半升，顿服。

又方：煮麻子取汁饮之。

又方：常服蜜煎五合。

又方：猪脂和陈葵子末为丸，如梧桐子大，每服饮下十丸，通即止。

又方：常服车前子及苗，并通也。

又方：捣葵根汁服之良。

又方：葵子一升，牛酥一升，猪脂亦得，以水三升，煮葵子取一升，纳酥，煮一沸，待冷，分二服。（并出第十五卷中）

《必效》疗大便不通方：牛胶一条（广二寸长四寸），葱白（一握）

上二味，用水二升和，煮消尽，去滓，顿服之。（《千金》同）

又方：湿瓜蒂七枚，绵裹纳下部，如非时，酱瓜亦得。（并出第三卷中）

崔氏疗大便不通方：菖蒲末，石盐末

上二味相和取半匕，和乌麻脂少许，绵裹纳下部中，即通。

又方：猪脂一升，温酒一服，令尽，良。（并出第四卷中）

《古今录验》疗心腹胀满，大便不通方。

芍药（六分），黄芩（五分），大黄（八分），芒硝（六分），杏仁（熬去皮尖八分）。

上五味捣筛为末，炼蜜为丸，如梧桐子大，每服十五丸，粥饮下，加至二十丸，取通利为度。（《经心录》同出第二十六卷中）

《近效》疗大便不通方。

用猪胆和少蜜，于铛中熬令熟稠，丸如枣大，纳下部中，即瘥。

《外台秘要·卷第二十七·大便秘涩不通方七首》

《千金》疗大便秘涩不通神方。

猪羊胆

上一味，以筒灌三合许，令深入即出矣，不尽，须臾更灌。一方加冬葵子汁和之，又有椒豉汤五合，猪膏三合，灌之佳。（《经心录》同）又三黄汤，疗下焦热结，不得大便方。

大黄（三两）黄芩（二两）甘草（炙一两）栀子（二七枚）。

上四味切，以水五升，煮取一升八合，分三服，若秘，加芒硝二两。（并出第十五卷中）

《备急》疗猝大便闭涩不通方。

葛氏云：削瓜菹如指大，导下部中，即效。

又方：烧乱发灰，三指捻投水半升，一服。

又方：绵裹盐作三丸如指大，纳下部中。

又方：煎蜜令强，加干姜末，和丸如指，导下部中。姚云：欲死者，蜜三升，微火煎如饴，投冷水中，令凝丸如大指，长三四寸，导之良。

又方：猪胆一枚，纳下部中。姚云：疗七八日奔气伤心欲死者，须臾便通良。（范汪同）

《外台秘要·卷第二十七·许仁则大便暴闭不通方二首》

许仁则论曰：此病久无余候，但由饮食将息过热，热气蕴积秘结，若缘气秘，自须仍前疗气法，服巴豆等三味丸，及疗水气葶苈等诸方取利，若是风秘，自依后服大黄等五味丸，暴秘之状，骨肉强痛，体气烦热，唇口干焦，大便不通，宜依后大黄芒硝二味汤取利方。

## 第三节　宋金元时期

### 一、《太平圣惠方》

宋・王怀隐等撰，成书于公元992年

《太平圣惠方・卷第五・治脾虚补脾诸方》

治脾气虚，大肠下泄，腹痛，不思饮食，四肢少力。宜服补脾诃黎勒散方。

补脾诃黎勒散方：诃黎勒（半两，煨，用皮），草豆蔻（三分，去皮），陈橘皮（半两，汤浸去白瓤，焙），附子（三分，炮裂，去皮、脐），甘草（一分，炙微赤，锉），木香（半两），当归（三分，锉，微炒），缩砂（三分，去皮），厚朴（三分，去粗皮，涂生姜汁，炙令香熟）。

上件药，捣筛为散。每服三钱，以水一中盏，入生姜半分，枣三枚，煎至六分。去滓，不计时候稍热服。

《太平圣惠方・卷第五・治脾脏冷气腹内虚鸣诸方》

治脾脏冷气、腹内虚鸣，内寒外热，宿食不消，大便乍秘乍泄，腑脏不调，少思饮食。宜服厚朴丸方。

厚朴丸：厚朴（一两半，去粗皮，涂生姜汁，炙令香熟），白术（半两），干姜（半两，炮裂，锉），桔梗（一两，去芦头），当归（一两，锉，微炒），槟榔（半两），陈橘皮（半两，汤浸去白瓤，焙），甘草（半两，炙微赤，锉），诃黎勒（一两，煨，用皮），白茯苓（半两）。

上件药，捣罗为末，炼蜜和捣三二百杵，丸如梧桐子大。每服，食前，以粥饮下三（二）十丸。忌生冷油腻。

《太平圣惠方·卷第五·治脾脏虚冷泄痢诸方》

治脾脏虚冷，不思饮食，腹内疞痛，大肠泄痢，水谷不化。宜服厚朴散方。

厚朴散方：厚朴（二两，去粗皮，涂生姜汁，炙令香熟），人参（半两，去芦头），当归（三分，锉，微炒），干姜（半两，炮裂，锉），白术（半两），干木瓜（三分），高良姜（半两，锉），诃黎勒（三分，煨，用皮），桂心（三分），木香（半两），陈橘皮（半两，汤浸去白瓤，焙），附子（一两，炮裂，去皮、脐）。

上件药，捣筛为散。每服三钱，以水一中盏，入枣三枚，煎至六分，去滓。不计时候稍热服，忌生冷油腻。

治脾脏虚冷，大肠泄痢，腹内疼痛，心腹（四肢）不和，少思饮食。宜服木香散方。

木香散方：木香（一两），肉豆蔻（一两，去壳），人参（一两，去芦头），附子（二两，炮裂，去皮、脐），当归（二两，锉，微炒），干姜（一两，炮裂，锉），甘草（半两，炙微赤，锉），陈橘皮（二两，汤浸去白瓤，焙），苍术（二两，锉，炒），吴茱萸（半两，汤浸七遍，焙干，微炒），厚朴（二两，去粗皮，涂生姜汁，炙令香熟）。

上件药，捣粗罗为散。每服三钱，以水一中盏，入枣三枚，煎至六分，去滓，食前稍热服之。

治脾脏虚冷，吃食减少，大肠泄痢，腹痛，四肢乏力。宜服白术散方。

白术散方：白术（一两），干姜（半两，炮裂，锉），桂心（半两），人参（半两，去芦头），厚朴（二两，去粗皮，涂生姜汁，炙令香熟），陈橘皮（一两，汤浸去白瓤，焙），附子（一两，炮裂，去芦头），缩砂（二两，去皮），草豆蔻（一两，去皮），当归（一两，锉，微炒），诃黎勒（一两，煨，用皮）。

上件药，捣筛为散。每服三钱，以水一中盏，入枣三枚，煎至六分。去滓，食前热服。

治脾气虚冷，大肠泄痢，腹痛，食不消化，阿胶散方。

阿胶散方：阿胶（一两，捣碎，炒令香燥），艾叶（一两，微炒），干姜（三分，炮裂，锉），赤石脂（三分），当归（一两，锉，微炒），厚朴（二两，去粗皮，涂生姜汁，炙令香熟），桂心（半两），芎䓖（半两），附子（一两，炮裂，去皮、脐）。

上件药，捣细罗为散。每服，食前以热粥饮下二钱，忌生冷油腻湿面。

治脾脏虚冷，食即呕逆，谷食不化，或多泄痢，宜服浓朴丸方。

浓朴丸方：浓朴（四两，去粗皮，涂生姜汁，炙令香熟），干姜〔一（二）两，炮裂，锉〕，人参（一两半，去芦头），吴茱萸〔二（一）两半，汤微赤，锉〕。

上件药，捣罗为末。以酒煮面糊和丸，如梧桐子大。每服，以姜枣汤下三十丸，不计时候服之。

《太平圣惠方·卷第六·治大肠虚冷诸方》

治大肠虚冷，肠鸣泄利，腹胁气痛，饮食不化，宜服诃黎勒散方。

诃黎勒散方：诃黎勒（一两半，煨，用皮），附子（一两，炮裂，去皮、脐），当归（三分，锉，微炒），桔梗（半两，去芦头），肉豆蔻（三分，去壳），木香（半两），吴茱萸（一分，汤浸七遍，焙干，微炒），甘草（一分，炙微赤，锉），陈橘皮（一两，汤浸去白瓤，焙）。

上件药，捣筛为散。每服三钱，以水一中盏，入生姜半分、枣三枚，煎至六分，去滓。食前稍热服。

《太平圣惠方·卷第二十三·治大肠风热秘涩不通诸方》

夫大肠风秘涩不通者，是五脏气不调，阴阳偏有虚实，三焦不和，冷热并结也。胃为水谷之海，化谷精之气，流行荣卫，其糟粕传行大肠出焉。五脏三焦既不调和，冷热壅涩，结在肠胃。其肠胃本实，而又冷热气相并，津液枯燥，结聚大肠，胃中干涩，故令大便不通也。

治大肠风热，秘涩不通，心腹壅闷，宜服犀角散方。

犀角散方：犀角屑（三分），白鲜皮（三分），防风（三分，去芦头），麦门冬（一两，去心），大麻仁（一两），木通（三分，锉），大腹皮（三分，锉），川大黄（一两，锉碎，微炒），甘草（半两，炙微赤，锉）。

上件药，捣筛为散。每服五钱，以水一大盏，煎至五分，去滓，食前温服。

治大肠风热，秘涩躁闷，宜服秦艽散方。

秦艽散方：秦艽（三分，去苗），防风（一两，去芦头），枳壳（一两，麸炒微黄，去瓤），大麻仁（一两），槟榔（一两），川朴硝（一两半），羚羊角屑（一两），木香（三分），甘草（半两，炙微赤，锉）。

上件药，捣粗罗为散。每服三钱，以水一中盏，入生姜半分，煎至六分，去滓，食前温服。

治大肠风热，秘涩不通，四肢烦闷，宜服槟榔散方。

槟榔散方：槟榔〔一（二）两〕，木香（三分），羌活（三分），川朴硝（二两），牵牛子（三两，微炒），陈橘皮（一两，汤浸去白瓤，焙），川大黄（一两，锉，碎微炒）。

上件药，捣细罗为散。每服空腹，以生姜汤调下三钱，以利为度。

治大肠风热、秘涩，气壅闷，宜服麻仁丸方。

麻仁丸方：大麻仁（三两），羚羊角屑（一两），枳壳（一两，麸炒微黄，去瓤），芎䓖（一两），木香（一两），鳖甲（二两半，涂醋，炙令黄，去裙襕），独活（二两），槟榔（二两），川大黄（二两，锉，碎，微炒），郁李仁（二两，汤浸去皮尖，微炒），牵牛子（二两半，一半微炒，一半生用）。

上件药，捣罗为末。炼蜜和捣三五百杵，丸如梧桐子大，每服食前，以温水下三十丸，以利为度。忌苋菜。

治风热壅滞，调气、利大肠，羚羊角丸方。

羚羊角丸方：羚羊角屑（三分），人参（半两，去芦头），诃黎勒皮（半两），槟榔（半两），川大黄（一两，锉碎，微炒），枳壳（三分，麸炒微黄，去瓤），独活（半两），黄芪（半两，锉），乌蛇（一两半，酒浸去皮，骨，炙令微黄），地骨皮（三分），大麻仁（一两半），郁李仁（一两半，汤浸去皮尖，微炒），赤茯苓（三分）。

上件药，捣罗为末。炼蜜和捣三二百杵，丸如梧桐子大。每服食前，以温水下三十丸，以利为度。

治风壅大肠涩滞，宜服大黄丸方。

大黄丸方：川大黄（一两半，锉碎微炒），大麻仁（一两半），车前子（一两半），菟丝子（三分，酒浸三日，晒干，别捣为末），郁李仁（一两半，汤浸去皮尖，微炒），枳壳（一两半，麸炒微黄，去瓤），防风（三分，去芦头），独活（三分），山茱萸（三分），薯蓣（三分），槟榔（一两半），牛膝（三分，去苗）。

上件药，捣罗为末。炼蜜和捣三二百杵，丸如梧桐子大。每夜临卧时，以温浆水下三十丸。

治大肠风热，结涩不通。宜服威灵仙丸方。

威灵仙丸方：威灵仙（二两），川大黄（二两，锉碎，微炒），独活（一两），芎䓖（一两），槟榔（一两），牵牛子〔三（二）两〕。

上件药，捣罗为末。炼蜜和为丸，如梧桐子大。每服食前，以温水下十五丸。

《太平圣惠方·卷第二十六·治脾劳诸方》

治脾劳虚冷，大肠滑泄，不思饮食，口舌生疮，四肢无力，日渐羸弱。宜服拌肝散。

拌肝散：茵陈（一两），犀角屑（半两），石斛（半两，去根，锉），白术（三分），赤芍药（半两），柴胡（三分，去苗），缩砂（半两，去皮），人参（三分，去芦头），桔梗（三分，去芦头），防风（半两，去芦头），肉桂（三分，去皱皮），白芜荑仁（半两），肉豆蔻（半两，去壳）。

上件药，捣细罗为散。用猪肝一叶，净去筋膜，不洗，薄切作片子。葱白三茎，细切。入散五钱，重重掺在肝上。用湿纸五七重裹，以慢火煨令熟，空心食。食后吃暖酒半盏。

《太平圣惠方·卷第二十六·治脾劳诸方》

治脾劳，胃气不和，时有泄泻，食少无力，宜服松脂丸方。

松脂丸方：松脂（一两），肉豆蔻（一两，去壳），诃黎勒（二两，煨，用皮），荜茇〔二（一）两〕，缩砂（一两，去皮），人参（一两，去芦头），干姜（一两，炮裂，锉），白茯苓（一两），木香（一两），白术（一两），麦蘖（一两，炒令微黄），陈橘皮（半两）。

上件药，捣罗为末。用白蜡熔和，丸如梧桐子大。每服食前，以粥饮下三十丸。

《太平圣惠方·卷第二十八·治虚劳兼痢诸方》

治虚劳，泄痢腹痛，不欲饮食，宜服香连丸方。

香连丸方：木香（一两），黄连（一两，去须，别炒），地榆（一两，锉），诃黎勒（二两，煨，用皮），浓朴（二两，去粗）。

上件药，捣罗为末。炼蜜和丸，如梧桐子大。每服不计时候，粥饮下二十丸。

治虚劳泄痢，肠胃虚冷，饮食不消，腹内雷鸣，痛。

宜服赤石脂丸方。

赤石脂丸方：赤石脂（一两），石斛（一两，去根，锉），肉桂〔一（二）两，去皱皮〕，钟乳粉（一两），肉豆蔻（一两），人参〔一（二）两，煨，用皮〕。

上件药，捣罗为末。以神曲末酒煮，和捣三二百杵，丸如梧桐子大。每服不计时候，以粥饮。

《太平圣惠方·卷第二十九·治虚劳大便难诸方》

夫虚劳之人，脾肺损弱，谷食减少，气血阻隔，阴阳不和，胃气壅滞，上焦虚热，流注大肠。故令秘涩也。

治虚劳胸膈气滞，心腹胀满，大便结涩，宜服郁李仁丸方。

郁李仁丸方：郁李仁（三两，汤浸去皮尖，微炒），诃黎勒皮（一两），木香（一两），桂心（一两），枳实（一两，微炒黄），前胡（二两，去芦头），川大黄（二两，锉碎，微炒），芎䓖（一两），槟榔（一两）。

上件药，捣罗为末。炼蜜和捣三二百杵，丸如梧桐子大。每服食前，煎生姜汤下三十丸。

《太平圣惠方·卷第四十七·治上焦虚寒诸方》

治上焦虚寒，精神不守，泄下便利，语声不出，白茯苓散方。

白茯苓散方：白茯苓（二两），人参〔三（二）两半，去芦头〕，干姜（一两，炮裂，锉），桂心（一两），远志（一两），甘草（一两，微赤，锉）。

上件药，捣筛为散。每服三钱，以水一中盏，入生姜半分，煎至五分，去滓。不计时候温服。

《太平圣惠方·卷第四十七·治中焦虚寒诸方》

治中焦虚寒，或时吐泻腹痛。木香散方。

木香散方：木香（三分），草豆蔻（三分，去壳），桂心（三分），附子（三分，炮裂，去皮、脐），白术（三分），白芍药（三分），丁香（三分），甘草（一分，炙微赤，锉），诃黎勒皮（三分，微煨）。

上件药，捣筛为散。每服三钱，以水一中盏，入煨姜半分，煎至五分，去滓，稍热服。

《太平圣惠方·卷第四十七·治下焦虚寒诸方》

治下焦虚寒。……或利下或不利，伏龙肝散方。

伏龙肝散方：伏龙肝（二两），甘草（一两，炙微赤，锉），干姜（一两，炮裂，锉），牛膝（二两，去苗），熟干地黄（二两），黄芩（一两），地榆（一两半），乱发灰（一两，细研），阿胶（一两，捣碎，炒令黄燥，为末）。

上件药，捣筛为散。每服五钱，以水一大盏，煎至五分，入阿胶末一钱、发灰一钱，更煎一两沸，放温服之。日三服。

《太平圣惠方·卷第五十八·治大便难诸方》

夫大便难者，由五脏不调，阴阳偏有虚实，谓三焦不和，则冷热并结故也。胃为水谷之海，水谷之精化为荣卫，其糟粕行之于大肠以出也。五脏三焦既不调和，冷热壅涩，结在肠胃之间。其肠胃本实，而又为冷热之气所结聚不宣，故令大便难也。

治五实病，大便难，宜服此方。

川大黄（二两，锉碎，微炒），郁李仁（一两，汤浸去皮，微炒），川朴硝〔一（二）两半〕，吴茱萸（半两，汤浸七遍，焙干，微炒）。

上件药，捣细，罗为散。每于食前，以蜜水调下三钱，以利为度。

治大便难，五脏气壅，三焦不和，热结秘涩。麻仁丸方。

麻仁丸方：大麻仁（二两），川大黄（一两，锉，碎微炒），枳壳（一两，麸炒微黄，去瓤），赤芍药（一两），郁李仁（一两，汤浸去皮，微炒），川芒硝（一两），槟榔（一两）。

上件药，捣罗为末。炼蜜和捣三二百杵，丸如梧桐子大。每服空心，以生姜汤下三十丸。晚再服之。

治宿食不消，大便难，宜服此方。

川大黄（二两，锉碎，微炒），甜葶苈（一两，隔纸炒，令紫色），川芒硝（一两），杏仁〔二（一）两，汤浸去皮、尖、双仁，麸炒微黄〕青橘皮〔一两，汤浸去白瓤，焙（微炒）〕。

上件药，捣罗为末。炼蜜和丸，如梧桐子大。每服空心，以生姜汤下三十丸，晚再服之。

治肠胃冷热不和，大便难秘，食饮不消，心腹妨闷。槟榔丸方。

槟榔丸方：槟榔（一两），诃黎勒皮（一两），柴胡（三分，去苗），桂心（一两），草豆蔻（半两，去皮），木香（半两），郁李仁（一两，汤浸去皮，微炒），川大黄（一两，锉碎，微炒），吴茱萸（半两，汤浸七遍，微炒）。

上件药，捣罗为末。炼蜜和丸，如梧桐子大。每于食前，以生姜汤下二十丸。

治脾胃不和，常患大便坚难，宜服此方。

川大黄（二两，锉，碎微炒），枳实（一两，麸炒微黄），大麻仁（二两，别捣如膏），赤芍药（二两），厚朴（二两，去粗皮，涂生姜汁，炙令香熟）。

上件药，捣罗为末，研入麻仁令匀。炼蜜和捣三二百杵，丸如梧桐子大。每服空心，以生姜汤下三十丸，晚食前再服，以利为度。强羸临时加减。

《太平圣惠方·卷第四十三·治心腹痛胀满诸方》

夫心腹痛、胀满者，由脏虚而邪气客之，乘于心脾故也。足太阴脾之经也，脾虚则胀。足少阴肾之经也，其脉起于足小指之下，循行上络膀胱，其直者从肾上入肺，其支者从肺出络于心。今虚邪之气，客于三经，与正气相搏，积聚在内，邪气并于心脾，故令心腹痛而胀。诊其脉迟而滑者，胀满也。……治久冷胸膈气滞，心腹痛、胀满，不能饮食，四肢虚乏，吃食全少。前胡散方。

《太平圣惠方·卷第五十八·治大便不通诸方》

夫大便不通者，是三焦五脏不和，冷热不调，热气遍入肠胃，津液竭燥。故令糟粕痞结，壅塞不通也。

治大便不通，下焦伤热闷。大黄散方。

大黄散方：川大黄（一两，锉碎，微炒），槟榔（一两），木香（半两），川芒硝（一两），枳壳（一两，麸炒微黄，去瓤），子芩（半两）。

上件药，捣筛为散。每服四钱，以水一中盏，入生姜半分、葱白七寸，煎至六分，去滓，空腹温服。如未通晚再服。

治肠胃积滞、大便不通、气壅上奔，宜服大戟丸方。

大戟丸方：大戟（一两，锉碎，微炒），川大黄（二两，锉碎，微炒），木香（半两），羌活（一两），陈橘皮（一两，汤浸去白瓤，焙），桑根白皮（一两，锉），牵牛子（四两，微炒，别捣罗取末，二两）。

上件药，捣罗为末。入牵牛子末，同研令匀。炼蜜和丸，如梧桐子大。每于空心，以生姜汤下二十丸。

治大便不通，脐腹妨闷，不下饮食，遍宜服此方。

乌巢子（二两），木香（一两），芎䓖（一两），青橘皮（一两，汤浸去白瓤，焙），川大黄〔二（三）两，锉碎，微炒〕。

上件药，捣罗为末。炼蜜和捣百余杵，丸如梧桐子大。食前，煎葱白生姜汤下二十丸。

治大便不通，腹内壅闷，喘息促。宜服此方。

川大黄（二两，锉碎，微炒），川芒硝（一两），桑根白皮（一两，锉），大麻仁（一两，别研）。

上件药，捣罗为末。入麻仁令匀，炼蜜和捣一二百杵，丸如梧桐子大。每于食前，以温生姜汤下三十丸，以利为度。

治大肠结实，枳壳丸方。

枳壳丸方：枳壳（一两，麸炒微黄，去瓤），川大黄（一两，锉碎，微炒），川芒硝（一两）。

上件药，捣罗为末。炼蜜和丸，如梧桐子大。每于食前，以生姜汤下三十丸。

治干粪塞肠，胀痛不通方：毛桃花（一两，湿者），面（三两）。

上件药，和面作馄饨，熟煮，空腹食之。至日午后，腹中如雷鸣，当下恶物为效。

治大便不通，十日秘者方：枣（一枚，去核），腻粉（一钱）。

上以腻粉，纳于枣中，和白面裹之。于火上炙令熟，碾罗为末。以煎汤调顿服之，立效。

治大便旬日不通方：鼠粪（二枚），白胶香（半枣大）。

上件药，细研。入水少许，和丸如枣核大，以油涂，纳谷道中，良久便通。神妙。

又方：腻粉（一分），黄丹（一钱）。

上件药，同研令匀。每服，以粥饮调下一钱，不过三服效。

治大便秘涩不通方：上用大麻子烂研，以米相和，煮粥食之良。

又方：蜣螂（微炒，去翅足），上捣罗为末，以热酒调下一钱。

又方：牵牛子（二两，一半微炒，一半生用）。

上捣细罗为散，每服，以生姜汤调下二钱，良久，以热茶投。

又方：皂荚（二挺，去黑皮，微炙黄），上捣罗为末，炼蜜和丸，如梧桐子大，每服空心，以温水下三十丸。

又方：巴豆（一枚，去皮，以油燥焦，去心膜），上以粳米饭二十粒同研熟，丸如绿豆大。每服，以温水下三丸，如人行十里当通，未通即再服。

又方：上用瓜蒂五枚，捣罗为末，以绵裹，纳下部中。即通。

又方：槟榔（半两），上捣罗为末，以童子小便一大盏，煎至六分。入葱白三寸，盖定良久，去葱顿服。

《太平圣惠方·卷第九十七·食治脾胃气弱不下食诸方》

夫脾胃者，位居中宫，象之土也，土生万物，四脏含其气。故云：人之虚者补之以味，味以行气，气以实志，言滋形润神，必归于食。庄子云：纳滋味百节肥焉，脾养肌肉，脾胃气弱，即不能消化五谷。谷气若虚，则肠鸣泄痢。泄痢既多，则诸脏气竭，肌肉消瘦，百病辐凑。宜以饮食和益脾胃之气，滋润脏腑，养于经脉，祛疾之甚。可谓上医。故千金云：凡欲治疗，先以食疗，既食疗不愈。后乃用药尔。

## 二、《类证活人书》

宋·朱肱撰，成书于公元1108年

《类证活人书·卷第一》

问伤寒四五日，腹满咽干，手足自温，或自利不渴，或腹满时痛，尺寸俱沉细，此足太阴脾经受病也。

《类证活人书·卷第四》

假令手足逆冷而大便秘，小便赤，或大便黑色，其脉沉而滑者，皆阳证也。

## 三、《圣济总录》

宋·赵佶编撰，约成书于公元1117年

《圣济总录·卷第十一·泄泻叙论》

方书所载泻利，与《经》中所谓洞泄、飧泄、溏泄、溢泄、濡泄、水谷注下等，其实一也。仍所因有内外不内外差殊耳。《经》云：寒甚为泄；春伤风，夏飧泄。论云：热湿之气，久客肠胃，滑而利下，皆外所因。喜则散，怒则激，忧则聚，惊则动，脏气隔绝，精神夺散，必致溏泄，皆内所因。其如饮食生冷，劳逸所伤，此不内外因。以此类推，随证主治，则不失其病源也。

《圣济总录·卷第一十七·诸风门·风秘》

论曰：风秘之病，以大肠秘涩不通。大肠者，肺之腑，通行水谷，传道所出。若三焦不和风热所搏，则肠胃干燥、津液虚少、糟粕结聚、传导不行，令人心烦腹满，便秘不通也。

治风气，润利肠胃，前胡丸方。

前胡丸方：前胡（去芦头，二两），大黄（锉，炒），黄芩（去黑心），木通（锉），麻子仁，芍药（各一两）。

上六味，捣罗为末。炼蜜和丸，如豌豆大。每服十五丸，温水下食前服。

治大肠风热秘涩不通，调中丸方。

调中丸方：大黄（锉），鳖甲（醋炙黄，去裙），朴硝，桃仁（汤浸去皮、尖、双仁，麸炒，各四两），皂荚（五挺，去皮，椎碎，用水一升挼取汁，滤过），莱菔（一斤，椎碎，绞取汁）。

上六味，将前四味为末。以陈醋一升半，同皂荚莱菔汁，煎五七沸后，入药末同熬得所，丸如梧桐子大。每服二十丸，温米饮下。

治肠胃风热，津液燥少，大便秘涩，木香丸方。

木香丸方：木香（半两），槟榔（锉），大黄（煨，锉），麻子仁（各二两），牵牛子（末），郁李仁（汤浸去皮），枳壳（去瓤，麸炒，各一两）。

上七味，捣罗为末。炼蜜和丸，如梧桐子大，每服二十丸。临卧温米饮下。

治大肠风秘不通，搜风丸方。

搜风丸方：木香，恶实（各一分），青橘皮（汤浸去白，焙），牵牛子（炒），旋覆花（炒，各一两），槟榔（煨，锉，二枚），皂荚（五挺，用浆水五升浸两宿，挼汁去滓，入蜜四两，银石器内慢火熬成膏）。

上七味，将六味捣罗为末。以皂荚膏和丸，如梧桐子大，每服十五丸。温酒下不拘时。

治风热气盛，大小肠秘涩。蜜腻散方。

蜜腻散方：大黄（微锉，捣末），牵牛子（生，杵为末），甘遂（炒微黄，捣为末）。

上三味，秤大黄牵牛末各三钱，甘遂末一钱，入腻粉半钱，同研匀。每服二钱匕，浓煎蜜汤调下，食前服。

治大肠风热，结涩不通，芎劳丸方。

芎劳丸方：芎劳，独活（去芦头），槟榔（锉，各一两），牵牛子（捣取粉，二钱），威灵仙，大黄（锉，炒，各二两）。

上六味，捣罗为末。炼蜜和丸，梧桐子大。每服三十丸，食前温熟水下。

治老儿风气壅盛，大肠秘涩，五六日方大便一次，头旋目暗、发作无时，威灵仙散方。

威灵仙散方：威灵仙（一两，酒浸，焙干），羌活（去芦头），芎䓖（各半两）。

上三味，捣罗为散。每服二钱匕，空心葱汤调下。

治风气大肠秘涩，羌活丸方。

羌活丸方：羌活（去芦头），槟榔（锉），木香，桂（去粗皮），陈橘皮（汤浸去白，焙，各一两），大黄（煨熟，二两），牵牛子（半斤，捣取粉，四两）。

上七味，捣罗为末，更研令匀，炼蜜和丸，梧桐子大。每服十五丸至二十丸，生姜紫苏汤下。渐加至三十丸。此药不搜搅人脏腑，年高大肠风秘，服之自然通利，兼不转泻。

治大肠秘涩，祛风顺气，香枳散方。

香枳散方：枳壳（去瓤，麸炒），防风（去叉，各一两，锉），甘草（炙，锉，半两）。

上三味，捣罗为散。每服二钱匕，沸汤点服，空心食前各一。

治风秘，肠胃痞塞不通，导气，槟榔散方。

槟榔散方：槟榔（锉，一两），木香，木通（锉），桑根白皮（炙，锉，各半两），牵牛子（二两，一半生，一半熟，同捣取末一两用），郁李仁（麸炒，去皮，一两，别研如膏），大黄（半两，湿纸裹煨）。

上七味，除研膏外，捣罗为散，入研膏和匀。每服二钱匕，入牛黄、龙脑各少许，温蜜汤调下，空心服。

治风气壅滞，大便秘涩，青橘丸方。

青橘丸方：青橘皮（去白，焙），槟榔（锉），郁李仁（麸炒，去皮，各一两），木香，羌活（去芦头），半夏（汤洗七遍，各半两），牵牛子（半斤，捣取粉，四两），陈橘皮（汤浸去白，焙，四两）。

上八味，捣罗为末。炼蜜和丸，梧桐子大。每服二十丸，临卧生姜汤下。

治风气中脘不利，大便秘涩，搜风散方。

搜风散方：牵牛子（二两，一两生，一两炒），大黄（锉，半两），郁李仁（去皮，半两），枳壳（去瓤，麸炒，一两），木香（一分），旋覆花，防风（去叉，各一两）。

上一十一味，捣罗为散。每服二钱匕，临卧生姜茶调，老小加减服。

治风气大肠涩结，宽胸膈，消壅滞，大黄丸方。

大黄丸方：大黄（锉、炒，一两），郁李仁（汤去皮，二两），牵牛子（生用，二两），木香（一分）。

上四味，捣罗为末。炼蜜和捣数百下，丸如梧桐子大。每服二十丸，茶清下。度病患脏腑虚实，临时加减。

治风秘肠胃不宣利，令人壅闷，香桂丸方。

香桂丸方：木香（一分），桂（去粗皮），大黄（湿纸裹煨，锉），郁李仁，羌活（去芦头），槟榔（锉，各半两），黑牵牛子（炒一两）。

上七味，捣罗为细末。炼蜜和丸，如梧桐子大。每服二十丸至三十丸，茶酒下。

治风热大肠秘涩不通，心烦腹满，体热引饮，导秘丸方。

导秘丸方：槟榔（锉），木香，芎䓖，羌活（去芦头），桂（去粗皮，各二两），大黄（湿纸裹煨），郁李仁（汤浸去皮尖，焙，各四两）。

上七味，捣罗为细末。炼蜜和丸，如梧桐子大。每服二十丸，浆水下，茶汤亦得。（一方加枳壳、麻仁，各四两，名麻仁丸；又一方加甘菊、诃黎勒、生干地黄、山芋，各二两，名如圣丸）

治肠胃风壅，大便秘涩，搜风丸方。

搜风丸方：牵牛子（半斤，半生半炒），枳壳（去瓤，麸炒），青橘皮（汤浸去白，焙），桂（去粗皮），芎䓖，郁李仁，白芷，羌活（去芦头），防风（去叉，各二两），大黄（锉，炒），麻仁（各六两）。

上一十一味，捣罗为末。炼蜜和丸，如梧桐子大。食前茶清下十丸。如大便秘滞，食后临卧，荆芥汤下三十丸。加减服。

治荣卫凝涩，风热秘结，气壅引饮，清利丸方。

清利丸方：皂荚（不蚛者，刮去黑皮，涂酥炙焦，四两），槟榔（锉，一两半），青橘皮（汤浸去白，焙），干姜（炮），半夏（汤洗七遍，焙干），羌活（去芦头，各一两），黑牵牛（半斤，生熟各一半，捣取细末四两）。

上七味，捣罗为细末。用酒煮面糊和丸如梧桐子大。

每服二十丸，生姜汤下。

治三焦风热，气不调顺，大肠结燥，不得宣通，大圣丸方。

大圣丸方：木香，白槟榔（锉），枳壳（去瓤，麸炒），大黄（锉），羌活（去芦头），芎䓖，桂（去粗皮），郁李仁（去皮研，各一两）。

上八味，捣研为末。炼蜜丸如梧桐子大，每服三十丸，温熟水下。早晚食前服，以利为度。

治风热气秘，郁李仁散方。

郁李仁散方：郁李仁（去皮、尖，炒），陈橘皮（去白，酒一盏，煮干），京三棱（炮、锉，各一两）。

上三味，捣罗为散。每服三钱匕，空心煎熟水调下。

治风秘大便不通，发躁引饮，槟榔丸方。

槟榔丸方：槟榔（锉两枚为细末），黑牵牛子（四两，捣取末二两）。

上二味，拌匀。炼蜜和丸，如梧桐子大。每服二十丸，温生姜汤下。不计时服，更看脏腑虚实加减。

《圣济总录·卷第一十七·诸风门·胃风》

论曰：治胃风，颈项多汗恶风。饮食不下，膈塞不通，腹善满，失衣则（䐜）胀，食寒则泄，形瘦而腹大。豆蔻丸方。

豆蔻丸方：肉豆蔻（去壳，半两），羌活（去芦头），防风（去叉），桔梗（炒，各一分），陈橘皮（汤浸，去白），独活（去芦头），薏苡仁，人参，草豆蔻（去皮），芎䓖（各半两），甘草，木香（各一分）。

上一十二味，为细末。炼蜜丸如梧桐子大，每服三十丸至四十丸。米饮下，日三夜一。

治风冷入中，客于肠胃，水谷不化，飧泄注下，腹痛肠鸣，胁肋胀，胃风汤方。

胃风汤方：人参，赤茯苓（去黑皮），芎，桂（去粗皮），当归（切焙），芍药，白术（各一两）。

上七味，粗捣筛。每服三钱匕，水一盏半，粟米半匙，同煎至一盏。去滓温服。或肠胃湿毒下血，或便如豆汁，皆可服。

《圣济总录·卷第二十·诸痹门·肠痹》

治肠痹腹胀痛，时复飧泄，食不消化，木香丸方。

木香丸方：木香（一两），诃黎勒（煨，用皮，一两半），白术（一两），桂（去粗皮，一两），附子（炮裂，去皮脐，二两），芜荑（微炒，一两），高良姜（锉，一两），肉豆蔻（去壳，半两），浓朴（去粗皮，生姜汁炙过，二两），干姜（炮，三分），甘草（炙，锉，半两）。

上一十一味，捣罗为末，以曲末煮作糊，和捣三二百杵，丸如梧桐子大。食前生姜枣汤下二十丸。

《圣济总录·卷第四十四·脾脏门·脾脏虚冷泄痢》

治脾胃寒腹中虚鸣，泄泻不止，草豆蔻散方。

草豆蔻（去皮，一两），高良姜（三分），桂（去粗皮），丁香，木香，五味子，白豆蔻（去皮），陈橘皮。

上一十味，捣罗为散，研匀。每服二钱匕，煨生姜木瓜汤调下。

治脏腑寒，泄泻不思食，白术散方。

白术散方：白术（锉，炒），缩砂仁，诃黎勒皮（各三分），肉豆蔻（三枚，去壳），甘草（炙、锉，半分），木香（一分），人参，丁香，干姜（炮，各半两）。

上九味，捣罗为散，每服三钱匕，米饮调下。

《圣济总录·卷第五十·大肠门·大肠虚》

治大肠虚冷，便利滑泄，不思饮食，肠鸣腹痛，朴附丸方。

浓朴（去粗皮，生姜汁炙，一两），附子（炮裂，去皮、脐，半两），甘草（炙，一两），干姜（炮裂，一两）。

上四味，捣罗为末，酒煮面糊，丸如梧桐子大，每服五十丸，食前温米饮下。

《圣济总录·卷第五十四·三焦门·三焦俱虚》

论曰：上焦虚则引气于肺；中焦虚则生寒，腹痛洞泄，便利霍乱；下焦虚则大小便不止，津液气绝，寒则补于肾。然三焦者水谷之道路，气之所终始也，其处虽异，其源则一，故有俱虚之病。

治三焦俱虚，脾肾二藏冷气，滑泄不止，饮食不进，致肌体羸瘦，行步少力，附子散方。

附子散方：附子（四两，炮裂去皮脐，趁热切作片子，厚薄如钱，用生姜半斤取汁，以慢火煮附子，令汁尽，焙干），缩砂仁（慢火炒熟，一两），肉豆蔻（去壳，炮，半两），蜀椒（去目及闭口者，炒出汗，半两），茴香子（微炒，一分）。

上五味，捣罗为散，更入乳钵内，再研令细，瓷合内盛贮，无令透气。每服三钱匕，用羯羊子肝，去筋膜切作小片子，入药末在内，入葱白盐醋少许，拌和匀，用竹杖子作串子，于猛火上炙令香熟，乘热吃，用温酒一盏半下，如不饮酒，即以粟米饮下，空心早晚食前。如六十以上，及久患者，即药至四钱匕。服至三日见效，如无病人服，补益元藏，和脾胃，进饮食。

论曰：中焦如沤者，以其在胃中脘，不上不下，主腐熟水谷。本胃脘之阳，气温乃能腐化水谷之精，灌养周身，若寒客中焦，则胃中冷，胃中冷则饮食不化、腹痛飧泄、霍乱吐利，治法宜温补之。……治中焦有寒，胃中逆冷泄利，朴沉汤方。

朴沉汤方：厚朴（去粗皮，生姜汁炙透，五两），沉香（三两），丁香，附子（炮裂，去皮、脐），高良姜（各二两），白术，藿香叶，木香，甘草（炙、锉，各一两）。

上九味，锉如麻豆。每服三钱匕，水一盏，煎至六分，去滓食前温服。

《圣济总录·卷第七十四·泄痢门·泄痢统论》

论曰：脾与胃合俱象土，外荣肌肉，腐熟水谷。风寒暑湿袭于外，则留连肌腠。传于脾胃，食饮不节害于内，则肠胃乃伤，不化糟粕。皆能为病，所得之源不一，故立名多端。且久风入中则为飧泄，湿胜则为濡泻，寒中则为洞泄，暑胜则为毒痢。而又或冷，或热，或赤，或白，或色杂，或肠垢，或滞下，或休息，或疳，或蛊之类，种种不同。悉由调摄失宜，饮食不慎，致肠胃不调，邪气交攻。施治之方，则有宜调补、宜攻化、宜收敛、宜渗泄，各随所宜以用之。

《圣济总录·卷第九十二·虚劳门·虚劳大便难》

论曰：大肠者，传导之官，变化出焉。今虚劳之人，重亡津液，肠胃干燥，风邪热气入客肠间，津液销铄，所以传导苦难，令人胃气虚胀、腹胁满实、饮食迟化也。

治虚劳不足，饮食不生肌肤，三焦不调，大便秘涩，并疗癖饮百病，五柔丸方。

大黄（锉，炒），前胡（去芦头，各二两），赤茯苓（去黑皮），细辛（去苗叶），肉苁蓉（酒浸，切、焙），半夏（汤洗，焙），当归（切、焙），芍药（各一两），葶苈（纸上炒，一分）。

上九味，捣罗为末。炼蜜丸如梧桐子大。每服十丸至二十丸，温酒下，食前服。

治虚劳羸瘦不足，调血气，利大小便，生地黄汤方。

生干地黄（三两），石膏（碎），大黄（锉、炒），芍药，甘草（炙，各半两）。

上五味，锉如麻豆大。每服五钱匕，用水一盏半，枣二枚（去核）、生姜三片，煎至一盏，去滓温服，未利再服。

《圣济总录·卷第九十六·大小便门·大便不禁》

治大便不禁，浓朴豆蔻汤方。

肉豆蔻（去壳，炮，半两），龙骨，白术（锉、炒，三分），浓朴（去粗皮，生姜汁炙，锉，一两）。

上四味，锉如麻豆。每服五钱匕，以水一盏半，入生姜三片，同煎至一盏，去滓空心温服，日再。

《圣济总录·卷九十七·大小便门·大便秘涩》

论曰：大便秘涩，盖非一证，皆营卫不调，阴阳之气相持也。若风气壅滞，肠胃干涩，是谓风秘；胃蕴客热，口糜体黄，是谓热秘；下焦虚冷，窘迫后重，是谓冷秘；或因病后重亡津液，或因老弱血气不足，是谓虚秘；或肾虚小水过多，大肠枯竭，渴而多秘者，亡津液也；或胃实燥结，时作寒热者，中有宿食也。治法虽宜和顺阴阳，然疏风散滞、去热除冷、导引补虚之法，不可偏废，当审其证以治之。

治大肠秘涩，疏风顺气，木香丸方。

木香，槟榔（生，锉），羌活（去芦头），桂（去粗皮），陈橘皮（汤浸去白，焙，各一两），大黄（湿纸裹煨，二两），牵牛子（用半斤，取末，四两）。

上七味，捣罗为末，炼蜜丸如梧桐子大。每服十五丸，以生姜紫苏汤下，渐加至三十丸。

治津液燥少，肠胃挟风，大便秘涩，气道不匀，匀气丸方。

麻仁（别研，二两），人参，诃黎勒皮，枳壳（去瓤，麸炒），桂（去粗皮，各一两），木香（一两半），郁李仁（汤去皮，别研），白槟榔，大黄（炙微赤，各三两）。

上九味，捣罗七味为末，入麻仁等再研匀。炼蜜为丸，如梧桐子大。每服三十丸，加至五十丸，温熟水下，不计时候。

治大肠风热秘涩，牛黄丸方。

牛黄（细研，一分），大黄（锉、炒，二两），巴豆（去皮，心膜，麸炒，研新瓦上，取霜半两）。

上三味，捣研为末，酒煮面糊，丸如绿豆大。每服五丸，临卧米饮下，量虚实加减。

治大便涩秘，牵牛散方。

牵牛子（半生半炒），槟榔（生，锉，各半两）。

上二味，捣罗为散。每服三钱匕，生姜汤调下。未利，良久以热茶投，疏利为度。

治风气壅滞，大肠秘涩，地龙丸方。

地龙（去土），牵牛子（半生半炒），苦参（各一两），乌头（生，去皮尖，四两）。

上四味，捣罗为末。醋煮稀面糊，丸如梧桐子大。每服十五丸，至二十丸，空心夜卧、米饮下。

治大便秘难，麻仁丸方。

大麻仁（别研膏），大黄（锉、炒，各三两），浓朴（去粗皮，生姜汁炙，二两），枳壳（去瓤，麸炒，一两半）。

上四味，捣罗三味为末。与麻仁同研，炼蜜和杵令匀，丸如梧桐子大。每服二十丸，空心温水下，以利为度。

治反胃、大便难，肌肤干瘦，鸡肶骨丸方。

鸡肶骨（慢火炙，三两），大黄（锉、炒，五两），大麻仁（研如膏，四两）。

上三味，捣罗二味为末，与麻仁同研，炼蜜和杵。丸如梧桐子大，每服二十丸。食前米饮下，日三。

治三焦不和，脏腑虚结，胸膈痞闷，大便秘涩，麻仁丸方。

大麻仁（研膏，四两），大黄（半生半熟，四两），白槟榔（生，锉），桂（去粗皮），羌活（去芦头），菟丝子

（酒浸一宿，别捣），山茱萸，山芋，枳壳（去瓤，麸炒），车前子，防风（去叉，各一两半），郁李仁（去皮，研膏，四两），木香（一两）。

上一十三味，捣研为末，炼蜜丸如梧桐子大。每服十五丸至二十丸，温水下，临卧服。

治大肠虚冷风秘，凌霄花根丸方。

凌霄花根（去皮，洗、焙，三两），乌药（锉），人参（各半两），皂荚子（五十枚）。

上四味，捣罗为末，炼蜜丸如绿豆大。每服十丸，至十五丸，温水下，一日二服。老人多患此疾，服之半月渐调，亦不疏利。

治大肠冷秘，威灵仙丸方。

威灵仙（不以多少洗切）。

上一味，捣罗为末，炼蜜丸如梧桐子大。每服十五丸，至二十丸，生姜清米饮下，临卧服。

治大便冷秘，附子散方。

附子（一枚，炮裂去皮脐）。

上一味，削去外面，留中心如枣大，碾为细散，蜜水调下一钱匕。

治年老虚弱，大便秘滞，葱胶汤方。

陈胶（十片），葱（一握，切）。

上二味，以水二盏，同煎胶令烊，取一盏，温服之，立效。

治老人虚秘，大腹汤方。

连皮大腹（十五枚），木瓜（一枚），葱白（五茎）。

上三味，锉如麻豆，以水五盏，煎至二盏半，去滓分温五服。

治人病后，重亡津液，及老人津液不足、大便秘涩，平胃煮散加青橘皮方。

浓朴（去粗皮，姜汁炙，五两），苍术（去粗皮，米泔浸一宿，焙，八两），陈橘皮（汤浸去白，焙，五两），甘草（炙，三两）。

上四味，捣罗为散，每服三钱匕，水一盏半，加青橘皮末半钱匕、生姜二片、枣二枚（擘），煎至一盏，去滓温服。

治宿食不消，大便难，涤中丸方。

大黄（锉、炒，八两），葶苈（隔纸炒，二两），杏仁（去皮、尖、双仁，炒，研），芒硝（研，各四两）。

上四味，捣研为末。炼蜜和杵，丸如梧桐子大，每服五丸至七丸，食后温水下，日三，未通加至十丸。

治大肠风秘，结涩不通，戟香散方。

大戟（炒），木香，干姜（炮），陈橘皮（汤浸去白，焙，各一两），牵牛子（五两，取细末，二两），大黄（锉，微炒），羌活（去芦头），芎䓖（各半两），陈曲（微炒），诃黎勒皮（各一分），桂（去粗皮，三分）。

上一十一味，捣罗为散。每服二钱匕，生姜茶清调下，临卧服。

治大肠风壅，秘涩不通，大麻仁丸方。

大麻仁（研如泥，五两），芎（一两一分），附子（生，去皮脐，半两），大黄（锉碎，酥炒，二两），甜硝

（半两）。

上五味，捣研为末，炼蜜和丸，如梧桐子大，每服三十丸，温酒下。

治大肠有热，津液竭燥，里急后重，大便秘涩，三仁丸方。

松子仁，柏子仁，大麻子仁（各一两）。

上三味，同研匀，黄蜡半两，熔汁和丸，如梧桐子大，每服二十丸，食前米饮下。未快加丸数服。

《圣济总录·卷第一百八十七·补益门·补虚调腹脏》

治真脏气弱，洞泄寒中，腹内雷鸣，时多便泄，饮食减少，多困嗜卧，石斛黄芪丸方。

石斛黄芪丸方：石斛（去根，二两），肉苁蓉（酒浸，切，焙干，一两半），五味子，黄芪（微炙，锉），枳壳（去瓤，炒），熟干地黄（焙，各一两），诃黎勒皮（半两），木香，山芋，苍术（切碎，炒），泽泻（各一两）。

上一十一味，捣罗为末。以酒煮面糊和丸，如梧桐子大。每服二十丸至三十丸，温酒或盐汤下。空心食前。

《圣济总录·卷第一百九十二·针灸门·治胀满灸刺法》

腹满瘕聚泄利，灸天枢百壮。

《圣济总录·卷第一百九十四·针灸门·治泄痢灸刺法》

泄痢不禁，食不化，小腹痛者，灸丹田，穴在脐下二寸，日灸七壮至百壮止。

## 四、《普济本事方》

宋·许叔微撰，成书于公元1132年

《普济本事方·卷第四·脏腑泄滑及诸痢·鞠丸》

治脾胃中风湿，脏腑泄滑。

川芎，神曲（碎，炒），白术，附子（炮，去皮、脐，各等分）。

上为细末，用糊丸如梧子大。每服三五十丸，米饮下。

《普济本事方·卷第四·脏腑泄滑及诸痢·温脾汤》

治痼冷在肠胃间，连年腹痛泄泻，休作无时，服诸热药不效，宜先取去，然后调治易瘥，不可畏虚以养病也。

浓朴（去粗皮，姜制），干姜（炮），甘草，桂心（去皮，不见火），附子（生，去皮脐，各半两），大黄（生，四钱，碎切，汤一盏渍半日，搦去滓，煎汤时，和滓下）。

上细锉，水二升半，煎八合后，下大黄汁再煎六合，服，自夜至晓令尽。不快，食前更以干姜丸佐之。

《普济本事方·卷第四·脏腑泄滑及诸痢·五味子散》

治肾泄，五味子（二两，拣），吴茱萸（半两，细粒绿色者）。

上二味，同炒香熟为度，细末。每服二钱，陈米饮下。

顷年有一亲识，每五更初欲晓时，必溏痢一次，如是数月。有人云：此名肾泄，肾感阴气而然，得此方服之而愈。

## 五、《扁鹊心书》

宋·窦材撰，约成书于公元1146年

《扁鹊心书·卷上·禁戒寒凉》

若以冷水饮人，不须三日，即为腹疼泄泻，脾虚胃败矣。

《扁鹊心书·卷中·着恼病》

此证方书多不载，人莫能辨，或先富后贫，先贵后贱，及暴忧暴怒，皆伤人五脏。多思则伤脾，多忧则伤肺，多怒则伤肝，多欲则伤心，至于忧时加食则伤胃。方书虽载内因，不立方法，后人遇此皆如虚证治之，损人性命。其证若伤肝脾则泄泻不止，伤胃则昏不省人事，伤肾则成痨瘵，伤肝则失血筋挛，伤肺则咯血吐痰，伤心则颠冒，当先服姜附汤以散邪，后服金液丹以保脾胃，再详其证而灸之。若脾虚灸中府穴各二百壮，肾虚灸关元穴三百壮，二经若实，自然不死。后服延寿丹，或多服金液丹而愈。凉药服多，重损元气则死。（此证皆因七情所伤，五志之过，审其所因而调治之，庶无失误）

《扁鹊心书·卷中·治验》

一人因饮冷酒吃生菜成泄泻，服寒凉药，伤脾气，致腹胀。命灸关元三百壮，当日小便长，有下气，又服保元丹半斤，十日即愈，再服全真丹永不发矣。其又云：暑月饮食生冷太过，伤人六腑。伤胃则注下暴泄；伤脾则滑泄，米谷不化；伤大肠则泻白，肠中痛，皆宜服金液丹、霹雳汤，三日而愈。不愈则成脾泄，急灸神阙百壮。（神阙恐是命关之误）《难经》虽言五泄，不传治法，凡一应泄泻，皆根据此法治之。

## 六、《太平惠民和剂局方》

宋·陈师文等撰，约成书于公元1151年

《太平惠民和剂局方·卷之二·〔续添诸局经验秘方〕》

藿香正气散：治伤寒头疼，憎寒壮热，上喘咳嗽，五劳七伤，八般风痰，五般膈气，心呕恶，气泻霍乱，脏腑虚鸣，山岚瘴疟，遍身虚肿；妇人产前、产后，血气刺痛，小儿疳伤，并宜治之。

大腹皮，白芷，紫苏，茯苓（去皮，各一两），半夏曲，白术，陈皮（去白），浓朴（去粗皮，姜汁炙）。

上为细末。每服二钱，水一盏，姜钱三片，枣一枚，同煎至七分，热服。如欲出汗，衣被盖，再煎并服。

《太平惠民和剂局方·卷之二·〔吴直阁增诸家名方〕》

渗湿汤：治寒湿所伤，身重腰冷，如坐水中，小便或涩或出，大便溏泄。皆因坐卧湿处露所袭，或因汗出衣衾冷湿，久久得之。腰下重疼，两脚疼痛，腿膝或肿或不肿，反不渴，悉能主之。

苍术，白术，甘草（炙，各一两），茯苓（去皮），干姜（炮，各二两），橘红，丁香（各一两）。

上㕮咀。每服四钱，水一盏半，枣一枚、姜三片，煎七分，食前温服。

《太平惠民和剂局方·卷之三·〔绍兴续添方〕》

参苓白术散：治脾胃虚弱，饮食不进，多困少力，中满痞噎，心忪气喘，呕吐泄泻及伤中和不热，久服养气育神，醒脾悦色，顺正辟邪。

莲子肉（去皮），薏苡仁，缩砂仁，桔梗（炒令深黄色，各一斤），白扁豆（姜汁浸，去皮）。

上为细末。每服二钱，枣汤调下，小儿量岁数加减服。

《太平惠民和剂局方·卷之五·治痼冷·附子理中丸》

附子理中丸：治脾胃冷弱，心腹绞痛，呕吐泄利，霍乱转筋，体冷微汗，手足厥寒，心雷鸣，呕哕不止，饮食不进，及一切沉寒痼冷，并皆治之。

附子（炮，去皮、脐），人参（去芦），干姜（炮），甘草（炙），白术（各三两）。

上为细末，用炼蜜和为丸，每两作一十丸。每服一丸，以水一盏化破，煎至七分，稍热服之，空心食前。

《太平惠民和剂局方·卷之六·治大肠虚冷诸方》

治大肠虚冷，肠鸣泄利，腹胁气痛，饮食不化，宜服诃黎勒散方。

诃黎勒散方：诃黎勒（一两半，煨，用皮），附子（一两，炮裂，去皮、脐），当归（三分，锉，微炒），桔梗（半两，去芦头，分炙微赤，锉）。

上件药，捣筛为散。每服三钱，以水一中盏。入生姜半分、枣三枚，煎至六分，去滓。食前稍热服。

《太平惠民和剂局方·卷六·治泻痢（附秘涩）·神功丸》

治三焦气壅，心腹痞闷，六腑风热，大便不通，腰腿疼痛，肩背重疼，头昏面热，口苦咽干，心胸烦躁，睡卧不安，及治香港脚，并素有风人，大便结燥。

大麻仁（别捣如膏），人参（各二两），诃黎勒皮，大黄（锦纹者，面裹，煨，各四两）。

上为细末，入麻仁捣研匀，炼蜜为丸，如梧桐子大，每服二十丸，温水下，温酒、米饮皆可服，食后，临卧。如大便不通，可倍丸数，以利为度。

《太平惠民和剂局方·卷之六·治泻痢（附秘涩）·麻仁丸》

顺三焦，和五脏，润肠胃，除风气。治冷热壅结，津液耗少，令人大便秘难，或闭塞不通。若年高气弱，及有风人，大便秘涩，尤宜服之。

枳壳（去瓤，麸炒），白槟榔（煨半生），菟丝子（酒浸，别末），山蓣，防风（去叉、枝），山茱萸，车前子，肉桂（去粗皮，各一两半），木香，羌活（各一两），郁李仁（去皮，别研），大黄（半蒸半生），麻仁（别捣研，各四两）。

上为细末，入别研药匀，炼蜜和丸，如梧桐子大。每服十五丸至二十丸，温水下，临卧服之。

《太平惠民和剂局方·卷之六·治泻痢（附秘涩）·脾约麻仁丸》

治肠胃燥涩，津液耗少，大便坚硬，或秘不通，脐腹胀满，腰背拘急，及有风人大便结燥。又治小便利数，大便因硬而不渴者，谓之脾约，此药主之。

浓朴（去粗皮，姜汁炒），芍药，枳实（麸炒，各半斤），大黄（蒸，焙，一斤），杏仁（去皮、尖，炒研），麻仁（别研，各五两）。

上味捣筛，蜜和丸，如梧桐子大。每服二十丸，临卧温水下，以大便通利为度，未利再服。

《太平惠民和剂局方·卷之六·治泻痢（附秘涩）·七圣丸》

治风气壅盛，痰热结搏，头目昏重，涕唾稠黏，心烦面赤，咽干口燥，精神不爽，夜卧不安，肩背拘急，胸膈痞闷，腹胁胀满，腰满重疼，大便秘结，小便赤涩。

川芎，肉桂（去粗皮），木香（生），羌活（去芦），槟榔（生，各半两），郁李仁（去皮），大黄（蒸，焙，一分生用，各一两）。

上为细末，炼蜜为丸，如梧桐子大。每服十五丸至二十丸，温熟水下，食后，临卧服。

岚瘴之地最宜服，更量脏腑虚实加减。

《太平惠民和剂局方·卷六·治泻痢（附秘涩）·半硫丸》

除积冷，暖元脏，温脾胃，进饮食。治心腹一切痃癖冷气，及年高风秘、冷秘或泄泻等，并皆治之。

半夏（汤浸七次，焙干，为细末），硫黄（明净好者，研令极细，用柳木槌子杀过）。

上等分，以生姜自然汁同熬，入干蒸饼末搅和匀，入臼内，杵数百下，丸如梧桐子大。每服空心，温酒或生姜汤下十五丸至二十丸，妇人醋汤下。

《太平惠民和剂局方·卷九·治妇人诸疾》

逍遥散：治血虚劳倦，五心烦热，肢体疼痛，头目昏重，心忪颊赤，口燥咽干，发热盗汗嗜卧，及血热相搏，月水不调，脐腹胀痛，寒热如疟。又疗室女血弱阴虚，荣卫不和，痰嗽潮热，肌体羸瘦，渐成骨蒸。

甘草（微炙赤，半两），当归（去苗，锉，微炒），茯苓（去皮，白者），芍药（白），白术，柴胡（去苗，各一两）。

上为粗末。每服二钱，水一大盏，烧生姜一块切破，薄荷少许，同煎至七分，去渣热服，不拘时候。

《太平惠民和剂局方·卷第二十六·治脾劳诸方》

治脾劳，胃气不和，时有泄泻，食少无力，宜服松脂丸方。

松脂丸方：松脂（一两），肉豆蔻（一两，去壳），诃黎勒（二两，煨，用皮），荜茇〔二（一）两〕，缩砂（一两，去皮），人参（一两，去芦头），白术（一两），麦（一两，炒令微黄），陈橘皮（半两，汤浸去瓤，微炒）。

上件药，捣罗为末。用白蜡熔和，丸如梧桐子大。每服食前，以粥饮下三十丸。

《太平惠民和剂局方·卷第八十四·治小儿吐利诸方》

夫小儿吐利者，由肠虚而胃气逆故也。小儿有解脱，而风冷入于肠胃，则泄利，胃气逆。则治小儿吐利、发热、不欲乳食，人参散方。

## 七、《集验方》

宋·洪氏撰，具体成书年代不详

《集验方·卷第一·伤寒、温病瘥后禁忌》

食猪肉及肠血肥鱼油腻等，必大下痢，医不能治也，必至于死。

病新瘥，但得食糜粥，宁可少食令饥，慎勿饱。

## 八、《鸡峰普济方》

宋·张锐撰，具体成书年代不详

《鸡峰普济方·卷第九·大便秘·枇杷叶散》

适适阴阳，和养脾胃，兼治食饮易伤，腹胁痞满，口干多渴，常欲饮冷，四肢倦怠，大便不利。

人参，枇杷叶（去毛以枣汁炙令黄），白术，陈皮，前胡，藿香叶，白茯苓（各半两），桔梗，甘草（各一分），白豆蔻，半夏曲（各半两）。

上为细末，每服二钱，水一盏，入生姜三片，枣一枚，同煎，至六分，去滓，食前温服。

《鸡峰普济方·卷第九·大便秘·宣壅丸》

治大便秘滞有三：一者三焦五脏不和，热气小偏入肠胃；二者风客三焦，气弱传道不利；三者肾虚水少，胴肠干涩，皆令大便秘滞，并宜服。

麻子仁，郁李仁（去皮，各二两，并研为膏），陈橘皮，羌活，川芎，木香（各一两），槟榔（二个）。

上同为细末，与麻子仁、郁李仁膏同研，炼蜜和丸如梧子大，每服二三十丸，熟水下，不以时。

《鸡峰普济方·卷第九·大便秘·四顺饮子》

治大便不通，面目身热，口舌生疮，上焦冒闷，时欲得冷，此三阳气壅热并大肠，其脉洪大。

大黄，赤芍药，甘草，当归（等分）。

上为粗末，每服五钱，水一盏半，煎至一盏，温服，利为度。

《鸡峰普济方·卷第九·大便秘·麻仁丸》

治气虚秘滞。

麻仁（去皮，研，三两），枳实（去瓤，麸炒，四两），杏仁，芍药，大黄（各四两），制厚朴（二两）。

上为细末，炼蜜和丸，如梧桐子大，每服三十丸，熟水下，不以时。

《鸡峰普济方·卷第九·大便秘·小当归丸》

治虚人秘涩，润养肠胃。

当归（三分），桂（二分），威灵仙茸（一两）。

上为细末，水煮，面糊为丸，如梧子大，每服二三十丸，空心，生姜汤下，不以时。

《鸡峰普济方·卷第九·大便秘·紫苏丸》

治有虚热秘滞。

紫苏子，黄橘皮（各二两），知母（一两）。

上为细末，生姜自然汁浸过一指许，于重汤上煮熬成膏，可丸即丸，如梧子，蜜汤下，二十丸。

《鸡峰普济方·卷第九·大便秘·威灵仙丸》

若年高之人，津液枯燥，无以润养，肠间干涩，气血俱衰，艰于运化，其脉燥大，宜此威灵仙丸，紫苏麻仁粥。

黄芪（一两，蜜炙，切），威灵仙（去土，洗，半两），枳实（一两）。

上为细末，炼蜜和丸，如梧子大，生姜汤下，二十丸，又将紫苏子、麻仁研水，取汁煮粥，甚佳。

《鸡峰普济方·卷第九·大便秘·大橘皮丸》

治大便秘。

浓朴，橘皮（各三两），杏仁（五两）。

上为细末，炼蜜和丸，如梧子大，每服五七十丸，不以时，米饮下。

《鸡峰普济方·卷第九·大便秘·赤小豆散》

治大便秘。

赤小豆（浸令牙出，日干，六两），当归（三两）。

上为细末，温浆水调服，二钱，不以时。

《鸡峰普济方·卷第九·大便秘·熏法》

野狐骨，艾叶（不以多少）。

上烧烟，熏谷道，以痛为度。

《鸡峰普济方·卷第九·大便秘·妙应丸》

治气虚有冷，大便不通。

金液丹，半硫丸（等分）。

上二味皆妙，每服五七十丸，空心米饮下。

《鸡峰普济方·卷第九·大便秘·通肠丸》

治大肠干结不通。

厚朴（去皮，生姜汁和膏，焙干，为细末），猪胰（等分）。

上用猪胰同和成膏丸，如梧子大，每服三十丸，生姜水下，汤亦得。

论曰：大肠为传道之官，变化出焉，独受诸阳之浊，或秘而不利，或秘而不通。若其人腹胀痛闷，气绝胸中，痞塞欲呕，此宿食留滞，脾气不转，其脉沉疾而实，宜备急丸（方见头痛门）。

若但秘涩，余无所苦，此由风搏肺经，传于大肠，肠中受风，津液燥少，诊其脉浮涩，谓之风秘，宜脾约麻仁丸；亦有气下降而谷食不流行者，其人多噫，其脉短涩，宜紫苏丸。新产妇人亡血而津液少，大便秘，宜服之。

## 九、《素问玄机原病式》

金·刘完素撰，成书于公元1152年

《素问玄机原病式·六气为病·寒类》

诸病上下所出水液，澄澈清冷，癥，瘕，疝，坚痞腹满急痛，下利清白，食已不饥，吐利腥秽，屈伸不便，厥逆禁固，皆属于寒。（足太阳寒水，乃肾与膀胱之气也）

坚痞腹满急痛：寒主拘缩，故急痛也。寒极则血脉凝冱反兼土化制之，故坚痞而腹满也。或热郁于内，而腹满坚结痛者，不可言为寒也。

《素问玄机原病式·六气为病·热类》

暴注，卒暴注泄也。肠胃热甚而传化失常，火性疾速，故如是也。

閟，俗作秘，大便涩滞也。热耗其液，则粪坚结，而大肠燥涩紧敛故也。

郁，怫郁也。结滞壅塞而气不通畅，所谓热甚则腠理闭密而郁结也。如火炼物，热极相合，而不能相离，故热郁则闭塞而不通畅也。然寒水主于闭藏，而今反属热者，谓火热亢极，则反兼水化制之故也。

所谓结者，怫郁而气液不能宣通也，非谓大便之结硬耳。

《素问玄机原病式·六气为病·火类》

风、热、燥并郁甚于里，故烦满而或閟结也。法宜除风散结，寒药下之，以使郁滞流通，而后以退风热、开结滞之寒药调之，而热退结散，则风自愈矣。呜呼！俗医所治破伤中风，不明浅深，但以辛热燥药，任其天命而已！

## 十、《黄帝素问宣明论方》

金·刘完素撰，成书于公元1172年

《黄帝素问宣明论方·卷一·诸证门·飧泄证》

治飧泄，风冷入中，泄利不止，脉虚而细，日夜数行，口干，腹痛不已。

白术，浓朴（生姜制），当归（去苗），龙骨（各一两），艾叶（半两，熟炒）。

上为末，每服三钱，水一盏、生姜三片，同煎至八分，去滓，空心温服。

《黄帝素问宣明论方·卷二·诸证门·濡泄证》

治濡泄不止，寒客于脾胃，故伤湿而腹痛滑利不止。

肉豆蔻（五个），甘草（炙），浓朴（各等分）。

上为末，每服二钱，米饮一盏调下，食前，白汤亦得。

## 十一、《三因极一病证方论》

宋·陈言撰，约成书于公元1174年

《三因极一病证方论·卷之十一·泄泻叙论》

方书所载泻利，与《经》中所谓洞泄、飧泄、溏泄、溢泄、濡泄、水谷注下等其实一也，仍所因有内外不内外差殊耳。《经》云：寒甚为泄；春伤风，夏飧泄。论云：热湿之气，久客肠胃，滑而利下，皆外所因。喜则散，怒则激，忧则聚，惊则动，脏气隔绝，精神夺散，必致溏泄，皆内所因。其如饮食生冷，劳逸所伤，此不内外因。以此类推，随证主治，则不失其病源也。

《三因极一病证方论·卷之十一·虚寒泄泻治法》

香朴丸：治肠胃虚冷，泄泻注下无度，脾虚气闭，不进饮食。

浓朴（五两，姜汁制，炒），白术（三两），茴香（炒），陈皮（各三两），诃子（炮，去核），赤石脂（各一两半）。

上为末，面糊丸，如梧子大。空服米汤下五十丸。常服暖肠胃。

建脾丸：治虚劳羸瘦，身重胃冷，饮食不消，泄泻不止，或作滞下，久变五色秽臭。

钟乳粉，赤石脂（煅，各一两半），枯矾，干姜（炮），苁蓉（酒浸），石斛（酒浸），五味子，桂心，泽泻，桑寄生，远志（去心，炒），人参，柏子仁，当归，酸石榴皮，龙骨（煅），天雄（炮，去皮、脐），牡蛎粉，白头翁（去苗），甘草（炙，各一两）。

上为末，蜜丸，梧子大。米汤下三十丸，空腹服。

《三因极一病证方论·卷之十一·实热泻治法》

小承气汤：治下利谵语者，有燥屎故也（方见伤寒门）。夫泄泻却用大黄者，乃通因通用也。非大实热，勿轻用之。

《三因极一病证方论·卷之十一·冷热泄泻治法》

建脾散：治五泄，或青白五色杂下，休作无时。

乌头（炮，去皮尖，三分），浓朴（去皮，锉，姜制炒），甘草（炙），干姜（炮，各一分）。

上为末。每服二钱，水一盏、姜三片，煎七分，热服。

补脾散：治脾泄不止，食积不消，瘕块结，大肠滑泄，脏毒下利，腹痛肠鸣。

麦芽（炒，三两），神曲（炒，二两），茴香（炒），草果（逐个用面裹煨熟），浓朴（制），干姜（炮），陈皮（各一两），木香（生，半两），甘草（炙，半两）。

上为末。脾泄泻，诃子汤入盐调下二钱；脾虚肠鸣，气不和，泻不止，炒姜酒调下。常服。盐汤点，空心食前服。

《三因极一病证方论·卷之十一·料简》

凡治泻须理中焦，如理中汤丸等是也；次即分利水谷，如五苓散等是也。治中不效，然后断下，即用禹余粮赤石脂等是也。

《三因极一病证方论·卷之十二·秘结证治》

人或伤于风寒暑湿，热盛，发汗利小便，走枯津液，致肠胃燥涩，秘塞不通，皆外所因；或脏气不平，阴阳关格，亦使人大便不通，名曰脏结，皆内所因；或饮食燥热而成热中，胃气强涩，大便坚秘，小便频数，谓之脾约，属不内外因。既涉三因，亦当随其所因而治之，燥则润之，涩则滑之，秘则通之，约则缓之，各有成法。

## 十二、《素问病机气宜保命集》

金·刘完素撰，成书于公元1186年

《素问病机气宜保命集·卷上·病机论第七》

虚则胸中痛，大腹小腹痛，清厥意不乐。

王注曰：物之生滑利，物之死枯涩，其为治也。宜开通道路，养阴退阳，凉药调之。荣血通流，麻木不仁，涩涸干劲皴揭，皆得其所。

《素问病机气宜保命集·卷中·热论第十四》

或闭而不通，脐下状如覆碗，痛闷不可忍者，乃肠胃干涸，膻中气不下故。经所谓膀胱者，州都之官，津液藏焉，气化则能出矣。故膻中者，臣使之官名。三焦相火，下合右肾，为气海也。王注曰：膀胱位当孤府。

《素问病机气宜保命集·卷中·泻痢论第十九》

诸下痢之后，小便利而腹中虚痛不可忍者，此谓阴阳交错、不和之甚也，当服神效越桃散。

口食味，鼻食气，从鼻而入，留积于脾，而为水泻。

故法云：后重则宜下，腹痛则宜和，身重则除湿，脉弦则去风。

在表者发之，在里者下之，在上者涌之，在下者竭之，身表热者内疏之，小便涩者分利之。又曰：盛者和之，去者送之，过者止之。兵法云：避其来锐。

调胃去湿，白术、芍药、茯苓三味，水煎服。以白术之甘，能入胃而除脾胃之湿；芍药之酸涩，除胃中之湿热，四肢困；茯苓之淡泄，能通水道走湿。此三味，泄痢须用此。

诸水积入胃，名曰溢饮。滑泄，渴能饮水，水下复泻而又渴，此无药证，当灸大椎。

凡脏腑之秘，不可一例治疗。有虚秘，有实秘。胃实而秘者，能饮食，小便赤，当以麻仁丸、七宣丸之类主之；胃虚而秘者，不能饮食，小便清利，厚朴汤主之。

实秘者物也，虚秘者气也。

## 十三、《医学启源》

金·刘完素撰，成书于公元1186年

《医学启源·卷之上·五郁之病》

土郁之病，脾甘〔土湿〕。

注曰：故民病〔心〕腹胀，肠鸣而为数（便），甚则心痛胁䐜，呕（吐）霍乱，饮发注下，〔胕〕肿身重，则脾热之生也。经曰：土郁夺之，谓下〔之令〕无壅滞也。

《医学启源·卷之上·五脏六腑除心包络十一经脉证法》

脾病则面黄色痿，实则舌强直，不嗜食，呕逆，四肢缓；虚则多澼喜吞，注痢不已。又脾虚，则精不胜，元气乏力，手足缓弱，不能自持。其脉来似流水，曰太过，病在外（也）；如鸟距，曰不及，病在内。太过令人四肢沉重，言语謇涩；不及令人中满，不食乏力，手足缓弱不遂，涎引口中，四肢肿胀，溏泄不时，梦中饮食。

《医学启源·卷之上·六气主治要法》

大暑未上，四之气，大暑至秋分，太阴湿土之位，阳气发散之后，阴已用事，故曰太阴旺。此三阴三阳，与天气标本阴阳异矣。脉缓大而长，燥金旺；紧细短涩，以万物干燥，明可见矣。

注云：四之气为病，多发暑气，头痛身热，发渴，不宜作热病治，（宜）以白虎汤。得此病不传染，次发脾泄，胃泄，大肠泄，小肠泄，大瘕泄，霍乱吐泻，〔白利〕及赤白相杂，米谷不消，肠鸣切痛，面浮足肿，目黄口干，胀满气痞，手足无力，小儿亦如之。四之气〔病〕宜渗泄，五苓之类是也。

《医学启源·卷之上·五脏六腑，除心包络十一经脉证法》

夫人有五脏六腑，虚实寒热，生死逆顺，皆见形证脉气，若非诊（切），无由识也。虚则补之，实则泻之，寒则温之，热则凉之，不虚不实，以经调之，此乃良医之大法也。

脾苦湿，急食苦以燥之，白术；脾（虚则）以甘草、大枣之类补之，实则以枳壳泻之，如无他证，虚则以钱氏益黄散，实则以泻黄散。心乃脾之母，炒盐补之；肺乃脾之子，桑白皮泻之。

肾虚则以熟地黄、黄柏补之。肾本无实，不可泻，钱氏止有补肾地黄丸，无泻肾之药。肺乃肾之母，金生水补母故也，又以五味子补之者是也。

## 十四、《是斋百一选方》

宋·王璆撰，约成书于公元1196年

《是斋百一选方·卷之二·第三门》

八味理中丸：治脾胃虚弱，胸膈痞闷，心腹疼痛，腹满身重，四肢不举，肠鸣泄泻，饮食不进。

川姜，缩砂仁，麦蘖（各二两），神曲（炒），白茯苓，人参（各一两），甘草（一两半，炙），白术。

上为细末，炼蜜为丸，每两分作十丸，姜汤空心嚼下，或加半夏曲一两，入盐点服亦可。

启脾丸：治脾胃虚弱，气不升降，中满痞塞，心腹膨胀，肠鸣泄泻，可进饮食。

人参，白术，青皮（汤洗，去瓤），神曲（炒），麦（炒），陈皮（汤洗，去瓤），浓朴（去粗皮，锉，姜制一宿，炒），缩砂仁，干姜（炮，以上各一两），甘草（炒，一两半）。

上为细末，炼蜜为丸，如弹子大。每服一丸，细嚼，米饮汤送下，空心食前服。

《是斋百一选方·卷之六·第八门（吐泻，痢疾，霍乱，风秘，小便不通，暑泻）》

固肠丸：治脏腑滑泄，昼夜无度。

吴茱萸（拣净），黄连（去须），罂粟壳（炙，去瓤蒂）。

上三味，等分为末，醋糊丸，如梧桐子大，每服三十丸，米饮下，空心食前服。

茱萸断下丸：治脏寒腹痛，泄泻不止。

艾叶（半两，炒），缩砂仁，附子（炮，去皮脐），肉豆蔻（各一分），吴茱萸（二两半，炒），赤石脂（半两），川姜（半两）。

上为细末，面糊为丸，如梧桐子大，每服五七十丸，米饮下，食前。赵从简通判甲辰年丁母忧食素之久，苦泻不止，日七八行，首尾几年，每服他药，不过一二日复作，得此方而愈，后数年间遇泻，服之又效！

## 十五、《儒门事亲》

金·张从正撰，成书于公元1228年

《儒门事亲·卷一·七方十剂绳墨订一》

所谓燥剂者，积寒久冷，食已不饥，吐利腥秽，屈伸不便，上下所出水液，澄沏清冷，此为大寒之故，宜用干姜、良姜、附子、胡椒辈以燥之。非积寒之病，不可用也。若久服，则变血溢、血泄、大枯大涸、溲便癃闭、聋瞽痿弱之疾。

《儒门事亲·卷一·霍乱吐泻死生如反掌说七》

泄注者，土主湿，湿主脾，湿下注，故泄注也。

《儒门事亲·卷二·凡在下者皆可下式十六》

若杂病腹中满痛不止者，此为内实也。《金匮要略》曰：痛而腹满，按之不痛为虚，痛者为实。《难经》曰：痛者为实，腹中满痛，里壅为实，故可下之。不计杂病、伤寒，皆宜急下之。宜大承气汤，或导水丸，或泄水丸等药，过十余行。如痛不已，亦可再服，痛已则止。

《儒门事亲·卷三·饮当去水温补转剧论二十四》

因隆暑津液焦涸，喜饮寒水，本欲止渴，乘快过多，逸而不动，亦为留饮。人若病饮者，岂能出此五者之外乎？夫水者，阴物也。但积水则生湿，停酒则生燥，久则成痰。在左胁者，同肥气；在右胁者，同息贲；上入肺则多嗽；下入大肠则为泻；入肾则为涌水，濯濯如囊浆。

《儒门事亲·卷二·汗下吐三法该尽治病诠十三》

夫病之一物，非人身素有之也。或自外而入，或由内而生，皆邪气也。邪气加诸身，速攻之可也，速去之可也……

《儒门事亲·卷二·凡在上者皆可吐式十四》

故凡可吐，令条达者，非徒木郁然。凡在上者，皆宜吐之。且仲景之论，胸上诸实郁，而痛不能愈，使人按之，及有涎唾，下痢十余行，其脉沉迟，寸口脉微滑者，此可吐之，吐之则止。仲景所谓胸上诸实，按之及有涎唾者，皆邪气在上也。《内经》曰：下痢，脉迟而滑者，内实也；寸口脉微滑者，上实也。皆可吐之。

《儒门事亲·卷二·凡在表者可汗式十五》

设若飧泄不止，日夜无度，完谷下出，发汗可也。《内经》曰：春伤于风，夏生飧泄。此以风为根，风非汗不出。昔有人病此者，腹中雷鸣泄注，水谷不分，小便涩滞，皆曰脾胃虚寒故耳。豆蔻、乌梅、罂粟壳、干姜、附子，曾无一效；中脘脐下，灸已数十，燥热转甚，小溲涸竭，瘦削无力，饮食减少。命予视之，余以谓《应象论》曰：热气在下，水谷不分，化生飧泄；寒气在上，则生胀。而气不散，何也，阴静而阳动故也。诊其两手脉息，俱浮大而长，身表微热。用桂枝麻黄汤，以姜枣煎，大剂，连进三服，汗出终日，至旦而愈。次以胃风汤，和平脏腑，调养阴阳，食进病愈。

《儒门事亲·卷二·推原补法利害非轻说十七》

若此数证，余虽用补，未尝不以攻药居其先，何也？盖邪未去而不可言补，补之则适足资寇。故病蠲之后，莫若以五谷养之，五果助之，五畜益之，五菜充之，相五脏所宜，毋使偏倾可也。

《儒门事亲·卷三·斥十膈五噎浪分支派疏二十三》

病派之分，自巢氏始也。病失其本，亦自巢氏始也。何者？老子曰：少则得，多则惑。且俗谓噎食一证，在《内经》苦无多语，惟曰：三阳结，谓之膈。三阳者，谓大肠、小肠、膀胱也。结，谓结热也。小肠热结则血脉燥，大肠热结则后不圊，膀胱热结则津液涸。三阳既结则前后闭塞，下既不通，必反上行。此所以噎食不下，纵下而复出也。

箕城一酒官，病呕吐，逾年不愈，皆以胃寒治之，丁香、半夏、青陈、姜附，种种燥热，烧锥燎艾，莫知其数。或少愈，或复剧，且十年，大便涩燥，小便赤黄。命予视之，予曰：诸痿喘呕，皆属于上。王太仆云：上，谓上焦也。火气炎上之气，谓皆热甚而为呕。以四生丸下三十行，燥粪肠垢，何啻数升？其人昏困一二日，频以冰水呷之，渐投凉乳酪、芝麻饮，时时咽之。数日外，大啜饮食，精神气血如昔。

《儒门事亲·卷三·九气感疾更相为治衍二十六》

山东杨先生，治府主洞泄不已。杨初未对病人，与众人谈日月星辰缠度，及风云雷之变。自辰至未，而病者听之而忘其圊（厕所）……好棋者，与之棋；好乐者，与之笙笛。

《儒门事亲·卷四·大便涩滞二十一》

夫老人久病，大便涩滞不通者，可服神功丸、麻仁丸、四生丸则愈矣。时复服葵菜、菠菜、猪羊血，自然通利也。《内经》云：以滑养窍是也。此病不愈，令人失明也。

《儒门事亲·卷六·湿形·洞泄八十五》

一讲僧显德明，初闻家遭兵革，心气不足，又为寇贼所惊，得脏腑不调。后入京，不伏水土，又得心气，以至危笃。前后三年，八仙丸、鹿茸丸、烧肝散，皆服之，不效。乃求药于戴人。戴人曰：此洞泄也，以谋虑久不决而成。肝主谋虑，甚则乘脾，久思则脾湿下流。乃上涌痰半盆，末后有血数点，肝藏血故也。又以舟车丸、浚川散，下数行，仍使澡浴出汗。自尔日胜一日，常以胃风汤、白术散，调养之，一月而强，食复故矣。

又刘德源，病洞泄逾年，食不化，肌瘦力乏，行步欹倾，面色黧黑。举世治痢之药，皆用之，无效。适戴人莅隐阳，往问之。戴人乃出示《内经》洞泄之说。虽已不疑，然畏其攻剂。夜焚香祷神曰：某以病久不瘥，欲求治于戴人，戴人以谓宜下之。欲不从，戴人，名医也；欲从之，形羸如此，恐不任药。母已老矣，无人侍养，来日不得已须服药，神其相之。戴人先以舟车丸、无忧散，下十余行，殊不困，已颇喜食；后以槟榔丸，磨化其滞。待数日，病已大减。戴人以为去之未尽，当以再服前药，德源亦欣然请下之。又下五行，次后数日，更以苦剂越之。往问其家，彼云已下村中收索去也。忽一日入城，面色极佳，语言壮健，但怪其跛足而立。问何故如此，德源曰：足上患一疖。戴人曰：此里邪去而外现。病痊之后，凡病皆如是也。

《儒门事亲·卷七·燥形·大便燥结九十》

戴人过诊其两手脉息，俱滑实有力。以大承气汤下之，继服神功丸、麻仁丸等药，使食菠菱、葵菜及猪羊血作羹，百余日充肥。

粗工不知燥分四种：燥于外则皮肤皱揭，燥于中则精血枯涸，燥于上则咽鼻焦干，燥于下则便溺结闭。夫燥之为病，是阳明化也。水寒液少，故如此。

《儒门事亲·卷十·〈金匮〉十全五泄法后论》

天之气一也。一之用为风、火、燥、湿、寒、暑。故湿之气，一之一也，相乘而为五变，其化在天为雨，在地为泥，在人为脾，甚则为泄。故风而湿其泄也，胃暑而湿其泄也，脾燥而湿其泄也，大肠热而湿其泄也，小肠寒而湿其泄也。

大瘕，若胃不已，变而为飧泄；飧泄不已，变而为洞泄；洞泄不已，变而为脾泄寒中。此风乘湿之变也。若脾泄不已，变而为霍乱；霍乱不已，变而为注下；注下不已，变而为肿蛊。此暑乘湿之变也。若大肠泄不已，变而为胀；胀不已，变而为肠鸣；肠鸣不已，变而为支满鹜溏。此燥乘湿之变也。若小肠泄不已，变而为肠澼；肠澼不已，变而为脏毒；脏毒不已，变而为前后便血。此热乘湿之变也。若大瘕泄不已，变而为脱肛；脱肛不已，变而为广肠痛；广肠痛不已，变而为乳痔肠风。此寒乘湿之变也。凡此二十五变，若无湿则终不成疾。况脾胃二土，共管中州，脾好饮，脾亦恶湿，此泄之所由生也。

凡下痢之脉，微且小者生，浮大者死。水肿则反是，浮大者生，沉细者死。夫病在里脉沉，在表脉浮。里当下之，表当汗之。下痢而脉浮滑，水肿者脉沉细，表里俱受病，故不治也。凡脏血便血，两手脉俱弦者死绝，俱滑大者生，血温身热者死。王太仆则曰：若下血而身热血温，是血去而外逸也，血属火故也。七日而死者，火之成数也。

夫飧泄得之于风，亦汗可愈。或伏惊怖，则胆木受邪，暴下绿水。盖谓戊己见伐于甲木也。婴儿泄绿水，《素问》有婴儿风，理亦如之。洞泄者，飧泄之甚，但飧泄近于洞泄，洞泄久则寒中，温之可也。治法曰：和之则可也，汗之则不可。盖在腑则易治，入脏则难攻。洞泄寒中，自腑而入脏，宜和解而勿争。

水肿之作者，未遽而然也。由湿遍于大肠，小溲自涩，水湿既潴，肿满日倍，面黄腹大，肢体如泥，湿气周身，难专一法。越其高而夺其下，发其表而渗其中，酸收而辛散，淡渗而苦坚，用攻剂以救其甚，缓剂以平其余。如是则孤精得气，独魄反阳，亦可保形，陈莝去而净府洁矣。

彼豆蔻、乌梅、罂粟壳勿骤用也。设病形一变，必致大误。或通而塞，或塞而通，塞塞通通，岂限一法？世俗止知塞剂之能塞，而不知通剂之能塞者，拘于方也！凡治湿，皆以利小溲为主。诸泄不已，宜灸水分穴，谓水谷之所别也。脐之上一寸半，灸五七壮。腹鸣如雷，水道行之候也。凡湿勿针。《内经》虽云缪刺其处，莫若以张长沙治伤寒法治之。盖泄者，亦四时伤寒之一也。仲景曰：上涌而下泄，表汗而里攻，半在表，半在里，则宜和解之，表里俱见，随证渗泄。此虽以治伤寒，其于治湿也同。仍察脉以视深浅，问年壮以视虚实，所投必如其意矣。

顷商水县白堤酒监单昭信，病飧泄，逾年不愈。此邑刘继先命予药之。为桂枝麻黄汤数两，一剂而愈。因作五泄图，摭《难》《素》本意。书录于上，刊而行之，诚有望于后之君子，戴人张子和述以上之图，校改为篇法。

## 十六、《内外伤辨惑论》

金·李东垣撰，约成书于公元1232年

《内外伤辨惑论·卷上·辨阴证阳证》

既脾胃有伤，则中气不足，中气不足，则六腑阳气皆绝于外，故经言五脏之气已绝于外者，是六腑之元气病也。气伤脏乃病，脏病则形乃应，是五脏六腑真气皆不足也。惟阴火独旺，上乘阳分，故荣卫失守，诸病生焉。其中变化，皆由中气不足，乃能生发耳。

《内外伤辨惑·卷中·饮食劳倦论》

夫脾胃虚者，因饮食劳倦，心火亢甚，而乘其土位，其次肺气受邪，须用黄芪最多，人参、甘草次之。

## 十七、《兰室秘藏》

金·李东垣撰，具体成书年代不详

《兰室秘藏·卷下·大便结燥门·大便结燥论》

《金匮真言论》云：北方黑色入通肾，开窍于二阴，藏精于肾。又云：肾主大便，大便难者，取足少阴，夫肾主五液，津液盛，则大便如常，若饥饱失节，劳役过度，损伤胃气，及食辛热味浓之物，而助火邪，伏于血中，耗散真阴，津液亏少，故大便结燥。然结燥之病不一，有热燥，有风燥，有阳结，有阴结，又有年老气虚，津液不足，而结燥者。治法云：肾恶燥，急食辛以润之，结者散之。如少阴不得大便，以辛润之；太阴不得大便，以苦泄之。阳结者散之，阴结者温之。仲景云：小便利而大便硬，不可攻下，以脾约丸润之；食伤太阴腹满而食不化，腹响然不能大便者，以苦药泄之；如血燥而不能大便者，以桃仁、酒制大黄通之；风结燥而大便不行者，以麻子仁加大黄利之；如气涩而大便不通者，以郁李仁、枳实、皂角仁润之。大抵治病必究其源，不可一概用巴豆、牵牛之类下之，损其津液，燥结愈甚，复下复结，极则以至导引于下而不通，遂成不救，噫！可不慎哉。

治脾胃中伏火，大便秘涩或干燥，闭塞不通，全不思食，乃风结血秘皆令闭塞也。以润燥和血疏风，自然通利矣。

《兰室秘藏·卷下·泻痢门·黄芪补胃汤》

治一日大便三四次，溏而不多，有时作泄，腹中鸣，小便黄。

黄芪，柴胡，当归身，益智，橘皮（各三分），升麻（六分），炙甘草（二钱），红花（少许）

上㕮咀，都作一服，水二盏煎至一盏，去渣，稍热食前服之。

## 十八、《脾胃论》

金·李东垣撰，成书于公元1249年

《脾胃论·卷上·脾胃胜衰论》

形体劳役则脾病，脾病则怠惰嗜卧，四肢不收，大便泄泻；脾既病，则其胃不能独行津液，故亦从而病焉。

若脉弦，气弱自汗，四肢发热，或大便泄泻，或皮毛枯槁，发脱落，从黄芪建中汤。治疗脾气虚弱、中气不足之泄泻。

如脉缓，病怠惰嗜卧，四肢不收，或大便泄泻，此湿胜，从平胃散。若脉弦，气弱自汗，四肢发热，或大便泄泻，或皮毛枯槁，发脱落，从黄芪建中汤。

腹中刺痛，或周身刺痛者，或里急者，腹中不宽快是也；或虚坐而大便不得者，皆血虚也，血虚则里急；或血气虚弱而目睛痛者，皆加当归身。

《脾胃论·卷上·脾胃虚实传变论》

历观诸篇而参考之，则元气之充足，皆由脾胃之气无所伤，而后能滋养元气；若胃气之本弱，饮食自倍，则脾胃之气既伤，而元气亦不能充，而诸病之所由生也。

《五常政大论》云：阴精所奉其人寿，阳精所降其人夭。阴精所奉，谓脾胃既和，谷气上升，春夏令行，故其人寿。阳精所降，谓脾胃不和，谷气下流，收藏令行，故其人夭，病从脾胃生者二也。《六节脏象论》云：脾、胃、大肠、小肠、三焦、膀胱者，仓廪之本，荣之居也。名曰器，能化糟粕，转味而入出者也。其华在唇四白，其充在肌，其味甘，其色黄。此至阴之类，通于土气，凡十一脏，皆取决于胆也。胆者，少阳春生之气，春气升则万化安。故胆气春升，则余脏从之；胆气不升，则飧泄肠澼，不一而起矣。病从脾胃生者三也。经云：天食人以五气，地食人以五味。五气入鼻，藏于心肺，上使五色修明，音声能彰；五味入口，藏于肠胃，味有所藏，以养五气，气和而生，津液相成，神乃自生。此谓之气者，上焦开发，宣五谷味，熏肤充身泽毛，若雾露之溉。气或乖错，人何以生，病从脾胃生者四也。岂特四者，至于经论天地之邪气，感则害人五脏六腑，及形气俱虚，乃受外邪，不因虚邪，贼邪不能独伤人，诸病从脾胃而生明矣。圣人旨意，重见叠出，详尽如此，且垂戒云：法于阴阳，和于术数，食饮有节，起居有常，不妄作劳，故能形与神俱，而尽终其天年，度百岁乃去。由是言之，饮食起居之际，可不慎哉。

《脾胃论·卷中·胃气下溜五脏气皆乱其为病互相出见论》

气在于肠胃者，取之足太阴、阳明；不下者，取之三里（章门、中脘、三里）。

《脾胃论·卷中·补中益气汤》

黄芪（病甚，劳役热者一钱），甘草（以上各五分，炙），人参（去节，三分，有嗽去之），当归身（三分，酒焙干，或日干，以和血脉），橘皮（不去白，二分或三分，以导气，又能益元气，得诸甘药乃可，若独用泻脾胃），升麻（二分或三分，引胃气上腾而复其本位，便是行春升之令），柴胡（二分或三分，引清气，行少阳之气上升），白术（三分，降胃中热，利腰脐间血）。

上件药，㕮咀，都作一服，水二盏，煎至一盏，量气弱气盛，临病斟酌水盏大小，去渣，食远，稍热服。

《脾胃论·卷中·调中益气汤》

黄芪（一钱），人参（去芦头，有嗽者去之），甘草，苍术（以上各五分），柴胡（一味为上气不足，胃气与脾气下溜，乃补上气，从阴引阳也），橘皮（如腹中气不得运转，更加一分），升麻（以上各二分），木香（一分或二分）。

上件锉麻豆大。都作一服，水二大盏，煎至一盏，去渣，带热，宿食消尽服之。宁心绝思，药必神效，盖病在四肢血脉，空腹在旦是也。

《脾胃论·卷中·升阳除湿防风汤》

苍术（泔浸，去皮净，四两），防风（二钱），白术，白茯苓，白芍药（以上各一钱）。

上件㕮咀。除苍术另作片子，水一碗半，煮至二大盏，纳诸药，同煎至一大盏，去渣，稍热服，空心食前。如此证飧泄不禁，以此药导其湿；如飧泄及泄不止，以风药升阳，苍术益胃去湿；脉实，胀，闭塞不通，从权以苦多甘少药泄之；如得通，复以升阳汤助其阳，或便以升阳汤中加下泄药。

《脾胃论·卷下·饮食伤脾论》

饮食劳倦则伤脾。又云：饮食自倍，肠胃乃伤。肠澼为痔。夫脾者，行胃津液，磨胃中之谷，主五味也。胃既伤，则饮食不化，口不知味，四肢倦困，心腹痞满，兀兀欲吐而恶食，或为飧泄，或为肠澼，此胃伤脾亦伤明矣。大抵伤饮伤食，其治不同。伤饮者，无形之气也，宜发汗、利小便，以导其湿；伤食者，有形之物也，轻则消化，或损其谷，此最为妙也，重则方可吐下。今立数方，区分类析，以列于后。

《脾胃论·卷下·升阳除湿汤》

治脾胃虚弱，不思饮食，肠鸣腹痛，泄泻无度，小便黄，四肢困弱。

甘草，大麦蘖面（如胃寒腹鸣者加），陈皮，猪苓（以上各三分），泽泻，益智仁，半夏，防风，神曲，升麻，柴胡，羌活（以上各五分），苍术（一钱）。

上㕮咀。作一服，水三大盏、生姜三片、枣二枚，同煎至一盏，去渣，空心服。

《脾胃论·卷下·升阳汤》

治大便一日三四次，溏而不多，有时泄泻，腹中鸣，小便黄。

柴胡，益智仁，当归身，橘皮（以上各三分），升麻（六分），甘草（二钱），黄芪（三钱），红花（少许）。

上㕮咀。分作二服，每服二大盏，煎至一盏，去渣，稍热服。

《脾胃论·卷下·和中丸》

人参，干生姜，橘红（以上各一钱），干木瓜（二钱），炙甘草（三钱）。

上为细末，汤浸蒸饼为丸，不进饮食如梧桐子大。每服三五十丸，温水送下，食前服。

《脾胃论·卷下·胃风汤》

治大人小儿，风冷乘虚，入客肠胃，水谷不化，泄泻注下，腹胁虚满，肠鸣疞痛；或下瘀血，日夜无度，并宜服之。

人参（去芦），白茯苓（去皮），芎，蔻，桂（去粗皮），当归（去苗），白芍药，白术（以上各等分）。

上为粗散。每服二钱，以水一大盏，入粟米数百余粒，同煎至七分，去渣，稍热服，空心，食前。小儿量力减之。

## 十九、《严氏济生方》

宋·严用和撰，成书于公元1253年

《严氏济生方·心腹痛门·心痛论治》

加味七气汤：治喜、怒、忧、思、悲、恐、惊七气为病，发则心腹刺痛不可忍，时发时止，发则欲死。及外感风寒湿气作痛，亦宜服之。

半夏（汤泡七次，三两），桂心（不见火），玄胡索（炒，去皮，各一两），人参，甘草（炙，各半两），乳香（三钱）。

上㕮咀，每服四钱，水一盏半、生姜七片、枣一枚，煎至七分，去滓，食前温服。

《严氏济生方·诸虚门·五劳六极论治》

白术汤：治脾劳虚寒，呕吐不食，腹痛泄泻，胸满喜噫，多卧少起，情思不乐，肠鸣体倦。

白术，人参，草果仁，干姜（炮），浓朴（姜制，炒），肉豆蔻（面裹煨），橘皮（去白），木香。

上㕮咀，每服四钱，水一盏半、姜五片、枣一枚，煎至七分，去滓，食前温服。

《严氏济生方·大便门·泄泻论治》

戊己丸：治脾胃不足，湿热乘之，泄泻不止，米谷不化，肠鸣腹痛。

黄连（去须），吴茱萸，白芍药（各等分）。

上为细末，米糊为丸，如梧桐子大，每服五十丸，空心，用米饮送下。

《严氏济生方·大便门·秘结论治》

《素问》云：大肠者，传导之官，变化出焉。平居之人，五脏之气贵乎平顺，阴阳二气贵乎不偏，然后津液流通，肠胃益润，则传送如经矣。摄养乖理，三焦气涩，运掉不得，于是乎壅结于肠胃之间，遂成五秘之患。夫五秘者，风秘、气秘、湿秘、寒秘、热秘是也。更有发汗利小便，及妇人新产亡血，走耗津液，往往皆令人秘结。燥则润之，湿则滑之，秘则通之，寒则温利之，此一定之法也。

又论：秘凡有五，即风秘、气秘、湿秘、冷秘、热秘是也。多因肠胃不足，风寒湿热乘之，使脏气壅滞，津液不能流通，所以秘结也。论治之法，前论载之详矣，兹不再叙。但年高之人，以致秘结者，非少壮比，多服大黄恐伤真气。后方所载，有威灵仙丸最佳。内用威灵仙，取其主诸风，宣通五脏，去腹内冷气滞气；内用黄芪，取其补气，使气充得以运掉，蜜炙取以滑润之义；枳实取其下气宽肠，药用三品，专而不杂，老人诸秘结大相宜也。临病之际，更以后方详审虚实，选而用之可也。皂角丸治风秘，专而有效，不可不知。

## 二十、《仁斋直指方论》

宋·严用和撰，具体成书年代不详

《仁斋直指方论·卷十五·秘涩·大便秘涩方论》

凡人五味之秀者养脏腑，诸阳之浊者归大肠，大肠所以司出而不纳也。今停蓄蕴结，独不得其疏导，何哉？抑有由矣。热邪入里，则胃有燥粪，三焦伏热，则津液中干，此大肠之挟热然也；虚人脏冷而血脉枯，老人肠寒而气道涩，此大肠之挟冷然也。腹胀痛闷，胸痞欲呕，此证结聚，以宿食留滞得之；肠胃受风，涸燥秘涩，此证闭塞，以风气燔灼得之。若夫气不下降而谷道难，噫逆冷满，必有其证矣。剂量治法，热者，三黄汤；冷者，金液丹；宿食者，脾积丸；风秘者，脾约麻仁丸；气不下降，则桔梗枳壳汤。固在精择而审处其间，纵横泛应，亦自胸中活法充之矣。然而大肠与肺为表里，大肠者，诸气之道路关焉。热则清利，冷则温利，积聚者挨其积，风壅者疏其风，是固然尔，孰知流行肺气，又所以为四者之枢纽乎。不然，叔和何以曰肺与大肠为传送？

## 二十一、《丹溪手镜》

元・朱丹溪撰，约成书于公元1312年

《丹溪手镜・五脏虚实》

脾虚，四肢不举，饮食不化，吞酸或不下食，食则呕吐，腹痛肠鸣，溏泄。脉沉细软弱。

《丹溪手镜・卷之中・泄泻》

脾泄腹胀满，肠鸣，食不化，呕吐，宜理中汤（一云肠鸣食不化脾虚）。

气泻，躁怒不常，伤动其气，肺气乘脾脉弦而逆，宜调气。

惊泄者，心受惊则气乱，心气不通水入。

## 二十二、《扁鹊神应针灸玉龙经》

元・王国瑞撰，成书于公元1329年

《扁鹊神应针灸玉龙经・一百二十穴玉龙歌》

脾泄为灾若有余，天枢妙穴刺无虞。若兼五脏脾虚证，艾火多烧疾自除。天枢：在脐两旁各二寸。针一寸，灸五十壮，宜补。应脾俞穴。

## 二十三、《世医得效方》

元・危亦林撰，成书于公元1337年

《世医得效方・卷第五・大方脉杂医科》

饮酒多，遂成酒泄，骨立不能食，但再饮一二盏泄作。

豆附丸：治丈夫妇人肠胃虚弱，内受风冷，水谷不化，泄泻注下。腹痛肠鸣，手足逆冷，服不效者，此药主之。

肉豆蔻（炮，四两），木香（二两，不见火），白茯苓（四两），干姜（炮），四子（炮，去皮脐），肉桂（去粗皮，二两），丁香（一两，不见火）。

上为末，姜汁糊为丸如梧子大。每服五十丸，姜汤吞下，粥饮亦可，空心，食前服。

《世医得效方·卷第六·大方脉杂医科·秘涩·风秘》

脾约麻仁丸：治风秘脾约证，小便数，大便秘。

大黄，赤芍药，枳壳（炒，各一两），浓朴（半两，姜汁炒），麻仁（一两，别研），杏仁（去皮尖，一两，别研）。

上为末，炼蜜丸如梧子大。每服三十五丸，温水吞服。枳壳散温水调送下，尤妙。（方见妇人科护胎类）

皂角丸：专治有风入脏腑秘涩，大效。

猪牙皂角，浓枳壳（去瓤），羌活，桑白皮，槟榔，杏仁（制同下，另研），麻仁（别研），防风，川白芷，陈皮（去白）。

上等分，为末，蜜丸如梧子大。每服三十五丸，温水吞下，蜜汤亦可。

又方：皂角丸，治大肠有风，大便秘结，尊年之人宜服。

皂角（炙，去子），枳壳（去瓤，麸炒）。

上等分，为末，炼蜜丸如梧子大。每服七十丸，空心食前，米饮送下。

疏风散：治风毒秘结。

枳壳（制，半两），防风，羌活，独活，槟榔，白芷，威灵仙，蒺藜（沙赤，去刺），麻仁（炒，另研），杏仁（汤洗，去皮尖，炒，另研），甘草（炙，各一两）。

上锉散。每服二钱半，生姜五片、蜜一匙、水一盏半，煎服。

枳壳丸：治肠胃气壅风盛，大便秘实。

皂角（去皮、弦、子，炙），枳壳（炒），大黄，羌活，木香，橘红，桑白皮，香白芷（各等分）。

上为末，炼蜜丸如梧桐子大。每服七十丸，空心米饮下。

又方：只用枳实、皂角等分为末，饭饮为丸，亦妙。治法、汤引同上。

顺气丸：治三十六种风，七十二般气。上热下冷，腰脚疼痛，四肢无力，恶疮下疰，疏风顺气。专治大肠秘涩，真良方也。

大黄（五两，半生用、半湿纸裹煨），山药（刮去皮，二两），山茱萸肉，麻子仁（微炒，退壳，二两，另研），郁李仁（炮，去皮，研），菟丝子（酒浸，炒），川牛膝（酒浸一宿，各二两），防风，枳壳（炒），川独活（各一两），槟榔（二两），车前子（二两半）。

上为末，炼蜜为丸如梧桐子大。每服二三十丸，用茶、酒、米饮任下，百无所忌。平旦、临卧各一服。久服，自然精神强健，百病不生。

搜风散：治大便秘结。

青皮（去白），威灵仙（去头，洗，各二两），大黄

（一两，生），大戟（一两），牛蒡子（四两，新瓦上炒）。

上为末，每服一钱，人壮实每服三钱。蜜、酒调服毕，漱口。

二仁丸：专治虚人、老人风秘，不可服大黄药者。

杏仁（去皮尖，麸炒黄），麻仁（各另研），枳壳（去瓤，麸炒赤），诃子（慢火炒，捶去核）。

上等分，末，炼蜜丸如梧子大。每服三十丸，温水下。

《世医得效方·卷第六·大方脉杂医科·秘涩·气秘》

三和散（方见诸气类）。

四磨汤：治气滞腹急，大便秘涩。

大槟榔，沉香，木香，乌药。

上四味，于擂盆内各磨半盏，和匀温服，有热者，加大黄、枳壳，名六磨汤。

苏子降气汤：治气不下降，大便不通。加枳壳、杏仁。（方见诸气类）

橘杏丸：治气秘。老人、虚弱人皆可服。

橘红（取末），杏仁（汤浸去皮尖，另研）。

上各等分，炼蜜丸如梧子大。每服七十丸，空心，米饮下。

苏麻粥（此药顺气，滑大便）：紫苏子，麻子仁。

上二味不拘多少，研烂水滤取汁，煮粥食之。

小通气散：治虚人忧怒伤肺，肺与大肠为传送，致令秘涩。服燥药过，大便秘亦可用。

陈皮（去白），苏嫩茎叶，枳壳（去瓤），木通(去皮节)。

上等分，锉散。每服四钱，水一盏煎，温服立通。

《世医得效方·卷第六·大方脉杂医科·秘涩·积滞秘结》

脾积丸：治饮食停滞，腹胀痛闷，呕恶吞酸，大便秘结。

蓬莪术（三两），京三棱（二两），良姜（半两，以上用米醋一升，于磁瓶内煮干，乘热切碎，焙），青皮（去白，一两），南木香（半两），不蛀皂角（三大钱，烧存性），百草霜（村庄家锅底者佳）。

上末，用川巴豆半两，只去壳，研如泥，渐入药末研和，面糊丸麻子大。每服五十丸，加至六十丸，橘皮煎汤送下。

木香逐气丸：治食积气滞，通利大便。兼治香港脚、小肠气、诸气攻刺腹痛。

橘红，青皮（去白），槟榔（鸡心者，各半两），南木香（二钱半），川巴豆肉（一钱半，研如泥，渐入药夹研）。

上为末，生姜自然汁调神曲末，为糊丸如麻子大。每服十丸，姜汤下。如气攻腹痛，枳壳、木瓜煎汤下。

感应丸：治饮食所伤，三焦气滞，大便秘涩。

百草霜（用村庄家锅底上者，细研称，二两），新拣丁香（一两半），杏仁（去双仁，陈肥者一百四十个，去尖，汤浸一宿，去皮，别研极烂如膏），南木香（去芦头，二两半），肉豆蔻（去粗皮，用滑皮仁二十个），川干姜（炮制，一两），巴豆（七十个，去皮心膜，研细出尽油如粉）。

上除巴豆粉、百草霜、杏仁三味外，余四味捣为末，与三味同拌研令细，用好蜡匮和。先将蜡六两溶化作汁，以重绵滤去滓，更以好酒一升于银石器内煮蜡，溶滚数沸倾出，候酒冷，其蜡自浮于上，取蜡称用。凡春夏修合，用清油一两，于铫内熬令末散香熟，次下酒煮蜡四两化作汁，就锅内乘热拌和前项药末。秋冬修合，用清油一两半，同煎煮热作汁，和蜡匮药末成剂，分作小锭子，以油单纸裹之，旋丸服饵。

《世医得效方·卷第六·大方脉杂医科·秘涩·虚秘》

半硫丸：治年高冷秘，及痃癖冷气。

生硫黄，半夏（等分）。

上为末，生姜自然汁煮面糊为丸如梧子大。每服三十丸，空心饭饮下，酒亦可。

金液丹：治大便挟冷结滞，用麻仁、杏仁煎汤下，伤寒阴结亦用。（方见痼冷类）

威灵仙丸：治年高气衰，津液枯燥，大便秘结。

黄芪（蜜炙），枳实，威灵仙。

上等分，为末，用蜜丸如梧子大。每服五七十丸，姜汤熟水下。一方用防风，无黄芪。忌茶。

五仁丸：治精液枯竭，大肠秘涩，传导艰难。

桃仁，杏仁（炒，去皮，各一两），柏子仁（半两），松子仁（一钱二分半），郁李仁（一钱，炒），陈皮（四两，另为末）。

上将五仁别研为膏，入陈皮末研匀，炼蜜为丸如梧子大。每服五十丸，空心米饮下。

润肠丸：治发汗、利小便、亡津液、大腑秘。老人、虚人皆可服。

沉香（另研，一两），肉苁蓉（酒浸，焙，二两）。

上为末，用麻子仁汁打糊为丸如梧子大。每服七十丸，空心，米饮送下。

又方：治大便秘涩，连日不通。

麻子仁（一盏半，细研，用水浸，滤去皮，取浓汁），芝麻（半盏，微炒，研，用水浸取浓汁），桃仁（汤洗去皮，麸炒黄，研如泥），荆芥穗（捣末，各一两）。

上用前药，入盐少许同煎，可以当茶饮之，以利为度。

葱白散：治老人大便不通。

葱白（二茎），阿胶（一片）。

上以水煎葱，候熟不用，却入阿胶溶开，温服。

胃气丸：治老人胃寒气怯，大便反秘。每服五十丸，米饮空腹下。未效，生姜自然汁着热水少许吞下。（方见霍乱类）

黄芪汤：治年高老人大便秘涩。

绵黄，陈皮（去白，各半两）。

上为末。每服三钱，用大麻仁一合烂研，以水投取浆水一盏，滤去滓，于银石器内煎，候有乳起，即入白蜜一大匙，再煎令沸，调药末，空心，食前服。秘甚者，不过两服愈。常服即无秘涩之患。此药不冷不燥，其效如神。

《世医得效方·卷第六·大方脉杂医科·秘涩·热秘》

神功丸：治气壅风盛，大便秘涩，后重疼痛，烦闷。此药当量虚实加减。

大黄（四两，煨、蒸皆可），人参（二两），诃子皮

(四两)，麻仁（二两，另研)。

上为末，炼蜜丸如梧子大。每服二十丸，温汤、酒、米饮任意下，食后临卧服。

槟榔丸：治大肠实热，气壅不通，心腹胀满，大便秘结。

槟榔，大黄（蒸)，麻子仁（炒，去壳，别研)，枳实（麸炒)，羌活（去芦)，牵牛（炒)，杏仁（去皮尖，炒)，白芷，黄芩（各一两)，人参（半两)。

上为末，炼蜜丸如梧子大。每服四十丸，空心熟水下。

四顺清凉饮：治同上。每服三钱，水一盏半，灯心十茎，枳壳十片（去瓤)，煎，立效。(方见积热类)

小三黄丸：治热证，大便秘结。每服三十丸，温水下。(方见积热类)

小柴胡汤：治伤寒阳结，能食而大便不下。(方见伤寒阳证类)

《世医得效方·卷第六·大方脉杂医科·秘涩·湿秘》

槟榔散：治肠胃有湿，大便秘涩。

槟榔（不拘多少)

上为末。每服二钱，用蜜汤点服，不以时候。

香苏散：多加枳壳、槟榔亦效。(方见伤寒和解类)

《世医得效方·卷第六·大方脉杂医科·秘涩·通治方》

大润肠丸：大便秘涩通用。

杏仁（去皮尖，微炒)，枳壳（浸，去瓤，炒)，麻仁，陈皮（各半两)，阿胶（炒)，防风（各二钱半)。

上为末，炼蜜丸梧桐子大。每服五十丸。老者，苏子煎汤下；壮者，荆芥泡汤下。

独枣汤：治大便积日不通。

大好枣（一枚，擘开，入轻粉半钱）。

上以枣相合，麻线扎缚，慢火煮熟，嚼细，以枣汁送下。

敷药：治闭结至亟，昏不知人。生大螺一二枚，以盐一匕，和壳生捣碎，置病者脐下一寸三分，用宽帛紧之，即大通。未效，乌桕木根三寸，研井水服，亦效。就多研烂敷脐下，亦可。蜜兑法：蜜三合，入猪胆汁两枚在内，煎如饴，以井水出冷，候凝，捻如指大，长三寸许。纳下部，立通。《活人书》单用蜜。一法，入皂角末，在人斟酌用。一法，入薄荷末代皂角用，尤好。又，或偶无蜜，只嚼薄荷，以津液调作挺，用之亦妙。

煨蒜方：独头蒜煨熟，去皮，以绵裹纳后部，即通。

熏方：不蛀皂角用碗烧，置于桶内熏其后部，自通。

老人脏腑秘，不可用大黄。老人津液少，所以脏腑秘涩，更服大黄以泻之，津液皆去，定须再秘，甚于前。只可服宽润大肠之药，更用槐花煎汤淋洗，亦效。更有老人发热，而大腑秘涩，或因多服丹药，脾胃虚弱，蒸化不行，遂为脏腑积热，须用神保丸，得通泻一行，热亦即退。

《世医得效方·卷第十二·小方科》

等住丸：治溏泻，并一切泻痢，立效。

当归，硫黄，牡蛎（各一分），木香（半两）。

上为末，面糊丸，粟米大。每服二七丸，糯米饮入姜汁一二滴送下。

《世医得效方·卷第十五·产科兼妇人杂病科》

北亭丸：治久积冷气腹痛，旁攻两胁，或上心间刺痛。发歇无时，羸弱减食，经年不愈，或吐。当归建中汤亦效。

## 二十四、《丹溪心法》

元·朱丹溪、戴思恭撰，约成书于公元1347年

《丹溪心法·卷二·泄泻十》

泄泻，有湿、火、气虚、痰积。湿用四苓散加苍术，甚者苍白二术同加，炒用燥湿兼渗泄；火用四苓散加木通、黄芩，伐火利小水；痰积宜豁之，用海粉、青黛、黄芩，神曲糊丸服之。在上者用吐提，在下陷者宜升提之，用升麻、防风；气虚，用人参、白术、炒芍药、升麻；食积，二陈汤和泽泻、苍术、白术、山楂、神曲、川芎，或吞保和丸；泻水多者，仍用五苓散；久病大肠气泄，用熟地黄半两，炒白芍、知母各三钱，升麻、干姜各二钱，炙甘草一钱为末，粥丸服之。仍用艾炷如麦粒，于百会穴灸三壮。脾泻当补脾气，健运复常，用炒白术四两，炒神曲三两，炒芍药三两半，冬月及春初，用肉蔻代之，或散或汤，作饼子尤佳。食积作泻，宜再下之，神曲、大黄作丸子服。脾泄已久，大肠不禁，此脾已脱，宜急涩之，以赤石脂、肉豆蔻、干姜之类。

戴云：凡泻水，腹不痛者，是湿；饮食入胃不住，或完谷不化者，是气虚；腹痛泻水肠鸣，痛一阵泻一阵，是火；或泻时或不泻，或多或少，是痰；腹痛甚而泻，泻后痛减者，是食积。

入方

一老人奉养太过，饮食伤脾，常常泄泻，亦是脾泄。

黄芩（炒，半两），白术（炒，二两），白芍（酒拌炒），半夏（各一两，泡），神曲（炒），山楂（炒，各一两半）

上为末，青荷叶包饭烧熟，研丸如梧子大。食前白汤下。

治痛泄

炒白术（三两），炒芍药（二两），炒陈皮（两半），防风（一两）

久泻，加升麻六钱。上锉，分八帖，水煎或丸服。

〔附录〕

寒泄，寒气在腹，攻刺作痛，洞下清水，腹内雷鸣，米饮不化者，理中汤，或吞大烦渴，小便不利，宜五苓散，吞香连丸；湿泻由坐卧湿处，以致湿气伤脾，土不克水，梅雨久阴，多有此病，宜除湿汤，吞戊己丸，佐以胃苓汤，重者术附汤；伤食泻，因饮食过多，有伤脾气，遂成泄泻，其人必噫气，如败卵臭，宜治中汤加砂仁半钱，或吞感应丸尤当；有脾气久虚、不受饮食者，食毕即肠鸣腹急，尽下所食物，才方宽快，不食则无事，俗名禄食泻，经年不愈，宜快脾丸三五粒；因伤于酒，每晨起必泻者，宜理中汤加干葛，或吞酒煮黄连丸；因伤面而泻者，养胃汤加萝卜子（炒，研破）一钱；痛者，更加木香半钱；泻甚者，去藿香，加炮姜半钱。有每日五更初洞泻，服止泻药，并无效，米饮下五味丸，或专以五味子煎饮，亦治脾肾泻。虽省即饮食忌口，但得日间上半夜无事，近五更其泻复作，此病在肾，俗呼为脾肾泻，分水饮下二神丸，及椒朴丸，或平胃散下小茴香丸。病久而重，其人虚甚，宜椒附汤；暑泻，因中暑热者，宜胃芩汤或五苓散，加车前子末少许甚效。世俗类用涩药，治痢与泻。若积久而虚者，或可行之；初得之者，必变他疾，为祸不小。殊不知多因于湿，惟分利小水，最为上策。

《丹溪心法·卷二·燥结十一》

燥结血少，不能润泽，理宜养阴。

《丹溪心法·卷二·痰十三》

脉浮当吐。久得脉涩，卒难开也，必费调理。大凡治痰用利药过多，致脾气虚，则痰易生而多。湿痰，用苍术、白术；热痰，用青黛、黄连、芩；食积痰，用神曲、麦芽、山楂；风泻亦不能去。风痰多见奇证，湿痰多见倦怠软弱。气实痰热结在上者，吐难得出。痰清者属寒，二陈汤之类；胶固稠浊者，必用吐；热痰挟风，外证为多，热者清之；食积者，必用攻之……

善治痰者，不治痰而治气，气顺则一身之津液，亦随气而顺矣。又严氏云：人之气道贵乎顺，顺则津液流通，决无痰饮之患。古方，治痰饮用汗吐下温之法。愚见不若以顺气为先。

《丹溪心法·卷四·腹痛七十二》

初得时，元气未虚，必推荡之，此通因通用之法。久必难。壮实与初病，宜下；虚弱衰与久病，宜升之消之。

……

寒痛者，绵绵痛而无增减者是；时痛时止者，是热也；

死血痛者，每痛有处，不行移者是也；食积者，甚欲大便，利后痛减者是；湿痰者，凡痛必小便不利。

## 二十五、《格致余论》

元·朱丹溪撰，成书于1347年

《格致余论·脾约丸论》

成无已曰：约者结约之约，胃强脾弱，约束津液，不得四布，但输膀胱，故小便数而大便硬，故曰脾约。与此丸以下脾之结燥，肠润结化，津流入胃，大便利，小便少而愈矣。愚切有疑焉。何者？既曰约，脾弱不能运也；脾弱则土亏矣，必脾气之散，脾血之耗也。原其所由，久病大下大汗之后，阴血枯槁，内火燔灼，热伤元气，又伤于脾，而成此证。

伤元气者，肺金受火，气无所摄；伤脾者，肺为脾之子，肺耗则液竭，必窃母气以自救，金耗则木寡于畏，土欲不伤，不可得也。脾失转输之令，肺失传送之官，宜大便秘而难下，小便数而无藏蓄也。理宜滋养阴血，使孤阳之火不炽，而金行清化，木邪有制，脾土清健而营运，精液乃能入胃，则肠润而通矣。

愚恐西北二方，地气高浓，人禀壮实者可用。若用于东南之人，与热虽盛而血气不实者，虽得暂通，将见脾愈弱而肠愈燥矣。后之欲用此方者，须知在西北以开结为主，在东南以润燥为主，慎勿胶柱而调瑟。

## 二十六、《脉因证治》

元·朱丹溪撰，具体成书年代不详

《脉因证治·泄》

痰积下流，因太阴分有积痰，肺气不得下流降而瘀，大肠虚而作泄，当治上焦，以萝卜子等吐之。

五病治虽不同，其湿一也。有化寒、化热之异故也。

## 二十七、《丹溪治法心要》

元·朱丹溪撰，具体成书年代不详

《丹溪治法心要·卷二·泄泻十》

久病气虚，泄泻不止，灸百会三壮。

## 二十八、《金匮钩玄》

元·朱丹溪、戴思恭撰，约成书于公元1358年

《金匮钩玄·卷第一·湿》

湿有自外入者，有自内出者，必审其方土之致病源。东南地下多阴雨地湿，凡受必从外入，多自下起，以重腿香港脚者多，治当汗散；久者，宜疏通渗泄。西北地高，人多食生冷湿面，或饮酒后，寒气怫郁，湿不能越，作腹皮胀痛，甚则水鼓胀满，或通身浮肿如泥，按之不起，此皆自内而出也。辨其元气多少，而通利其二便，责其根在内也。此方土内外，亦互相有之，但多少不同，须对证施治，不可执一。

《金匮钩玄·卷第一·六郁》

气血中和，万病不生，一有怫郁，诸病生焉。

《金匮钩玄·卷第一·泄泻》

或泻，时或不泻，或多或少，是痰也。

腹痛甚而泻，泻后痛减者，是食积也。

《金匮钩玄·附录·泄泻从湿治有多法》

泄泻者，水泻所为也。由湿本土，土乃脾胃之气也。得此证者，或因于内伤，或感于外邪，皆能动乎脾湿。脾病则升举之气下陷，湿变注并出大肠之道，以胃与大肠同乎阳明一经也。云湿可成泄，垂教治湿大意而言。后世方论泥云：治湿不利小便，非其治也。故凡泄泻之药，多用淡渗之剂利之。下久不止，不分所得之因，遽以为寒，而用紧涩热药兜之。夫泄有五飧。泄者，水谷不化而完出，湿兼风也；溏泄者，所下汁积黏垢，湿兼热也；飧泄者，所下澄澈清冷，小便清白，湿兼寒也；濡泄者，体重软弱，泄下多水，湿自甚也；滑泄者，久下不能禁固，湿胜气脱也。若此有寒热虚实之不同，举治不可执一而言。谨书数法于后：夫泄有宜汗解者。经言：春伤于风，夏必飧泄。又云：久风为飧泄，若《保命集》云，用苍术、麻黄、防风之属是也。有宜下而保安者。若长沙言，下痢脉滑而数者，有宿食也，当下之。下利已瘥至其时复发者，此为下未尽更下之安，悉用大承气汤加减之剂。有宜化而得安者。《格致余论》：夏月患泄，百方不效，视之，久病而神亦瘁，小便少而赤，脉滑而颇弦，格闷食减。因悟此久积所为，积湿成痰留于肺中，宜大肠之不固也。清其源则流自清。以茱萸等作汤，温服一碗许，探喉中，一吐痰半升，如利减半，次早晨饮，吐半升而利止。有以补养而愈者，若脾胃论，言脉弦、气弱、自汗，四肢发热，大便泄泻，从黄芪建中汤。有宜调和脾湿而得止者，若洁古言曰：四肢懒倦，小便不利，大便走泄，沉困，饮食减少，以白术、芍药、茯苓，加减治之。有宜升举而安者，若《试效方》言：胃中湿脾弱，不能营运，食下则为泄，助甲胆风胜以克之。以升阳之药羌活、独活、升麻、防风、炙甘草之属。有宜燥湿而后除者，若《脾胃论》言：上湿有余，脉缓，怠惰嗜卧，四肢不收，大便泄泻，从平胃散。有宜寒凉而愈者，若长沙言：协热自利者，黄芩汤主之。举其湿热之相宜者，若长沙言：下利，脉迟紧，痛未欲止，当温之；下利心痛，急当救里；下利清白水液澄澈，可与理中四逆汤辈。究其利小便之相宜者，河间言湿胜则濡泄。小便不利者，可与五苓散、益元散分导之。以其收敛之相宜者，东垣言：寒滑气泄不固，制诃子散涩之。以上诸法，各有所主，宜独利小便而湿动也。岂独病因寒，必待龙骨、石脂紧重燥毒之属涩之。治者又当审择其说，一途取利，约而不博可乎。

## 第四节　明清时期

### 一、《玉机微义》

明·徐彦纯撰，成书于公元1396年

《玉机微义·卷五·滞下门·仲景治痢大法》

丹溪曰：仲景治痢，可下者十法，可温者五法，或解表，或利小便，或待其自已。区别易治难治不治之证，至为详密，但与泄痢衮同立论而未分。今载于滞下门内，故于泻痢条内不载，宜于此通考焉。

## 二、《秘传证治要诀及类方》

明·戴思恭撰，具体成书年代不详

《秘传证治要诀及类方·卷之八·大小腑门》

湿泻，由坐卧湿处，以致湿气伤脾、土不克水，梅雨阴久，多有此病。

因伤于酒，每晨起必泻。

伤食泻，因饮食过多，有伤脾气，遂成泻泄，俗呼为伤败腹。其人必噫气如败卵臭。

有每日五更初洞泻，服止泻药并无效，米饮下五味丸，或专以杜五味煎饮，宜治脾肾泄。虽省节饮食，大段忌口，但得日间上半夜无事。近五更其泻复作，此病在肾，俗呼脾肾泄。分水饮下二神丸，及椒朴丸，或平胃散，下小茴香丸。病久而重，其人虚甚，椒附汤。

有风秘、冷秘、气秘、热秘，又有老人津液干燥，是名虚证。妇人分产亡血，及发汗、利小便，病后血气未复，皆能作秘，俱宜麻仁丸。风秘之病，由风搏肺脏，传于大肠，故传化难；或其人素有风病者，亦多有秘，宜小续命汤，去附子倍芍药，入竹沥两蚬壳许。实者，吞脾约麻仁丸；虚者，吞养正丹。冷秘由冷气横于肠胃，凝阴固结，津液不通、胃道秘塞，其人肠内气攻，喜热恶寒，宜藿香正气散，加官桂、枳壳各半钱，吞半硫丸。热药多秘，惟硫黄暖而通。冷药多泄，惟黄连肥肠而止泄。气秘而气不升降，谷气不行，其人多噫，宜苏子降气汤，加枳壳，吞养正丹，或半硫丸、来复丹。未效，佐以木香槟榔丸，欲其速通，则枳壳生用。

热秘，面赤身热、肠胃胀闷、时欲得冷，或口舌生疮，此由大肠热矣，宜四顺清凉饮，吞顺肠丸，或木香槟榔丸。有气作疼，大便秘结，用通剂而便愈不通，便有秘气，强饮通之，虽通复闭，或迫之使通，因时下血者，此惟当顺气，气顺便自通。顺气之法，又当求温暖之剂。

曾有下巴豆等药不通，进丹附却通，不可不知。老人虚秘，及出汗、利小便过多，一切病后血气未复而秘者，宜苏子降气汤，倍加当归，吞威灵仙丸。或肉黄饮、苁蓉顺肠丸尤宜。

伤寒阳明经热实而闭，见诸伤门伤寒证。

宿食留滞，结而不通，腹胀气急，胸中痞满，宜感应丸加巴豆。

凡诸秘服药不通，或兼他证不受药者，用蜜皂角兑，冷秘生姜兑亦佳。

## 三、《明医杂著》

明·王纶撰，成书于公元1502年

《明医杂著·卷之一·枳术丸论》

若元气素弱，饮食难化，食多即腹内不和，疼痛，泄泻，此虚寒也。

若伤冷食不消，腹痛，溏泄，加半夏（姜制）一两，缩砂、干姜、神曲（各炒）、大麦芽各五钱。愚按前症若伤性热之物者，用二陈加黄连、山楂；伤湿面之物者，用二陈加神曲、麦芽；伤米食者，用六君加谷蘖；伤面食者，用六君加麦蘖；伤肉食者，用六君加山楂；伤鱼腥者，用六君倍加陈皮；伤角黍炊饭者，用六君倍加酒曲。若物已消而泻未愈者，此脾胃受伤也，宜用六君子汤；若饮食减少，或食而难化者，属脾胃虚寒也，加炮姜、木香、肉果，不应加五味、吴茱、骨脂；脾肾虚寒者，须服八味丸，否则多患脾虚中满之症。

《明医杂著·卷之二·痰饮》

痰属湿热，乃津液所化，因风寒湿热之感，或七情饮食所伤，以致气逆液浊，变为痰饮，或吐咯上出，或凝滞胃膈，或留聚肠胃，或客于经络四肢，随气升降，遍身上下无处不到。其为病也，为喘，为咳，为恶心呕吐，为痞隔壅塞、关格异病，为泄，为眩晕，为嘈杂、怔忡、惊悸，为癫狂，为寒热，为痛肿，或胸间辘辘有声，或背心一点常如冰冷，或四肢麻痹不仁，皆痰所致。

《明医杂著·卷之二·泄泻》

泄本属湿，然多因饮食不节，致伤脾胃而作。须看时令，分寒热、新久而施治。治法：补脾消食、利小便。亦有升提下陷之气，用风药以胜湿；亦有久泄肠胃虚滑不禁者，宜收涩之。

主方：白术（二钱），白茯苓，白芍药（炒，各一钱五分，以上三味乃泄泻必用者），陈皮（一钱），甘草

（炙，五分）。

若伤食泻黄，或食积，加神曲、麦芽、山楂各一钱，黄连（炒）七分。若腹中窄狭，再加浓朴、枳实以消停滞。愚按前症若饮食已消而泄泻未止，此脾胃之气伤也，宜用五味异功散；若泄泻而腹中重坠，此脾胃之气下陷也，宜用补中益气汤；若服克滞之剂而腹中窄狭，此脾气虚痞也，宜用六君子汤；若胁胀少食，善怒，泻青，此脾虚肝所乘也，宜六君子加柴胡、升麻、木香；若少食体倦，善噫，泄黄，此脾虚气陷也，宜用六君子加升麻、柴胡。大凡诸症若脾脉弦长者，肝木乘脾土也，当补脾平肝；若脾脉沉弦者，寒水侮脾土也，当温中补肾。夫黄连、枳实虽消停滞、开痞闷，若人脾胃充实，暴患实痞，宜暂用之；若人屡患屡服，或脾胃虚痞者而用之，则脾胃反伤而诸症蜂起矣。故东垣先生云：脾胃实者，用黄连、枳实泻之；虚者，用白术、陈皮补之。须分病之虚实、人之南北而治之。后仿此。若小便赤涩短少，加猪苓、泽泻各一钱，以分利之。夏月加茵陈七分，山栀仁（炒）四分。愚按前症若津液偏渗于大肠，大便泻而小便少者，宜用此药分利；若阴阳已分而小便短少者，此脾肺气虚而不能生水也，宜用补中益气汤加麦门、五味；阴火上炎而小便赤少者，此肺气受伤而不能生水也，用六味地黄丸加麦门、五味；肾经阴虚，阳无所生，而小便短少者，用滋肾丸、肾气丸；肾经阳虚，阴无所化，而小便短少者，用益气汤、六味丸。若误用渗泄分利，复伤阳气，阴无所生，而小便不利，或目睛凸出，腹胀如鼓，或腿膝肿硬，或皮肤断裂者，先用滋肾丸、益气汤。每见元气虚而复用泽泻、猪苓之类，因损真阴，以致前症益甚者，急投金匮加减肾气丸，多有复生者。若反服牵牛、大黄峻剂而通之，是速其危也。若口渴引饮，加干姜一钱五分，人参、麦门冬各一钱，升麻四分，乌梅肉五个。愚按前症若胃气伤而内亡津液者，用七味白术散；胃气弱而津液少者，用补中益气汤；气血俱虚而津液少者，用十全大补汤；肾虚津液短少者，用六味地黄丸；肾水不足而虚火上炎者，用加减八味丸。若肾水不足之人患泄泻，或服分利之剂过多而患口渴者，若不用前药以固其本源，则肺肾复伤，多变小便不利、肚腹水肿等危症矣。宪副屠九峰，先泻而口渴，尺脉数而无力，恪用解酒毒、利小便之剂，不应。余曰：此肾阴亏损，虚火炽盛，宜急壮水之主，不然必发疽而不能收敛也。不信，别服降火化痰之剂，果患疽而殁。若夏秋之间湿热大行，暴注水泻，加黄连、苍术、泽泻各一钱，升麻、木通各五分。发热作渴，加干姜、石膏各一钱。黄胆小便赤，加茵陈一钱，山栀、木通各五分。愚按东垣云：若值秋燥行令，湿热少退，体重节痛、口舌干燥，饮食无味，二便不调，不欲饮食，或食不化，兼洒淅恶寒，凄惨面恶，此肺之脾胃虚而阳气不伸也，用升阳益胃汤治之。前症若湿热内作，脾胃不能通调而致者，宜用此药分利之；湿热已去，脾胃虚弱而致者，宜用六君子、当归调补之；湿热已去，脾气下陷而致者，宜用补中益气汤升举之。其黄胆若小便不利、四肢沉重、渴不欲饮，此湿胜于热，用大茵陈汤；大便自利，茵陈栀子黄连汤；若往来寒热、身黄者，宜用小柴胡加栀子；若因劳伤形体，饮食失节，而身黄者，用小半夏汤。盖黄胆为内伤不足之症，宜调补脾胃元气为主，若妄用驱逐，复伤元气，多致不起。若久泻脾胃虚弱，饮食难化，加黄（炙）、人参各一钱，神曲、麦芽各一钱二分，木香（煨）、干姜（炙）各五分。愚按前症或作呕，或饮食少思，属脾胃虚弱，用四君子加半夏、木香；或兼作呕，或腹作痛，属脾胃虚寒，用六君子加炮姜、木香。若麦芽善损肾，神曲善化胎消肾，不宜轻用。大抵此症多由泛用消食利水之剂，损其真阴，元气不能自主持，遂成久泄。若非补中益气汤、四神丸滋其本源，后必胸痞腹胀、小便淋沥，多致不起。若久泻肠胃虚滑不禁，加肉豆蔻、诃子皮、赤石脂各一钱，木香（煨）、干姜（炙）各五分。愚按东垣先生云：中焦气弱，脾胃受寒冷，大便滑泻，腹中雷鸣，或因误下，末传寒中，复遇时寒、四肢厥逆，心胃绞痛，冷汗不止，此肾之脾胃虚也，用沉香温胃丸治之。窃谓前症若脾胃虚寒下陷者，用补中益气汤加木香、肉豆蔻、补骨脂；若脾气虚寒不禁者，用六君子汤加炮姜、肉桂；命门火衰而脾土虚寒者，用八味丸；若脾肾气血俱虚者，用十全大补汤送四神丸，若大便滑利、小便闭涩，或肢体渐肿，喘嗽唾痰，为脾肾气血俱虚，宜用十全大补汤送四神丸；若大便滑利、小便闭涩，或肢体渐肿、喘嗽唾痰，为脾肾亏损，宜用金匮加减肾气丸。若饮酒便泄，此酒积热泻也，加黄连（炒）、茵陈、干姜各一钱，木香五分。

愚按前症若酒湿未散，脾气未虚，宜用此药分利湿热；若湿热已去，中气被伤，宜用六君子调补中气，若误服克伐分利之剂，胸膈渐满，小便短小，或腿足与腹渐肿者，急用加减金匮肾气丸调补脾胃，多有生者。夫酒性大热，乃无形之物，无形元气受伤，当用葛花解酲汤分消其湿，往往反服大热酒症丸，重泻有形阴血，使阳毒大旺，元气消亡，折人长命。《金匮要略》云：酒疸下之，久而为黑疸。每见善饮服酒症丸者，多患疸症，不悟其因，反服分利化痰，以致变症而殁者多矣（详见《奇效方》）。秀水卜封君，善饮，腹痛，便泄，服分利化痰等剂，不应。其脉滑数，皮肤错甲。余谓此酒毒致肠痈而溃败也，辞不治。不信，仍服前剂，果便脓而殁。光禄柴黼庵，善饮，泄泻，腹胀，吐痰，作呕，口干。余谓脾胃气虚，先用六君子加神曲，痰呕已止，再用补中益气加茯苓、半夏，泻胀亦愈。

旧僚钱可久，素善饮，面赤，痰盛，大便不实。余以为肠胃湿痰壅滞，用二陈、芩、连、山栀、枳实、干葛、泽泻、升麻一剂，吐痰甚多，大便始实。此后日以黄连三钱，泡汤饮之而安。若寒月溏泄，清冷腹痛，伤生冷冻饮料食，加神曲、麦芽（炒）、干姜（炙）各一钱，缩砂、益智、木香各七分。愚按前症若脾肾虚寒，宜用四神丸；若脾肾虚脱，用六君、姜、桂，如不应，急补命门火以生脾土。一儒者，小腹急痛，溏泄清冷，大便欲去不去。余谓此命门火衰而脾土虚寒也，用八味丸月余而愈。向后饮食失宜，前症仍作，小腹重坠，此脾气下陷也，用补中益气汤而痊。

《明医杂著·医论·丹溪治病不出乎气血痰郁》

柴芍参苓散：治脾胃不和，饮食少进，或呕吐、泄泻。

凡病后宜用此调理。

柴胡，芍药，人参，白术，茯苓，陈皮，当归（各五分），甘草，丹皮，山栀（炒，各三分）。

上为末，每服一钱，白汤下。或作丸服。

## 四、《症因脉治》

明·秦景明撰，具体成书年代不详

《脉因证治·卷二·心腹痛》

中脘痛，太阴也，理中、草豆蔻主之。小腹痛，厥阴也，正阳、回阳、四逆汤主之。

《症因脉治·卷四·泄泻论》

五更泄泻，多属肾虚，然亦有酒积、寒积、食积、肝火之不同。病机既多，变化用药，尤贵圆通，兹复明列五条，以备临症之用云。

《症因脉治·卷四·腹痛论》

痛在胃之下，脐之四旁，毛际之上，名曰腹痛。若痛在胁肋，曰胁痛。痛在脐上，则曰胃痛，而非腹痛。

《症因脉治·卷四·大便秘结论》

秦子曰：大便秘结之症，外感门有表未解、太阳阳明之脾约，有半表半里、少阳阳明之大便难，又有正阳阳明之胃实、大便硬，又有表邪传里、系在太阴、七八日不大便，又有少阴病、六七日不大便、厥阴下利、谵语有燥屎者，以分应下、急下、大下、可下。又互发未可下、不可下。俟之，蜜导、胆汁导等法。内伤门则有积热、气秘、血枯各条之不同，今但立外感两条，内伤三条，亦去繁求约之意也。

《症因脉治·卷四·大便秘结论·外感便结·伤寒便结》

【伤寒便结之因】肠胃素热，偶因外感风寒，郁而发热，表里互相蒸酿，是以三阳表邪未解，而大便先已秘结矣。若表邪已散，阳明里热不解，亦令大便秘结。若三阳表热，传入三阴，亦令大便秘结。若三阴里热不结，后来返还阳明，亦令大便秘结。

《症因脉治·卷四·大便秘结论·外感便结·温热便结》

【温热便结之因】经云：冬伤于寒，春必温病。伤寒论云：若遇温气，则为温病。更遇温热，则为温毒。温热内结，肠胃燥热，则大便闭结矣。

《症因脉治·卷四·大便秘结论·内伤便结·积热便结》

【积热便结之症】内热烦躁，口苦舌干，小便赤涩，夜卧不宁，腹中胀闷，胸前苦浊，大便不行，此积热便结之症也。

【积热便结之因】或膏粱积热，热气聚于脾中而不散，或过服温热，热气伏于大肠而干结，皆能令人大便闭结也。

【积热便结之脉】右寸细数，肺热下遗。右寸大数，大肠积热。右关细数，脾家之热。

【积热便结之治】肺热下遗大肠，清肺饮。大肠积热者，黄连枳壳汤。脾家积热者，黄连戊己汤。

清脾饮：见前小便不利。

黄连枳壳汤：川黄连，枳壳，各半同煎。

黄连戊己汤：见前小便不利。

《症因脉治·卷四·大便秘结论·内伤便结·气秘便结》

【气秘便结之症】心腹胀满，胁肋刺痛，欲便而不得便，此气实壅滞之症也。若质弱形弱，言语力怯，神思倦怠，大便不出，此气虚不振之症也。

【气秘便结之因】怒则气上，思则气结，忧愁思虑，诸气怫郁，则气壅大肠，而大便乃结。若元气不足，肺气不能下达，则大肠不得传道之令，而大便亦结矣。

【气秘便结之脉】盛则沉实，虚则细微。右寸沉实，肺气郁结。右关沉实，脾气郁结。左关沉实，肝胆气结。右寸细微，肺气不足。右关微细，脾气不足。

【气秘便结之治】肝气壅盛者，枳桔泻白散。脾胃郁结者，平胃二陈汤。肝胆气结者，清肝饮。大肠气结者，枳桔汤。元气不足者，四君子汤。肺虚不能下达，生脉散合参橘煎。

枳桔泻白散：枳壳、桔梗、桑白皮、地骨皮、甘草。

平胃二陈汤：平胃散加茯苓、半夏。

清肝饮：见腹痛。

枳桔汤：即枳壳、桔梗二味同煎。

四君子汤：见痢疾门。

生脉散：见前。

参橘煎：即人参、橘皮二味。

《症因脉治·卷四·大便秘结论·内伤便结》

【血枯便结之症】形弱神衰，肌肉消瘦，内无实热，大便秘结，此阴血不足、精竭血燥之虚症也。若内热烦热，或夜间发热、睡中盗汗，此阴中伏火，煎熬血干之火症也。

【血枯便结之因】或久病伤阴，阴血亏损，高年阴耗，血燥津竭，则大便干而秘结。若血中伏火，煎熬真阴，阴血燥热，则大便亦为之闭结。

【血枯便结之脉】六脉沉数，血液干枯，细小而数，阴血不足。滑大而数，血中伏火。津竭者，生脉散、天地煎。血中伏火，滋血润肠汤、脾约丸。

四物麻仁丸：当归、白芍药、生地黄、川芎、麻仁、生何首乌。

生脉散：见前小便不利。

天地煎：天门冬、生地黄，等分同煎。

滋血润肠汤：当归、白芍药、生地、大黄、红花、麻仁。

脾约丸：见前。

大凡去病真诀，止有毛窍二便，三条去路。故伤寒身热不减，首重发汗解肌；里热不解，又重于清利二便。《内经》治肿胀，惟立开鬼门、洁净府、内外分消。开鬼门者，发汗解肌也；洁净府者，清利二便也。按此三条，初学无有不知，究其下手真诀，则白首皆不知矣。故余著《伤寒大白》，外感症，苦心于发汗、解肌、清利二便三法。著《症因脉治》，首卷之伤寒，独开发汗散邪之法门。末卷反复详论大小二便不利也。

## 五、《医学正传》

明·虞抟撰，约成书于公元1515年

《医学正传·卷之四·腹痛》

《内经》举痛论言寒邪外客而为痛者，甚为详悉，但未能尽述，学人自宜检阅。外有因虚、因实、因伤寒、因痰火、因食积、因死血者，种种不同，亦当表而出之，庶使学人易为参考焉。

……

凡痛必用温散，以其郁结不行，阻气不运故也。

《医学正传·卷之六·秘结》

《内经》曰：北方黑色，入通于肾，开窍于二阴，藏精于肾。夫肾主五液，故肾实则津液足而大便滋润，肾虚则津液竭而大便结燥。原其所由，皆房劳过度、饮食失节，或恣饮酒浆、过食辛热，饮食之火起于脾胃，淫欲之火起于命门，以致火盛水亏，津液不生，故传道失常，渐成结燥之证。是故有风燥，有热燥，有阳结，有阴结，有气滞结，又有年高血少，津液枯涸，或因有所脱血，津液暴竭，种种不同，固难一例而推焉。经云：肾恶燥，急食辛以润之，以苦泄之。

阳结者散之，阴结者温之。大法，治燥者润之，以大黄、当归、桃仁、麻子仁、郁李仁之类。风燥者，加以防风、羌活、秦艽、皂荚之类，为丸以炼蜜，取其润燥以助传道之势，故结散而疏通矣。仍多服补血生津之剂，助其真阴，固其根本，庶无再结之患。切弗以巴豆、牵牛等峻剂攻下，虽暂得通快，必致再结愈甚，反酿成病根胶固，卒难调治。或有血虚、脉大如葱管、发热而大便结燥者，慎不可发汗，汗之则重亡津液，闭结而死，此医杀之耳。《活人书》有脾约证，谓胃强脾弱，约束津液，不得四布，但输膀胱，故小便数而大便难，制脾约丸以下脾之结燥，使肠润结化，津流入胃而愈。丹溪曰：然既曰脾约，必阴血枯槁，内火燔灼，热伤元气，故肺受火邪而津竭，必窃母气以自救。夫金耗则土受木伤，脾失转输，肺失传化，宜其大便闭而难，小便数而无藏蓄也。理宜滋养阴血，使阳火不炽，金行清化，脾土健旺，津液入胃，大小肠润而通矣。今以此丸，用之于热甚而气实与西北人禀赋壮实者，无有不安；若用之于东南方人与热虽盛而气血不实者，虽得暂通，将见脾愈弱而肠愈燥矣。须知在西北以开结为主，在东南以润燥为要，学人其可不知此乎。

脉法：脉多沉伏而结。阳结，脉沉实而数。阴结，脉伏而迟或结。老人虚人便结，脉雀啄者，不治。

方法：丹溪曰：有虚有风，有湿有火，有津液不足者，有寒者，有气结者，切不可例用芒硝、大黄及巴豆、牵牛等利药。

久病，腹中有实热，大便不通，宜用润肠丸微利之，不宜用峻利之剂。

（以上丹溪方法凡二条）

脾约丸：麻仁（一两半，用生绢袋盛，百沸汤连袋泡浸，汤冷出之，垂井中，与水面差一指许，不着水，次日晒干砻之，粒粒皆完），枳实（麸炒黄色），浓朴（姜制，炒），芍药（各三两），大黄（四两，酒蒸），杏仁（去皮、尖，炒，另研，一两二钱）。

上为末，炼蜜为丸，如梧桐子大，每服三十丸，温水下。

通幽汤（东垣）：治大便难，幽门不通，上冲吸门不开，噎塞不便，燥闭气不得下，治在幽门，以辛润之。

炙甘草，红花（各一分），生地黄，熟地黄（各五分），升麻，桃仁泥，当归身（各一钱）。

上细切，作一服，水一盏半，煎至一盏，去渣，调槟榔细末五分，食前稍热服。

润燥汤（东垣）：升麻（二分），生地黄（二分），熟地黄，当归梢，大黄（酒湿煨），生甘草，桃仁泥，麻仁（各一钱），红花（五分）。

上除桃仁、麻仁另研细外，余细切，作一服，水一盏半，入桃仁、麻仁，煎至一盏，去渣空心稍热服。

润肠丸（东垣）：治脾胃中伏火，大便闭涩，或干燥，闭塞不通，全不思食，及风结血闭皆能治之。

桃仁（汤泡去皮，略炒），麻仁（去壳，各一两），当归梢，大黄（酒湿煨），羌活（各五钱）。

上除桃仁、麻仁另研如泥外，其余杵为极细末，炼蜜为丸，如梧桐子大，每服三五十丸，空心白汤下。如风湿而大便不行，加煨皂角仁、大黄、秦艽以利之。如脉涩，觉身有气涩而大便结者，加郁李仁、大黄以除气涩燥。

活血润燥丸（东垣）：治大便风秘血秘，常常燥结。

当归梢（五钱），防风（三钱），大黄（酒煨），羌活

(各一两)，皂角仁(烧存性，一两五钱)，桃仁(二两，去皮，另研)，麻仁(二两半，去壳，另研)。

上除桃仁、麻仁另研外，共为细末，炼蜜为丸，如梧桐子大，每服五十丸，白汤下。三两服后，须以麻子仁煮粥，每日早晚食之。大便虽日久，再不结燥也。此丸药以瓷罐盛之，纸包封，毋令见风。

润肠汤(东垣)：治大便结燥不通。

生地黄，生甘草(各三分)，大黄，熟地黄，当归梢(各五分)，升麻，桃仁，麻子仁(各一钱)，红花(三分)。

上细切，作一服，水二盏，煎至一盏，去渣空心服。

润体丸(东垣)：能润血燥，治大便不通。

麻仁，当归梢，生地黄，桃仁，枳壳(各等分)。

上为细末，炼蜜为丸服。

备急大黄丸(东垣)：治胃中停滞寒凉之物，大便不通，腹痛。(方见内伤门)

枳壳丸(河间)：治三焦约，大小便不通，谷气不得下行。

枳壳(二两)，陈皮(一两)，槟榔(五钱)，木香(二钱五分)，黑丑(四两，一半生用，一半炒熟，杵头末一两半，余不用)。

上为细末，炼蜜为丸，如梧桐子大，每服五十丸，姜汤下。

枳实导滞丸(东垣)：治伤热物，大便不行，气滞胸腹作痛。(方见内伤门)

医案

本邑赵德秀才之母，年五十余，身材瘦小，得大便燥结不通，饮食少进，小腹作痛，召予延医，六脉皆沉伏而结涩。

予作血虚治，用四物汤加桃仁、麻仁、煨大黄等药，数服不通，反加满闷。与东垣枳实导滞丸及备急大黄丸等药，下咽片时即吐出，盖胃气虚而不能久留性速之药耳。遂以备急大黄丸外以黄蜡包之，又以细针穿一窍，令服三丸。盖以蜡匮者，制其不犯胃气，故得出幽门达大小肠取效也。明日，下燥屎一升许。继以四物汤加减作汤，使吞润肠丸。如此调理月余，得大便如常，饮食进而平安。

予族侄百一通判之子，因出痘大便闭结不通。儿医云：便实为佳兆。自病至痘疮愈后，不入厕者凡二十五日，肛门连大肠不胜其痛，叫号声达四邻外。医及予二三人议药调治，用皂角末及蜜煎导法，服以大小承气汤及枳实导滞丸、备急丸皆不效，计无所出。予曰：此痘疮余毒郁热，结滞于大小肠之间而然。以香油一大盏令饮，自朝至暮亦不效。予画一计，令侍婢口含香油，以小竹筒一个套入肛门，以油吹入肛内。过半时许，病者自云：其油入肠内，如蚯蚓渐渐上行。再过片时许，下黑粪一二升止，困睡而安。

## 六、《医学原理》

明·汪机撰，成书于公元1519年

《医学原理·肚腹门》

详其虚实，观其勇怯，虚者补之，实者泻之，结者散之，留者行之，寒者温之，热者清之，浊气在上者涌之，清气在下者提之。

凡腹以手按之痛稍定者，属虚，宜苍术、姜、桂之类；如腹痛手不可近者，属实，宜硝黄之类利下之。

## 七、《内科摘要》

明·薛己撰，成书于公元1529年

《内科摘要·饮食劳倦亏损元气等症》

光禄高署丞，脾胃素虚，因饮食劳倦，腹痛胸痞，误用大黄等药下之，谵语烦躁，头痛喘汗，吐泻频频，时或昏愦，脉大而无伦次，用六君子加炮姜四剂而安。但倦怠少食，口干发热，六脉浮数。欲用泻火之药。余曰：不时发热，是无火也；脉浮大，是血虚也；脉虚浮，是气虚也。此因胃虚五脏亏损，虚症发见。服补胃之剂，诸症悉退。

## 八、《医学纲目》

明·楼英撰，成书于公元1565年

《医学纲目·卷之二十三·脾胃部·泄泻》

人参升胃汤：治一日大便三四次，溏而不多，有时泄泻腹鸣，小便黄。

黄芪（二钱），甘草（炙，一分），升麻（六分），柴胡，陈皮，归身，益智（各二钱），红花（少许），人参（六分）。

上锉，作二服，水二盏，煎至一盏，去渣稍热，食前服。

〔垣〕扶脾丸：治脾胃虚寒，腹中痛，溏泄无度，饮食不化。

白术，茯苓，甘草（炙），诃子皮，乌梅肉（各二钱），红豆，干姜，肉桂（各半钱），麦，神曲（炒，各四钱），陈皮（一钱），半夏（二钱）。

上为末，荷叶裹烧饭为丸，如桐子大。每服五十丸，温水食前下。（一方加藿香一钱）

〔洁〕暴泄如水，周身汗出，一身尽冷，脉沉而弱，气少而不能语，甚者加吐，此谓紧病，宜以浆水散治之。

浆水散：半夏（二两），良姜（二钱半），干姜，肉桂，甘草，附子（炮，各五钱）

上细末。每服三五钱，水二盏，煎至一盏，热服。甚者，三四服。

## 九、《医学入门》

明·李梴撰，成书于公元1571年

《医学入门·内集·卷一·脏腑·脏腑条分》

重感于寒，当脐而痛，即泄。

《医学入门·外集·卷四·杂病提纲·内伤》

人知气血为病，而不知痰病尤多。生于脾，多四肢倦怠，或腹痛肿胀泄泻，名曰湿痰。

《医学入门·外集·卷四·杂病·外感·腹痛》

大腹痛，多食积外邪；脐腹痛，多积热痰火；小腹痛，多瘀血及痰与溺涩；脐下卒大痛，人中黑者，中恶客忤，不治。阴证，满腹牵痛，自利或呕，喜按少食，绵绵不减，宜温之。阳证，腹中觉热，甚则大便闭涩，胀满怕按，时痛时止，宜下之。

《医学入门·外集·卷四·杂病·外感·燥结》

燥结两字亦有辨：燥有风燥、热燥、火燥、气血虚燥（详燥门）。结有能食，脉实数者，为阳结；不能食，脉弦微者，为阴结；亦有年高气血虚结者。

燥润结通无后患：燥属少阴津液不足，辛以润之；结属太阴有燥粪，苦以泻之。凡结后，仍服润血生津之剂，免其再结再通，愈伤元气。

湿郁胀满热有时：湿热怫郁，心腹胀满，有虫积者，槟榔丸。凡燥结有时者，为实；无时者，为虚。有药石毒者，大小便闭，气胀如鼓者，三和散合三黄汤；饮食毒者，香连丸；胃火者，白虎汤。

津少脏寒七情惯：津少因发汗、利小便过多及产后失血等证，血液枯者，五仁丸、肾气丸、大补阴丸，或导滞通幽汤加槟榔、条芩、陈皮；气虚者，参仁丸、补中益气汤。挟七情者，古苁沉丸。脏寒则气涩，脏冷则血枯，有癖冷气结滞者，古半硫丸、古姜附汤、五积散，冰冷与之。其病虽宜服阳药，若大便不通者，亦当暂与润剂，微通大便，不令闭结。七情气闭，后重窘迫者，三和散、六磨汤。如脉浮昼便难者，用陈皮、杏仁等分，蜜丸服；脉沉夜便难者，换桃仁；痰滞不通者，二陈汤加枳壳、槟榔。

宿食秘喘审热寒：伤热物者，二黄丸；伤寒物者，丁香脾积丸，通用大黄备急丸；有脾胃伏火者，润肠丸。

流行肺气无迟慢：肺与大肠为表里故也，枳梗汤加紫苏，或苏子降气汤，或苏子、麻仁煮粥。又如脾约证，胃强脾弱，约束津液，不能四布，但输膀胱，故小便数，而大便难，此脾约丸之由制也。但脾属阴虚，火燔金耗，则肺失传化，尤宜滋阴养血。在西北壮实者，以脾约丸开结可也；东南气血虚者，润燥为主。通用冷热熨法、掩脐法、麻油导法。

《医学入门·外集·卷五·小儿门·痘证》

二日一便者为顺，三四日不便者为秘，一日三四便者为利。

## 十、《医方考》

明·吴昆撰，成书于公元1584年

《医方考·卷二·伤寒门第二》

伤寒，腹中急痛者，此方主之。腹中急痛，则阴阳乖于中，而脾气不建矣，故立建中汤。

《医方考·卷二·泄泻门第十二》

痛泻不止者，此方主之。泻责之脾，痛责之肝；肝责之实，脾责之虚。脾虚肝实，故令痛泻。是方也，炒术所以健脾，炒芍所以泻肝，炒陈所以醒脾，防风所以散肝。或问痛泻何以不责之伤食？余曰：伤食腹痛，得泻便减，今泻而痛不止，故责之土败木贼也。

《医方考·卷二·秘结门第十三》

结燥腹痛者，此方主之。此即前方润燥汤去生甘草、麻仁也。胃之下口，名曰幽门。此方服之，可以通其留滞，故曰通幽。大便燥结，升降不通，故令腹痛。燥者濡之，生地、熟地，皆濡物也；逸者行之，大黄、归梢，皆行物也；留者攻之，桃仁、红花，皆攻物也；抑者散之，升麻之用，散抑郁也。

《医方考·卷三·虚损劳瘵门第十八》

补中益气汤：人参，甘草（炙，各一钱），升麻（五分），黄芪（一钱五分，炙），当归，白术（炒），陈皮（去白），柴胡（各五分）。

劳倦伤脾，中气不足，懒于言语，恶食溏泄，日渐瘦弱者，此方主之。

脾主四肢，故四肢勤动不息，又遇饥馁，无谷气以养，则伤脾。伤脾故令中气不足，懒于言语。脾气不足以胜谷气，故恶食。脾弱不足以克制中宫之湿，故溏泄。脾主肌肉，故瘦弱。五味入口，甘先入脾，是方也，参、芪、归、术、甘草，皆甘物也，故可以入脾而补中气。中气者，脾胃之气也。人生与天地相似，天地之气一升，则万物皆生，天地之气一降，则万物皆死。故用升麻、柴胡为佐，以升清阳之气，所以法象乎天地之升生也。用陈皮者，一能疏通脾胃，一能行甘温之滞也。是证黄芪建中汤亦可主用，见伤寒门。

《医方考·卷四·水肿门第三十六》

大橘皮汤：陈皮（一钱半），木香（二分半），滑石（六钱），槟榔（三分），猪苓（去皮），白术（炒），泽泻肉桂（炒，各五分），茯苓（一钱，去皮），甘草（二分）。

湿热内攻，腹胀，小便不利，大便滑泄，此方主之。

湿热内攻，故令腹胀；小便不利，故令大便滑泄。陈皮、木香、槟榔，行气药也，气行则湿行。滑石、甘草，暑门之六一散也，用之所以治湿热。

《医方考·卷五·腹痛门第五十六》

腹痛之由有数种，今曰脉迟，则知寒矣，故用干姜、良姜之辛热者以主之。

……

寒气入经，涩而稽迟，故令腹痛。经曰：得炅则痛立止。炅，热也，故用丁香、茴香、良姜之辛热者以主之。而复佐以甘草者，和中气于痛损之余也。

……

三因者，内因、外因、不内外因也。七气者，寒气、热气、怒气、恚气、喜气、忧气、愁气也。以三因而郁，七气升降有妨，则攻冲而痛。是方也，紫苏之辛芳，可使散七气。浓朴之苦温，可使下七气。半夏之辛温，茯苓之淡渗，可使平水谷相干之七气。

……

妇人气血攻刺疼痛，连于胁膈者，此方主之。玄胡索，味苦辛，苦能降气，辛能散血，淬之以酒，则能达乎经脉矣。

腹中寒热不调而大痛者，此方主之。寒热不调而大痛者，先食热物，后食寒物，二者不调，而令大痛之类也。是方也，桂枝能散真寒，大黄能泻实热，芍药能健脾而和肝，甘草能调中而益气，生姜可使益胃，大可使和脾。

## 十一、《证治准绳》

明·王肯堂撰，成书于公元1602年

《证治准绳·杂病·第四册·诸痛门》

或问腹痛何由而生？曰：邪正相搏，是以作痛。夫经脉者，乃天真流行出入，脏腑之道路也。所以水谷之精悍为荣卫，行于脉之内外，而统大其用，是故行六气，运五行，调和五脏，洒陈六腑，法四时升降浮沉之气，以生长化收藏。其正经之别脉，络在内者，分守脏腑部位，各司其属，与之出纳气血。凡是荣卫之妙用者，皆天真也。

举痛论在乎其邪各自为病，所以独引寒淫一者，亦为寒邪之能闭塞阳气最甚故也。

《证治准绳·杂病·第五册·杂门》

古人云：补肾不如补脾。予谓补脾不如补肾，肾气若壮，丹田火盛，上蒸脾土，脾胃温和，中焦自治，膈开能食矣。

《证治准绳·类方·第六册·泄泻》

五味子散：治肾泄。

五味子（二两），吴茱萸（半两）。

上炒香熟，研为细末。每服二钱，陈米饮下。

昔一人，每五更将天明时，必溏利一次，如是数月。有人云：此名肾泄，感阴气而然，服此顿愈。

风胜湿也。大抵此证，本胃气弱，不能化食，夺食则一日而可止。夫夺食之理，为胃弱不能克化，食则为泄，如食不下何以作泄，更当以药滋养元气令和，候泄止渐与食，胃胜则安矣。若食不化者，于升阳风药内加炒曲同煎。兼食入顿至心头者，胃之上口也，必口沃沫，或食入反出，皆胃土停寒，其右手关脉中弦，按之洪缓，是风热湿相合，谷气不行，清气不升，为弦脉之寒所隔，故不下也。曲之热亦能去之。若反胃者，更加半夏、生姜，入于风药内同煎。夺食少食，欲使胃气强盛也。若药剂大则胃不胜药，泄亦不止，当渐渐与之。今病既久，已至衰弱，当以常法治之，不可多服饵也。人之肉，如地之土，岂可人而无肉，故肉消尽则死矣。消瘦之人，有必死者八，《内经》有七，《外经》有一。又病肌肉去尽，勿治之，天命也。如肌肉不至瘦尽，当急疗之，宜先夺食而益胃气，便与升阳。先助真气，次用风药胜湿，以助升腾之气，病可已矣。余皆勿论，此治之上法也（治用升阳除湿汤之类是也）。春伤于风，夏生飧泄，木在时为春，在人为肝，在天为风。风者，无形之清气也，当春之时，发为温令，反为寒折，是三春之月行三冬之令也，以是知水为太过矣。水既太过，金肃愈严，是所胜者乘之而妄行也。所胜者乘之，则木虚明矣。故经曰：从后来者为虚邪。

吴茱萸散：治肠痹，寒湿内搏，腹满气急，大便飧泄。

吴茱萸（汤泡，焙炒），肉豆蔻，干姜（炮），甘草（炙，各半两），缩砂仁，陈曲（炒），白术（各一两），浓朴（去粗皮，姜汁炙），陈皮（去白，焙），良姜（各二两）。

上为细末，每服一钱，食前用米饮调服。

二神加木香丸（即枣肉丸）：治脾肾虚寒，或肠鸣泄泻，腹胁虚胀，或胸膈不快，食不消化。

破故纸（四两，炒），木香（一两，不见火），肉豆蔻（二两，面裹煨香，去面）。

上三味，为细末，灯心煮枣肉为丸，如梧子大。每服七十丸，空心姜汤下。

加味六君子汤：治一切脾胃虚弱泄泻之证。及伤寒病后米谷不化，肠中虚滑，发渴微痛，久不瘥者。及治小儿脾疳，泄泻得痢。

人参，白术，白茯苓，黄芪，山药，甘草，砂仁（各一两），浓朴，肉豆蔻（面裹煨，另研，各七钱半）。

上为细末，每服二钱，用饭汤调服，不拘时候。如渴，煎麦门冬汤调服。

四神丸：治脾胃虚弱，大便不实，饮食不思，或泄泻腹痛等证。

肉豆蔻（二两），补骨脂（四两），五味子（二两），吴茱萸（浸，炒一两）。

上为末，生姜八两，红枣一百枚，煮熟取枣肉和末丸，如桐子大。每服五七十丸，空心或食前白汤送下。

《证治准绳·杂病·第六册·大小腑门》

初病夺食，或绝不食一二日，使胃气日胜，泄不作也。

如肌肉不至瘦尽，当急疗之，宜先夺食而益胃气，便与升阳。先助真气，次用风药胜湿，以助升腾之气，病可已矣。

## 十二、《医宗粹言》

明·罗周彦撰，约成书于公元1612年

《医宗粹言》

元阴不足而泄泻者，名曰肾泻。其状则水谷不分，至圊即去，足胫冷，少腹下重，但去有常度，昼夜或一二次，与他证之泻不同，盖元阴之气衰弱，不能健运其水谷故也。

## 十三、《万病回春》

明·龚廷贤撰，约成书于公元1615年

《万病回春·卷之三·泄泻》

泄泻之症，只因脾胃虚弱，饥寒饮食过度，或为风寒暑湿所伤，皆令泄泻。治须分利小便、健脾燥湿为主。若泻太多而不止者，当用补住为要。若泻不止，手足寒、脉虚脱、烦躁发呃、气短、目直视、昏冒不识人者，皆死症也。若泄泻初起，不可就用补塞，恐积气未尽而成腹疼饱闷、恶心烦躁发呃而死。直待泻去四五次方可补住。此大法也。

四神丸：治脾胃虚弱，大便不实，饮食不思，或泻痢腹痛等症，兼治肾泄，清晨溏泄一二次，经年弗止者。

破故纸（四两，酒浸炒），吴茱萸（一两，泡过炒），肉豆蔻（二两，面裹煨），五味子（二两）。

上为细末，用生姜八两切片，同枣一百枚煮烂，去姜取枣肉为丸，如梧桐子大。每服一钱半，淡盐汤送下。一方去吴茱萸、五味子，加木香、茴香炒，各一两。

《万病回春·卷之四·大便闭》

脉：燥结之脉，沉伏勿疑；热结沉数；虚结沉迟；若是风燥，右尺浮肥。

身热烦渴，大便不通者，是热闭也；久病患虚，大便不通者，是虚闭也；因汗出多，大便不通者，精液枯竭而闭也；风证大便不通者，是风闭也；老人大便不通者，是血气枯燥而闭也；虚弱并产妇及失血，大便不通者，血虚而闭也；多食辛热之物，大便不通者，实热也（并宜后方）。

润肠汤：治大便闭结不通。

当归，熟地，生地，麻仁（去壳），桃仁（去皮），杏仁（去皮），枳壳，浓朴（去粗皮），黄芩，大黄（各等分），甘草（减半）。

上锉，一剂，水煎，空心热服。大便通即止药，不能多服。如修合润肠丸，将药加减各为末，炼蜜为丸，如梧桐子大。每服五十丸，空心白汤吞下。切忌辛热之物。实热燥闭，根据本方；发热，加柴胡；腹痛，加木香；血虚枯燥，加当归、熟地、桃仁、红花；风燥闭，郁李仁、皂角、羌活；气虚而闭，加人参、郁李仁；气实而闭，加槟榔、木香；痰火而闭，加瓜蒌、竹沥；因汗多或小便去多，津液枯竭而闭，加人参、麦门冬；老人气血枯燥而闭，加人参、锁阳、麦门冬、郁李仁，倍加当归、熟地、生地，少用桃仁；产妇去血多，枯燥而闭，加人参、红花，倍加当归、熟地，去黄芩、桃仁。此方加槟榔，即通幽汤。

蜜导法：用火炼蜜，稠浓黄色倾入水中，急捻如指大，随用皂角末、麝香共为衣。将油涂抹大便润湿，放入谷道，大便即通。

猪胆汁导法：治自汗，小便利而大便燥硬，不可攻，以此法导之。猪胆一枚，倾去一小半，仍入醋在内，用竹管相接，套入谷道中，以手指捻之，令胆汁直射入内，少时即通。盖酸苦益阴以润燥也。

香油导法：治大便不通，腹胀，死在须臾。用竹管蘸葱汁深入大便内，以香油一半、温水一半同入猪尿胞内，捻入竹管。将病患倒放，脚向上，半时即顺，立通。

一大便闭结，若大肠血虚火炽者，用四物汤送下润肠丸，或以猪胆汁导之；若肾虚火燥者，用六味丸；若肠胃气虚，用补中益气汤（二方俱见补益）。

一男子年六十七岁，因气恼，左边上中下有三块，时动而胀痛，喜揉，揉即散去。心痞作嘈，食下胃口觉涩，夜卧不宁，小便涩，大便八日不通。一医以大承气汤，一医以化滞丸，一用猪胆导法，一用蜜导法，俱不效。余诊六脉弦数有力，此血不足气有余，积热壅实。

以大黄末三钱、皮硝五钱，热烧酒调服。打下黑粪，其硬如石，数十条。如前又一服，又打下粪弹盆许，遂安。后以四物汤加桃仁、红花、酒蒸大黄、黄连、栀子、三棱、莪术、枳壳、青皮、木通、甘草，十数剂而愈。

## 十四、《寿世保元》

明·龚廷贤撰，约成书于公元1615年

《寿世保元·卷五·腹痛》

夫腹痛，寒气客于中焦，干于脾胃而痛者，有宿积停于肠胃者，有结滞不散而痛者，有痛而呕者，有痛而泻者，有痛而大便不通者，有热痛者，有虚痛者，有实痛者，有湿痰痛者，有死血痛者，有虫痛者。种种不同。治之皆当辨其寒热虚实，随其所得之症施治。

《寿世保元·卷五·大便闭》

脉多沉伏而结。阳结脉沉实而数，阴结脉伏而迟或结。老人虚人便结，脉雀啄者不治。

夫阴阳二气，贵乎不偏，然后津液流通、肠胃润溢，则传送如经矣。摄养乖理，三焦气滞运掉不行，遂成闭结之患，有五：曰风闭、气闭、热闭、寒闭、湿闭是也。更有发汗利小便，及妇人产后亡血、走耗精液，往往皆能令人闭结。燥则润之，涩则活之，闭则通之，寒则温，热则清，此一定之法也。

一论大肠实热，大便闭结不通，用大黄、皮硝、牙皂三味各等分，水煎，一服立效。

又方，用大黄末三钱、皮硝五钱，用好烧酒一碗泡化，服之立效。

又方，用皮硝五钱，热酒化开，澄去渣，加香油三四茶匙，温服立通。

一论凡大便难，幽门不通上冲，吸门不开噎闭，大便燥结，气不得下，治在幽门。以辛润之。专治大肠血少、结燥不通。

润肠汤：通幽汤去大黄、火麻仁。

当归（一钱五分），生地黄（二钱），熟地黄（二钱），桃仁（一钱五分），红花（五分），升麻（一钱），大黄

（煨一钱），火麻仁（一钱），甘草（五分）。

上锉，水煎，去渣。调槟榔末二钱，稍温服。

一论大便闭结至极，昏不知人事。用大田螺二三枚，以盐一小撮，和壳捣碎，置病患脐下一寸三分。以宽帛紧系之即通。

一论大便闭结。

导气丸：木香，槟榔，火麻仁，枳壳。上将枳壳，每个切作四片，用不蛀皂角三寸、生姜五片、巴豆三枚，略捶碎，不去壳油，用水一盏，将枳壳同煎熟，滤去三味不用，只将枳壳锉细焙干为末，入前三味末，炼蜜为丸，蜜汤下，不拘时服。

一治大便不通。乌桕木方停一寸劈破。以水煎取半盏，服之立通。不用多吃，极其神效。一人大小便闭，数日不通，用商陆捣烂敷脐上，立通。

一论自汗大便闭结不通，且便于老人，并日久不能服药者。

蜜导法：蜜炼如饴，乘热作如指长二寸，两头如锐，纳谷道中。良久，下燥粪。加皂角捻末少许更效。

香油导法：用竹管蘸葱汁，深入大便内，以香油一半、温水一半，同入猪尿胞内，捻入竹管。将病人倒放，脚向上，立时即通。一论自汗小便利，而大便燥硬，不可攻，以此方导之。

猪胆导法：猪胆一枚，倾去一小半，仍入好醋在内，用竹管相接，套入谷道中，以手指捻之，令胆汁直射入内，少许即通。盖酸苦益阴以润燥也。

一论大便不通，并伤寒杂症，用药不行者，粟米水煮至熟，入火麻仁微炒，不拘多少。入粥内再煮二三沸，饮汤下，即通。一论虚弱老人，大便闭涩不通。

润肠丸：杏仁（炒，去皮尖），枳壳（炒，去瓤），火麻仁（炒），陈皮（炒，各五钱），阿胶（炒），防风（各二钱五分）。

上为细末，炼蜜为丸，如梧桐子大。每服五十丸，白汤送下。

一老儒素有风湿，饮食如常，大便十七日不通，肚腹不胀，两尺脉洪大而虚。此阴火内燥津液，用六味丸，二十余剂，至三十二日，始欲去，用猪胆润，而通利如常。

一妇人年七十有三，痰喘内热，大便不通，两月不寐，脉洪大，重按散乱。此属肝肺肾亏损，朝用六味丸，夕用逍遥散，各三十余剂。计所进诸药百余碗，腹始痞闷。乃以猪胆汁导而通之，用十全大补调理而安。若服前药，饮食不进，诸症复作。

一治老人大便闭涩，连日不通。火麻仁（一盏半，研，水浸取汁），芝麻（半盏，炒、研，水浸取汁），荆芥穗（一两），桃仁（去皮尖，炒研，一两），入盐少许，同煎服之，立效。

一治大便常闭结。宜久服。

活血润燥丸：当归（酒洗，二两），怀生地黄（一两），怀熟地黄（一两），火麻仁（一两五钱），枳壳（麸炒，七钱），杏仁（去皮，五钱）。

上为细末，炼蜜为丸，如梧桐子大。每服七十丸，空心，温水送下。

一治大便不通。

大黄，皮硝，牙皂。上三味，各等分，水煎一服，立通。

## 十五、《类经》

明·张景岳撰，成书于公元1624年

《类经·疾病类·十二经病》

脾寒则为溏泻，脾滞则为瘕。

## 十六、《医宗必读》

明·李中梓撰，成书于公元1637年

《医宗必读·卷七·泄泻》

无湿则不泄，故曰湿多成五泄。

一曰渗利：使湿从小便而去，如农人治涝，导其下流，虽处卑隘，不忧巨浸。经云："治湿不利小便，非其治也。"又云"在下者，引而竭之"是也。

一曰升提：气属于阳，性本上升，胃气注迫，辄尔下陷，升、柴、羌、葛根之类。鼓舞胃气上腾，则注下自止。又如地上淖泽，风之即干。故风药多燥，且湿为土病，风为木药，木可胜湿，所谓"下者举之"是也。

一曰清凉：热淫所注，暴注下迫，苦寒之剂，用涤燔蒸，犹当溽暑伊郁之时，而商飒倏动，动炎如失矣，所谓"热者清之"是也。

一曰疏利：痰凝气滞，食积水停，皆令人泻，随证祛逐，勿使稽留。经曰：“实者泻之。”又云“通因通用”是也。

一曰甘缓：泻利不已，急而下趋，愈趋愈下，泄由何止？甘能缓中，善下禁争速，且稼穑作甘，甘为土味，所谓“急者缓之”是也。

一曰酸收：泻日久，则气散而不收，无能统摄，注泄何时而已？酸之一味，能助收肃之权。经云“散者收之”是也。

一曰燥脾：土德无惭，水邪不滥，故泻皆成于土湿，湿皆本于脾虚，仓廪得职，水谷善分，虚而不培，湿淫转甚。经云“虚者补之”是也。

一曰温肾：肾主二便封藏之本，然虽属水，真阳寓焉。少火生气，火为土母，此火一衰，何以运行三焦，熟腐五谷乎？故积虚者必挟寒，脾虚者必补母。经云“寒者温之”是也。

一曰固涩：注泄日久，幽门道滑，虽投温补，未克奏功，须行涩剂，则变化不愆，揆度合节。所谓“滑者涩之”是也。

夫是九者，治泻之大法，业无遗蕴。至如先后缓急之权，岂能预防？须临证之顷，圆机灵变，可以胥天下于寿域矣。

……

因肺金之气郁在大肠之间，宜桔梗开之，白芍药、甘草、陈皮、木香、当归为主。恶寒加干姜，恶热加黄连。

## 十七、《丹台玉案》

明·孙文胤撰，约成书于公元1637年

《丹台玉案·卷之二·伤寒门》

太阴病已，以次而传经必传于肾。发于五六日间，便觉口燥舌干而渴，手足乍温乍冷，便秘谵语者为热。

《丹台玉案·卷之三·脾胃门》

湿土之气郁而不发，则鼓胀黄胆之疾成；湿土之气溃而下注，则痢疾泻泄之病作。

《丹台玉案·卷之三·痰门》

痰本脾胃津液，周流运用，血气山之如道路，然不可无者。但内外感伤，则津液壅逆浊，或随气升降，遍身上下无处不到。其为病也，种种不一。初起头疼发热，类是外感表证，久则咳嗽朝轻夜重，内伤阴火又有痰饮流注肢节，痰痛类乎风证，但痰症胸满食减，肌色如故，脉滑不匀为异耳。又眼胞及眼下如炭，烟熏黑者，痰也。要分久新。新而轻者，形色青白稀薄，气味亦淡；久而重者，黄浊稠黏凝结，咯之难出，渐成恶味，酸辣腥臊咸苦，甚至带血而出。生于脾多四肢倦怠，或腹痛肿胀泄泻，其脉缓，肥人多有之，名曰湿痰。

《丹台玉案·卷之五·泄泻门》

调脾除湿汤：治湿气伤脾，久泻不止，中气下陷，小便黄赤，腹微作胀。

升麻，柴胡，防风，麦芽（各一钱），苍术，陈皮，猪苓，泽泻，半夏（各一钱二分），木通，羌活（各八分），水煎温服。

十珍散：治一切脾泻，久久不愈。元气亏伤，脾胃虚弱，面黄肌瘦，饮食减少。

薏苡仁（炒），缩砂，山药（炒），莲子（去心，各一钱），白术（土炒），白茯苓，人参，黄芪（蜜炒），白扁豆（各一钱二分），北五味（二十粒）。水煎温服。

立效饮：治脾经湿热作泻。

白茯苓，车前子，木通（各二钱），黄连（一钱八分），泽泻，苍术（各一钱），灯心（三十茎）。煎服。

灸法，治吐泻日久，服药不效，垂危之极。天枢二穴（在脐傍各周二寸灸五十壮），气海一穴（在脐下一寸五分灸五壮）。

《丹台玉案·卷之五·秘结门》

秘者气之闭也，结者粪之结也。气闭则攻击于肠胃，而瘀塞于魄门，欲下不下，虽努力以伸，肛门燥结而沥血者。秘而不结，虽不通利而不甚艰难；结而不秘，虽不滋润而不甚费力。惟秘结兼至，难中之难也。少壮之人多患秘，以其气有余而不及转运也；衰老之人多患结，以其血不足而大肠干燥也。又有所谓风秘者，常欲转失气，而气终不泄，肛门壅塞，努力伸之，则有声如裂帛，而粪又不下者，其根始于伤风咳嗽，咳嗽将愈，而此病即发。以肺大肠相为表里，风入于肺而传病于大肠故也。《脉经》曰：尺脉见浮风入肺，大肠干涩秘难通。非此之谓乎。大法秘者调其气，结者润其血。而秘之得于风者，即于调气润血药中，加去风之剂则得之矣。

【脉云】

燥结之脉，沉浮勿疑。热结沉数，虚结沉迟。若是风结，右尺浮洪。

【立方】

调气饮：治气闭结滞，大便不通，肚腹急胀。

广木香，槟榔，枳实，苏梗，青皮，陈皮（各二钱），玄明粉（四钱）。水煎临服。加蜜一。

润肠汤：治血枯粪结。

当归（三钱），知母，麦门冬，桃仁，麻仁，苏子，生地（各一钱五分）。水煎食前服。

通畅饮：治一切闭结、枯燥之极。

麻仁（研为泥），桃仁（去皮尖），杏仁（去皮尖），当归，滑石（各一钱五分），栝蒌仁（去壳），郁李仁（去壳），玄明粉，陈皮，枳壳（各一钱）。水煎，临服入蜜一两，热服。

祛热汤：治火结。

大黄（三钱），黄连，浓朴，桃仁，朴硝（各二钱）。水煎，不拘时服。

牛黄丸：治一切闭结，并痢疾后重。

黄连（酒炒，五两），广木香，槟榔（各三两），大黄（一两），当归，黑牵牛（一斤，炒熟，取头末，各四两）。上为末，生蜜为丸。每服三钱，白滚汤下。

如意汤：治风闭结。

防风，苏子，当归，枳壳，桃仁（各一钱五分），广木香，荆芥，玄明粉，山楂（各一钱），葱白五根。煎服。

立通饮：治内有积热，闭结不通。

黄芩（三钱），石膏（五钱），黄柏，山栀仁，麦冬（各一钱），玄明粉，桃仁（各二钱）。水煎，不拘时服。

搜风顺气丸：治老年血枯，大肠干燥，结硬难解，并治肢节顽麻、手足瘫痪、气血不和、积热不散。

大黄（十两，酒浸，九蒸九晒），火麻仁（去壳），山药（炒），车前子，牛膝（酒洗），槟榔，郁李仁（去皮壳），枳壳（麸炒，各四两），独活，菟丝子（酒煮，捣，各三两）。

上为末，蜜丸，每服三钱，清茶送下。

## 十八、《景岳全书》

明·张景岳撰，成书于公元1640年

《景岳全书·卷之一·入集·传忠录（上）·里证篇（五）》

酒湿伤阳，腹痛泻利呕恶者，寒湿之病也，温之补之。

《景岳全书·卷之二·入集·传忠录（中）·天年论（十九）》

有困于气者，每恃血气之强，只喜人不负我，非骄矜则好胜，人心不平，争端遂起，事无大小，怨恨醉心，岂虞忿怒最损肝脾，而隔食气蛊、疼痛泄泻、厥逆暴脱等疾，犯者即危。

《景岳全书·卷之十五·性集·杂证谟·寒热》

若寒自外入者，必由浅及深，多致呕恶胀满，或为疼痛泄泻。

其有脾肾虚寒，每多腹痛飧泄。

《景岳全书·卷之十七·理集·杂证谟·饮食门》

凡饮酒致伤者，多宜除湿利水，若或伤气，亦宜间用人参。然其证有三，不可不辨。一以酒湿伤脾，致生痰逆呕吐，胸膈痞塞，饮食减少者，宜葛花解酲汤、胃苓汤、五苓散之类主之。一以酒热伤阴，或致发热动血者，宜黄芩芍药汤、清化饮、徙薪饮之类主之。一以酒质伤脏，致生泄泻不已，若气强力壮者，惟五苓散、胃苓汤之类，皆可除湿止泻。若因湿生寒，以泻伤阴，致损命门阳气者，非胃关煎及五德丸、九气丹之类不可。

《景岳全书·卷之二十四·心集·杂证谟·泄泻》

论证（共三条）

凡《内经》有言飧泄者，有言濡泄者，皆泄泻也；有言肠澼者，即下痢也。然痢之初作，必由于泻，此泻之与痢本为同类，但泻浅而痢深，泻轻而痢重；泻由水谷不分，出于中焦；痢以脂血伤败，病在下焦。在中焦者，湿由脾胃而分于小肠，故可澄其源，所以治宜分痢；在下焦者，病在肝肾大肠，分痢已无所及，故宜调理真阴，并助小肠之主，以益气化之源。此泻痢之证治有不同，而门类亦当有辨，然病实相关，不可不兼察以为治也。

泄泻之本，无不由于脾胃。盖胃为水谷之海，而脾主运化，使脾健胃和，则水谷腐熟，而化气化血以行营卫，若饮食失节，起居不时，以致脾胃受伤，则水反为湿，谷反为滞，精华之气不能输化，乃致合污下降，而泻痢作矣。脾强者，滞去即愈，此强者之宜清宜利，可逐可攻也。脾弱者，因虚所以易泻，因泻所以愈虚，盖关门不固，则气随泻去，气去则阳衰，阳衰则寒从中生，固不必外受风寒而始谓之寒也。且阴寒性降，下必及肾，故泻多必亡阴，谓亡其阴中之阳耳。所以泄泻不愈，必自太阴传于少阴，而为肠澼，肠澼者，岂非降泄之甚，而阳气不升，脏气不固之病乎？凡脾胃气虚而有不升不固者，若复以寒之，复以逐之，则无有不致败者。此强弱之治，大有不同，故凡治此者，有不可概言清利也。

泄泻之因，惟水火土三气为最。夫水者寒气也，火者热气也，土者湿气也，此泻痢之本也。虽曰木亦能泻，实以土之受伤也；金亦能泻，实以金水同气，因其清而失其燥也。

知斯三者，若乎尽矣，然而三者之中，则又惟水火二气足以尽之。盖五行之性，不病于寒则病于热，大都热者多实，虚者多寒。凡湿热之证，必其脉盛形强，声音壮亮，食饮裕如，举动轻捷者，此多阳也。虚寒之证，必其脉息无力，形气少神，言语轻微，举动疲倦者，此多阴也。故必察其因，而于初泻之时，即当辨其有余不足，则治无不愈，而亦不致有误矣。

分痢治法（共二条）

凡泄泻之病，多由水谷不分，故以痢水为上策。然痢水之法，法有不同，如湿胜无寒而泻者，宜四苓散、小厘清饮之类主之，但欲分其清浊也。如湿挟微寒而泻者，宜五苓散、胃苓汤之类主之，以微温而痢之也。如湿热在脾，热渴喜冷而泻者，宜大厘清饮、茵陈饮、益元散之类主之，去其湿热而痢之也。

泄泻之病，多见小水不利，水谷分则泻自止，故曰：治泻不利小水，非其治也。然小水不利，其因非一，而有可利者，有不可利者，宜详辨之。如湿胜作泻而小水不利者，以一时水土相乱，并归大肠而然也。有热胜作泻而小水不利者，以火乘阴分，水道闭涩而然也。有寒泻而小水不利者，以小肠之火受伤，气化无权而然也。有脾虚作泻而小水不利者，以土不制水、清浊不分而然也。有命门火衰作泻而小水不利者，以真阴亏损、元精枯涸而然也。凡此皆小水不利之候。然惟暴注新病者可痢，形气强壮者可痢，酒湿过度、口腹不慎者可利，实热闭涩者可痢，小腹胀满、水道痛急者可痢。又若病久者不可痢，阴不足者不可痢，脉证多寒者不可痢，形虚气弱者不可痢，口干非渴而不喜冷者不可痢。盖虚寒之泻，本非水有余，实因火不足；本非水不痢，实因气不行。夫病不因水，而痢则亡阴；泻以火虚，而痢复伤气。倘不察其所病之本，则未有不愈痢愈虚，而速其危者矣。

诸泄泻论治（共九条）

泄泻之暴病者，或为饮食所伤，或为时气所犯，无不由于口腹，必各有所因，宜察其因而治之。如因食生冷寒滞者，宜抑扶煎、和胃饮之属以温之。因湿滞者，宜平胃散、胃苓汤，或白术芍药散以燥之痢之。因食滞而胀痛有余者，宜大、小和中饮之属以平之。因气滞而痛泻之甚者，宜排气饮，或平胃散之属以调之。因食滞而固结不散，或胃气之强实者，宜神佑丸、赤金豆、百顺丸之属以行之。

凡初感者，病气未深，脏气未败，但略去其所病之滞，则胃气自安，不难愈也。

凡脾气稍弱，阳气素不强者，一有所伤，未免即致泄泻，此虽为初病，便当调理元气，自非强盛偶伤者之比。如因泻而神气困倦者，宜养中煎，或温胃饮，或圣术煎，或四君子汤，或五君子煎。如微寒兼滞而不虚者，宜佐关煎。若脾虚而微滞者，宜五味异功散。若脾虚而微寒微滞者，宜六味异功煎，或温胃饮。若因饮食不调，忽而溏泻，以渐而甚，或见微痛，但所下酸臭，而颜色淡黄，便是脾虚胃寒不化之证，即宜用五德丸，再甚者，即宜用胃关煎，切勿疑也。

凡兼真阴不足而为泄泻者，则或多脐下之痛，或于寅卯时为甚，或食入已久，反多不化，而为呕恶溏泻，或泻不甚臭而多见完谷等证。盖因丹田不暖，所以尾闾不固，阴中少火，所以中焦易寒，此其咎在下焦，故曰真阴不足也，本与中焦无涉，故非分利所及也，惟胃关煎一剂，乃为最上之乘。且人之患此者最多，勿谓其为新病而不可用也，勿谓其为年少而未宜用也，觉有是证，即宜是药，剂少功多，攸利非小。但知者见其先，昧者见其后，见其后，恐见之迟矣，所以贵见先也。

肾泄证，即前所谓真阴不足证也，每于五更之初，或天将明时，即洞泄数次，有经月连年弗止者，或暂愈而复作者，或有痛者，或有不痛者，其故何也？盖肾为胃关，开窍于二阴，所以二便之开闭，皆肾脏之所主，今肾中阳气不足，则命门火衰，而阴寒独盛，故于子丑五更之后，当阳气未复、阴气盛极之时，即令人洞泄不止也。古方有椒附丸、五味子散，皆治此之良方；若必欲阳生于阴，而肾气充固，则又惟八味地黄丸为宜。然余尝用此，则似犹未尽善，故特制胃关煎、一气丹、九气丹、复阳丹之属，斯得其济者多矣，或五味子丸亦佳；其有未甚者，则加五德丸、四神丸，皆其最宜者也。

凡脾泄久泄证，大都与前治脾弱之法不相远，但新泻者可治标，久泻者不可治标，且久泻无火，多因脾肾之虚寒也。若止因脾虚者，惟四君子汤、参术汤、参苓白术散之属为宜。若脾胃兼寒者，宜五君子煎、黄芽丸、五德丸。若脾气虚寒兼滞闷者，宜六味异功煎、温胃饮、圣术煎。若脾气虚寒之甚，而饮食减少，神疲气倦，宜参附汤、术附汤、十全大补汤。若病在下焦，肾气虚而微热者，宜六味地黄汤；微寒者，宜八味地黄汤，或胃关煎。若脾虚溏泄，久不能愈，或小儿脾泄不止者，止用敦阜糕、黏米固肠糕，亦易见效。若脾胃寒湿而溏泄不止者，苍术丸亦佳。若久泻元气下陷、大肠虚滑不收者，须于补剂中加乌梅、五味子、粟壳之属以固之。

大泻如倾、元气渐脱者，宜速用四味回阳饮，或六味回阳饮主之。凡暴泻如此者，无不即效；若久泻至此，犹恐无及，盖五夺之中，惟泻最急，是不可见之不早也。倘药未及效，仍宜速灸气海，以挽回下焦之阳气。仍须多服人参膏。

酒泻证，饮酒之人多有之，但酒有阴阳二性，人有阴阳二脏，而人多不能辨也。夫酒性本热，酒质则寒，人但知酒有湿热，而不知酒有寒湿也。故凡因酒而生湿热者，因其性也，以蘖汁不滋阴，而悍气生热也；因酒而生寒湿者，因其质也，以性去质不去，而水留为寒也。何以辨之？常见人有阳强气充而善饮者，亦每多泄泻，若一日不泻，反云热闷，盖其随饮随泻，则虽泻不致伤气，而得泻反以去湿，此其先天禀厚，胃气过人者也，最不易得，亦不多见。此而病者，是为阳证，不过宜清宜利，如四苓散、大厘清饮，或酒蒸黄连丸之类，去其湿热而病可愈也。若阳虚之人，则与此大异。盖脾虚不能胜湿，而湿胜即能生寒，阳气因寒，所以日败，胃气因湿，所以日虚，其证则形容渐羸，饮食渐减，或脉息见弦细，或口体常怯寒，或脐腹常有隐疼，或眩晕常多困倦，或不安于五鼓，或加甚于秋冬，但无热证可据，而常多飧泄者，则总属虚寒也。凡若此者，若不速培阳气，必致渐衰，而日以危矣。

余于四旬之外，亦尝病此数年，其势已窘，因遍求治法，见朱丹溪曰：因伤于酒，每晨起必泻者，宜理中汤加葛根，或吞酒蒸黄连丸。王节斋曰：饮酒便泄者，此酒积热泻也，宜加黄连、茵陈、干姜、木香之属。薛立斋曰：若酒湿未散，脾气未虚，宜用此药分利湿热。

若湿热已去，中气被伤，宜用六君调补中气。又曰：酒性大热，乃无形之物，无形元气受伤，当用葛花解醒汤分消其湿。凡此诸论，若已尽之。然朱、王二家之说，则不分寒热，皆用黄连，是但知酒之有热，而不知酒之有寒，乌足凭也！惟薛氏之说，虽亦云酒性大热，而所重在脾，诚若善矣。余因效之，初服葛花解醒汤，不效，继服六君子、补中益气汤，又不效，再服理中以至八味，俱不效。斯时也，计穷力竭，若无再生之望矣，因潜思熟计，料非峻补命门，终无益也。乃自制胃关煎、右归丸、一炁丹等方以治其病，仍绝口不饮以杜其源，调理年余，竟得全愈，自后始明性质之理，多得济人。向使己无确见，执信湿热之说，而妄用黄连、干葛清凉分利之剂，则焉望其有今日？即或自用稍迟，则既甚亦难挽矣。

矧今人之病此者最多，而是阴是阳，不可不辨。凡阳盛者，脾强胃健，而气不易夺者也，故治本无难，而泄亦无虑；阳衰者，脾肾既伤，则脱气最易，故宜防其无及，不可不为深虑也。若必以酒为热，则其为古法所误者，诚不少矣。

气泄证，凡遇怒气便作泄泻者，必先以怒时挟食，致伤脾胃。故但有所犯，即随触而发，此肝脾二脏之病也，盖以肝木克土，脾气受伤而然。使脾气本强，即见肝邪，未必能入，今既易伤，则脾气非强可知矣。故治此者，当补脾之虚而顺肝之气，此固大法也，但虚实有微甚，则治疗宜分轻重耳。如禀壮气实，年少而因气泄泻者，可先用平胃散，或胃苓汤。若肝气未平而作胀满者，宜解肝煎先顺其气。若脾气稍弱者，宜二术煎，或黏米固肠糕，或消食导气饮。若脾气稍寒者，宜抑扶煎、吴茱萸散，或苍术丸。若脾弱居多者，宜温胃饮、圣术煎，或六味异功煎。若既畏此证为患，则必须切戒气怒。

风泄证，亦当辨其风寒风热而治之。热者，如伤寒外感热利之属是也，宜以伤寒门自利条诸法治之；寒者，以风寒在胃，而脾土受伤，如《内经》所云：春伤于风，夏生飧泄之属是也，宜以前温胃理中之法治之。

《景岳全书·卷之二十五·心集·杂证谟·心腹痛》

凡痛在上焦者，如因停滞，既痛兼胀，不易行散，而痛极难忍者，欲其滞去速效，无如吐之之妙……但顺其气，无有不愈。

下焦小腹痛者，或寒，或热，或食，或虫，或血，或气逆，皆有之。凡闭结者，利之下之，当各求其类而治之。

《景岳全书·卷之三十四·天集·杂证·秘结》

经义

《金匮真言论》曰：北方黑色，入通于肾，开窍于二阴。

《气厥论》曰：膀胱移热于小肠，膈肠不便。《脉解篇》曰：太阴所谓病胀者，得后与气，则快然如衰也。

《邪气脏腑病形篇》曰：肾脉微急，为不得前后。小肠病者，小腹痛，腰脊控睾而痛，时窘之后。

《五常政大论》曰：涸流之纪，其病痿厥坚下。其病癃闭，邪伤肾也。

《六元政纪大论》曰：不远热则热至，淋闷之病生矣。太阳所至为流泄禁止。燥胜则干。

《至真要大论》曰：太阴司天，病阴痹，大便难，阴气不用，病本于肾。太阳之胜，隐曲不利，互引阴股。少阴之复，隔肠不便。

《宣明五气篇》曰：肾恶燥。

《脏气法时论》曰：肾苦燥，急食辛以润之，开腠理，致津液通气也。

《杂病篇》曰：厥气走喉而不能言，手足清，大便不利，取足少阴。

论证（共二条）

秘结一证，在古方书有虚秘、风秘、气秘、热秘、寒秘、湿秘等说，而东垣又有热燥、风燥、阳结、阴结之说，此其立名太烦，又无确据，不得其要，而徒滋疑惑，不无为临证之害也。不知此证之当辨者惟二，则曰阴结、阳结而尽之矣。盖阳结者，邪有余，宜攻宜泻者也；阴结者，正不足，宜补宜滋者也。知斯二者，即知秘结之纲领矣。若或疑余之说，而欲必究其详。则凡云风秘者，盖风未必秘，但风胜则燥，而燥必由火，热则生风，即阳结也。

岂谓因风而宜散乎？有云气秘者，盖气有虚实，气实者阳有余，阳结也。气虚者阳不足，阴结也，岂谓气结而尽宜破散乎？至若热秘、寒秘，亦不过阴阳之别名耳。再若湿秘之说，则湿岂能秘，但湿之不化，由气之不行耳，气之不行，即虚秘也，亦阴结也。总之，有火者便是阳结，无火者便是阴结。以此辨之，岂不了然？余故曰：凡斯二者，即秘结之纲领也。

秘结之由，除阳明热结之外，则悉由乎肾。盖肾主二阴而司开阖，故大小便不禁者，其责在肾，然则不通者，独非肾乎。故肾热者，宜凉而滋之。肾寒者，宜温而滋之。肾虚者，宜补而滋之。肾干燥者，宜润而滋之。经曰：肾苦燥，急食辛以润之，开腠理，致津液通气也，正此之谓。

论治（共七条）

阳结证，必因邪火有余，以致津液干燥。此或以饮食之火起于脾，或以酒色之火炽于肾，或以时令之火蓄于脏，凡因暴病，或以年壮气实之人，方有此证。然必有火证火脉，内外相符者，方是阳结。治此者，又当察其微甚。邪结甚者，非攻不可，宜诸承气汤、神佑丸、百顺丸之类主之。邪结微者，宜清凉饮子、《元戎》四物汤，或黄龙汤、玉烛散之类主之。火盛不解者，宜凉膈散、大黄硝石汤、八正散、大厘清饮、大金花丸之类主之。火盛水亏，阴虚而燥者，宜丹溪补阴丸、人参固本丸，或六味地黄加黄柏、知母、麻仁之类主之。

阴结证，但察其既无火证，又无火脉，或其人喜热恶冷，则非阳证可知。然既无邪，何以便结不通？盖此证有二，则一以阳虚，一以阴虚也。凡下焦阳虚，则阳气不行，阳气不行，则不能传送而阴凝于下，此阳虚而阴结也。下焦阴虚，则精血枯燥，精血枯燥，则津液不到而肠脏干槁，此阴虚而阴结也。故治阳虚而阴结者，但益其火，则阴凝自化。宜右归饮、大补元煎、大营煎之类主之。或以人参、当归数钱煎汤，送右归、八味等丸俱妙。治阴虚而阴结者，但壮其水，则泾渭自通。宜左归饮、左归丸、当归地黄饮、五福饮、六味地黄丸之类主之。二者欲其速行，宜于前法中各加肉苁蓉二三钱，以酒洗去咸，同煎服之，其效尤速。然此等证候，其来有渐，但初觉时，便当加意调理，自无不愈。若待气血俱败，则最难为力，而徒归罪于药之不效，亦何其不智也。以上阴结一证，虽气血之分自当如此。然血虚者，亦必气有不行；气虚者，岂曰血本无恙？大都虚而兼热者，当责其血分；虚而兼寒者，当责其气分，此要法也。第今之世人，但知有热秘，而不知有冷秘，所以《局方》有半硫丸，海藏有已寒丸之类，皆治此之良剂，所当察也。若欲兼温兼补，似不若八味地黄丸及理阴煎之属为更妙。

大便本无结燥，但连日或旬日欲解不解，或解止些须而不能通畅，及其既解，则仍无干硬。凡此数者，皆非火证，总由七情、劳倦、色欲，以致阳气内亏不能化行，亦阴结之属也。此当详察脾肾，辨而治之。病在脾者，宜治中焦，以理中汤、温胃饮、五君子煎、归脾汤、补中益气汤之类主之。病在肾者，宜治下焦，以右归饮、大补元煎、八味地黄汤之类主之。

老人便结，大都皆属血燥。盖人年四十而阴气自半，则阴虚之渐也。此外则愈老愈衰，精血日耗，故多有干结之证。治此之法无他，惟虚者补之、燥者润之而尽之矣。然亦当辨其虚实微甚，及有火无火，因其人而调理之可也。凡润燥等剂，如导滞通幽汤、苁蓉润肠丸、搜风顺气丸、东垣润肠丸、《卫生》润肠丸、《元戎》四物汤、三仁丸、百顺丸之类，皆可选用。又豕膏为润燥之神剂，最当随宜用之。其有大虚大热者，宜用前阴阳结治法。许学士治年老虚人便秘，只用火麻仁、苏子仁各半，研取汁服之，更煮粥食之，不必服药而秘愈。

便闭有不得不通者，凡伤寒杂证等病，但属阳明实热可攻之类，皆宜以热结治法，通而去之。若察其元气已虚，既不可泻，而下焦胀闭又通不宜缓者，但用济川煎主之，则无有不达。

元气薄弱之人，凡患伤寒杂证病气不足等病，而有大便不行者，但察其胸腹下焦。

若绝无胀实痞塞、急坠欲解等患，此其中本无实邪，即虽十日二十日不解，亦自无妨。切不可因其不便，强为疏导。盖其胃口未开，食饮未进，则全赖中气以为捍御之本。但俟邪气渐退，胃气渐和，则自然通达，无足虑也。若肠脏本无滞碍，而强为通利以泄胃气，遂至主不胜客者有之，邪因而陷者亦有之。此其害受于冥冥之中，而人多不知也。识之！慎之！

秘结证，凡属老人、虚人、阴脏人，及产后、病后、多汗后，或小水过多，或亡血、失血、大吐、大泻之后，多有病为燥结者。盖此非气血之亏，即津液之耗。凡此之类，皆须详察虚实，不可轻用芒硝、大黄、巴豆、牵牛、芫花、大戟等药，及承气、神芎等剂。虽今日暂得通快，而重虚其虚，以致根本日竭，则明日之结必将更甚，愈无可用之药矣。况虚弱之辈，幸得后门坚固，最是寿征。虽有涩滞，亦须缓治。但以养阴等剂，渐加调理，则无有不润。故病家医家凡遇此类，切不可性急欲速，以自取其败，而致悔无及也。

述古（共四条）

东垣曰：《金匮真言论》云：北方黑色，入通于肾，开窍于二阴。又云：大便难者，取足少阴。夫肾主五液，津液润则大便如常，若饥饱失节，劳役过度，损伤胃气，及食辛热味浓之物而助火邪，耗散真阴，津液亏少，故大便结燥。然结燥之病不一，有热燥，有风燥，有阳结，有阴结。又有老年气虚，津液不足而结燥者。治法云：肾恶燥，急食辛以润之，结者散之。如少阴不得大便，以辛润之。太阴不得大便，以苦泄之。阳结者散之，阴结者温之。仲景曰：小便利而大便硬，不可攻下，以脾约丸润之。食伤太阴，腹满而食不化，腹响然不能大便者，以苦药泄之。如血燥而不能大便者，以桃仁、酒制大黄通之。风结燥而大便不行者，以麻子仁加大黄利之。如气涩而大便不通者，以郁李仁、枳实、皂角仁润之。大抵治病必究其源，不可一概用巴豆、牵牛之类下之，损其津液，燥结愈甚，复下复结，极则以致导引于下而不通，遂成不救。噫！可不慎哉。又曰：凡脏腑之秘，不可一例治，有虚秘，有实秘。实秘者，能饮食，小便赤，麻仁丸、七宣丸之类主之；胃虚而秘者，不能饮食，小便清，浓朴汤主之。盖实秘者，物也；虚秘者，气也。

予观此东垣之法，多从治标。虽未有虚实之辨，而用浓朴汤者，此但以有物无物言虚实。谓有物者，当下之。无物者，当行其气耳。而于真阴亏损，邪正之虚实，则所未及。此其法固不可废，亦不可泥也。

丹溪曰：古方有脾约证，制脾约丸。谓胃强脾弱，约束津液不得四布，但输膀胱，故小便数而大便难者，曰脾约，与此丸以下脾之结燥，肠润结化，津液入胃而愈。然既曰脾约，必阴血枯槁，内火燔灼，热伤元气。故肺受火邪而津竭，必窃母气以自救；金耗则土受木伤，脾失转输，肺失传送，宜大便秘而难，小便数而无藏蓄也。理宜滋养阴血，使阳火不炽，金行清化，脾土清健，津液入胃，则肠润而通矣。今此丸用之热甚而气实，与西北方人禀之壮实者无有不安；若用之东南方人，与热虽盛而气血不实者，虽得暂通，将见脾愈弱而肠愈燥矣。须知在西北以开结为主，在东南以润燥为主。

王节斋曰：若年高人脾虚血燥，易饥易饱，大便燥难，用白芍药、当归各一两，人参七钱，升麻、炙甘草各四钱，山楂、大麦芽、桃仁（去皮尖，另研）各五钱。此老人常服药也。

薛立斋曰：前证属形气病气俱不足，脾胃虚弱，津血枯涸而大便难耳。法当滋补化源。

又有脾约证，成无己曰：胃强脾弱，约束津液不得四布，但输膀胱，小便数而大便难者是也。宜用脾约丸。阴血枯槁，内火燔灼，肺金受邪，土受木克，脾肺失传，大便秘而小便数者，宜用润肠丸。此乃病气有余之治法也。经云：脾为至阴己土而主阴。然老弱之人，当补中益气以生阴血。又曰：肾开窍于二阴，大小便也。若肾经津涸者，用六味丸；脾肺气虚者，补中益气汤；脾经郁结者，加味归脾汤；气血虚者，八珍汤；若发热作渴饮冷，用竹叶黄芪汤；若膏粱浓味积热者，加味清胃散。

阳结新按

余尝治一少年，素好火酒，适于夏月，醉则露卧，不畏风寒。此其食性脏气，皆有大过人者，因致热结三焦，二便俱闭。余先以大承气汤，用大黄五七钱，如石投水。又用神佑丸及导法，俱不能通，且前后俱闭，危剧益甚。遂仍以大承气汤加生黄二两，芒硝三钱，加牙皂二钱，煎服。黄昏进药，四鼓始通，大便通而后小便渐利。此所谓盘根错节，有非斧斤不可者，即此之类。若优柔不断，鲜不害矣。

阴结新按

朱翰林太夫人，年近七旬，于五月时，偶因一跌，即致寒热。群医为之滋阴清火，用生地、芍药、丹皮、黄芩、知母之属，其势日甚。及余诊之，见其六脉无力，虽头面、上身有热，而口则不渴，且足冷至股。余曰：此阴虚受邪，非跌之为病，实阴证也。遂以理阴煎加人参、柴胡，二剂而热退，日进粥食二三碗。而大便以半月不通，腹且渐胀，咸以为虑，群议燥结为火，复欲用清凉等剂。余坚执不从，谓其如此之脉，如此之年，如此之足冷，若再一清火，其原必败，不可为矣。经曰：肾恶燥，急食辛以润之，正此谓也。乃以前药更加姜、附，倍用人参、当归，数剂而便即通，胀即退，日渐复原矣。病起之后，众始服其定见。

秘结论列方

承气汤（攻一）

黄龙汤（攻二一）

五君子煎（新热六）

浓朴汤（和三三六）

八正散（寒百十五）

大补元煎（新补一）

凉膈散（攻十九）

大营煎（新补十四）

补中益气汤（补三十）

理中汤（热一）

理阴煎（新热三）

当归地黄饮（新补二十）

温胃饮（新热五）

归脾汤（补三二）

加味归脾汤（补三三）

左归饮（新补二）

右归饮（新补三）

加味清胃饮（寒五五）

左归丸（新补四）

五福饮（新补六）

人参固本丸（补百六）

济川煎（新补二一）

豕膏（新因二九）

《元戎》四物汤（攻二六）

六味丸（补百二十）

八味丸（补一二一）

丹溪补阴丸（寒百六十）

麻仁丸（攻九二）

玉烛散（攻二四）

竹叶黄芪汤（寒七）

脾约丸（攻九三）

八珍汤（补十九）

东垣润肠丸（和三百四十）

三仁丸（和三三八）

百顺丸（新攻六）

大厘清饮（新寒五）

《卫生》润肠汤（和三三三）

七宣丸（攻九四）

清凉饮子（攻二五）

苁蓉润肠丸（和三四一）

神佑丸（攻四八）

大金花丸（攻五五）

导滞通幽汤（和三三五）

大黄硝石汤（攻十四）

搜风顺气丸（和三四三）

论外备用方

三和散（和百五十 气秘）

益血丹（补一五七 亡血久虚）

人参固本丸（补百六 阴虚）

润肠汤（和三三三 血燥）

通幽汤（和三三四 燥结痛）

半硫丸（热一八七 虚冷秘）

皂角散（和三三七 通秘）

当归承气汤（攻六）

十全大补汤（补二十 虚秘）

犀角丸（攻九十　痰火秘）

益血润肠汤（和三四二 老人便秘）

调营活络饮（和二八三）

大已寒丸（热一七一　寒秘）

木香槟榔丸（攻五十 积热秘）

芍药清肝散（寒六一）

当归龙荟丸（寒一六七）

桃仁承气汤（攻四）

《圣惠》搜风顺气丸（和三四四 血燥热）

《景岳全书·卷之五十四·书集·古方八阵·和阵》

白术芍药散，治痛泻要方。

白术（炒，三两），芍药（炒，二两），陈皮（炒，两半），防风（一两）

上或煎，或丸，或散，皆可用。久泻者加炒升麻六钱。

《景岳全书·卷之五十六·宇集·古方八阵·散阵》

柴胡疏肝散，治胁肋疼痛、寒热往来。

陈皮（醋炒），柴胡（各二钱），川芎，枳壳（麸炒），芍药（各一钱半），甘草（炙，五分），香附（一钱半）

水一盅半，煎八分，食前服。

《景岳全书·卷之五十七·宇集·古方八阵·寒证》

（仲景）甘草泻心汤，亦名半夏泻心汤。呕而肠鸣，心下痞者，此方主之。此方辛入脾而散气，半夏、干姜之辛以散结；气苦入心而泄热，黄连、黄芩之苦以泄痞热；脾欲缓，急食甘以缓之，人参、甘草、大枣之甘以缓之也。

半夏（半升，洗），黄连（一两），干姜，黄芩，甘草（炙），人参（各三两），大枣（十二枚，擘）

上七味，以水一斗，煮取六升，去滓，再煮取三升，温服一升，日三服。

## 十九、《周慎斋遗书》

明·周慎斋撰，具体成书年代不详

《周慎斋遗书·卷七·阴虚》

若元阴不足而泄，名曰肾泄。

## 二十、《明医指掌》

明·皇甫中撰，具体成书年代不详

《明医指掌·卷一·病机赋》

东南地卑水湿，多染疸、肿、泄痢。

## 二十一、《简明医彀》

明·孙志宏撰，具体成书年代不详

《简明医彀·卷之二·秘结》

经曰：北方黑色，通入于肾，开窍于二阴，藏精于肾。又曰：肾主五液。故肾实则津液足而大便润，肾虚则津液竭而大便燥。凡大便秘结，皆由房劳过度或恣饮酒，喜食辛热。饮食火起于脾胃，淫欲火起于命门。致阴虚血耗，火盛水亏，津液少生，传道失度。有高年血少或脱血肠枯；或新产血竭；或虚人运滞；皆成斯证。惟当养血滋阴，滑涩润燥，勿妄通利，耗伤真元，再发转甚。辨风秘、气秘、热秘、寒秘、湿秘之异酌治。若日久幽门不通，上冲吸门不开，渐成噎膈者有矣。脉沉伏而结，自汗，小便涩，忌攻，宜猪胆法润。

主方（热秘）：当归，生地，熟地，麻仁，桃仁，杏仁，枳壳，浓朴，条芩（各七分），大黄（酒蒸，五分）。水煎服（或丸）。

血虚加芎药，倍归、地、桃仁；风秘，郁李仁、羌活、皂荚；气虚，人参、麦冬；气实，槟榔、枳实；痰多，栝蒌、竹沥；老人，天麦冬、蒌仁，倍归、地；产后加人参、红花（倍归、地、玄、苓、桃）；幽门不通加槟榔。

脾约丸：治肠胃燥热，大便不通，宜兼燥证参酌。

大黄（酒蒸），浓朴，枳实，白芍（各二两），杏仁，麻仁（各两半）。

上末，炼蜜和丸桐子大，每服三十丸，空心白汤下，常服寸丸。

润肠丸：治脾火，肠燥秘结，少食。

琼脂膏：润燥通便（二方并见燥证）。

补中益气汤（方见虚损）：治气虚秘，加养血润肠药。血虚，四物吞脾约丸。

四物汤（方见妇科）：治血燥秘，加桃仁、大黄（等分），为末，蜜丸，三十丸汤下。

搜风顺气丸：能润肠宣水，久服诸病皆效（方见中风）。

掩脐法：大小便秘。葱（一枝）、姜（一块）、豉（二十粒）、盐（一匙），共捣掩脐，帛缚自通。

蜜导，猪胆，香油灌等法（见伤寒门）。

简便方：便秘。

朱砂（飞，研，一钱），真芦荟（一钱四分）。

细研，滴好酒和丸，作二次，好酒下。

又：黑丑（半生半熟）研末，每服二钱，热茶下。或麻子研，和米煮粥。

又：羊蹄根一两，水煎服。常食猪油及雪梨，妙。

又：苁蓉（一个，重三四两者，酒洗，去鳞甲），白酒三碗，煎一碗服。峻补精血，便通。

## 二十二、《医门法律》

清·喻昌撰，成书于公元1658年

《医门法律·卷一·一明营卫之法》

秋月伤肺，伤于肺之燥也……但在肺，则为咳嗽，在大肠，则为飧泄。但使肺热，不传于大肠，则飧泄自止。

## 二十三、《医贯》

明·赵献可撰，约成书于公元1687年

《医贯·卷之五·先天要论（下）·泻利并大便不通》

肾主大小便。又曰：肾司开阖。又曰：肾开窍于二阴。可见肾不但主小便，而大便之能开而复能闭者，肾操权也。今肾既虚衰，则命门之火熄矣。火熄则水独治，故令人多水泻不止，其泻每在五更天将明时。

惟八味丸以补真阴，则肾中之水火既济，而开阖之权得宜。况命门之火旺，火能生土，而脾亦强矣。故古方有椒附丸、五味子散，皆治肾泄之神方，不可不考也。

肾既主大小便而司开阖，故大小便不禁者责之肾。

又有老年气虚，津液衰少而结者，肾恶燥，急食辛以润之是也。予尝体法东垣之论，不用东垣之方，如润肠丸、润燥汤、通幽散之类俱不用，惟用六味地黄丸料，煎服自愈。如热秘而又兼气虚者，以前汤内加参、芪各五钱立愈。此因气虚不能推送，阴虚不能濡润故耳。以上治法，予尝亲试而必验，且又不犯大黄桃仁枳壳等破气破血之禁，可以久服，永无秘结，故表而出之。或问曰：何为不用四物汤，曰四物汤特能补血耳。此是先天津液不足，故便难。经曰：大肠主津，小肠主液。又曰：肾主五液。津液皆肾水所化，与血何干。故不用四物汤。

《医贯·卷之六·后天要论》

若论肾与脾胃，水土原是一气，人但知土之为地，而不知土亦水也。自天一生水，而水之凝成处，始为土。土之坚者为石。此后天卦位坎之后，继之艮，艮为山为土。艮土者，先天之土，水中之主也。土无定位，随母寄生，随母而补。故欲补太阴脾土，先补肾中少阳相火。若水谷在釜中，非釜底有火则不熟。补肾者，补肾中火也。须用八味丸。医不达此，而日从事于人参白术，非探本之术。盖土之本初原是水也。世谓补肾不如补脾，余谓补脾不如补肾。

## 二十四、《古今医鉴》

明·龚信撰，约成书于公元1687年

《古今医鉴·泄泻》

夫泄泻者，注下之症也，盖大肠为传导之官，脾胃为水谷之海，或为饮食生冷之所伤，或为暑湿风寒之所感，脾胃停滞，以致阑门清浊不分，发注于下，而为泄泻也。

## 二十五、《辨证玉函》

清·陈士铎撰，具体成书年代不详

《辨证玉函·卷之一·阴症阳症辨·大小便闭》

大小便之闭塞不通也，人皆谓之火，然火亦有阴阳之别。阳火而成闭结人易知，阴火而成闭结人难识也。先言大便之闭塞。邪火逼迫于大肠之中，烧干大肠，以致肠结而痛，手按之不可近者，必须用祛荡之品而大泻之，否则邪留于腹中，必变为谵语发狂之症矣。此等之病，乃阳火作祟也。若夫肾水亏损，不能滋润于大肠，以致粪如羊屎者，往往有经月而尚未便者，虽觉急迫，而终亦不甚，忍至二三日而如前不相异。老人多有此症，乃阴火作祟也。阴火者，相火，乃虚火也。肾火之有余，实肾水之不足也。若亦以下药下之，是因其阴虚而复虚之也，去死不远矣。吾今定二方，一治阳火，一治阴火。治阳火方名利火下导汤。此方虽有大黄之行，火麻之润，而仍以当归为君，则补多于下，亦止因势利导，而终非过下亡阴也。治阴火方名为升阳下阴汤，此方之妙，妙在熟地纯阴之药为君，而佐之地榆、苁蓉、火麻之润，尤妙用升麻升提清气，则秽浊自然下行，又何必加入大黄之多事哉。

利火下导汤：大黄三钱，当归一两，红花二钱，赤芍药三钱，厚朴二钱，枳实一钱，柴胡八分，火麻子三钱，水煎服。

升阳下阴汤：熟地一两，当归五钱，地榆一钱，火麻子一钱，升麻一钱，生地五钱，麦冬五钱，肉苁蓉五钱

（洗去盐水）。水煎好，加入人乳半碗服。

## 二十六、《医学从众录》

清·陈修园撰，具体成书年代不详

《医学从众录·卷七·泄泻》

泄泻之症有五，而总不离于湿。初起只以平胃散加猪苓、泽泻治之，他方皆不逮也。又有五更天将明时，必洞泻一二次，名曰脾肾泄，难治。盖以肾旺于亥子，今肾大虚，闭藏失职，故五更之时而特甚也。亦谓之脾者，以泄泻之时，一定不移，五行之土，犹五常之信也，四神丸加味主之。大抵初泻与泻之未甚，宜利水，次补脾；久泻大泻，宜补肾，以胃关煎、八味丸之类为主，兼服补中益气汤，以升其下陷之气。盖以肾为胃关，二便开合，皆肾所主也。

## 二十七、《石室秘录》

清·陈士铎撰，具体成书年代不详

《石室秘录·卷二·热治法》

热治寒也。寒症不同，举一二症言之，如呕吐不已，食久而出是也；或下利不已，五更时分，痛泻四五次是也。此等之症，人皆以为脾胃之寒，治其胃，则呕吐可止，治其脾，则下利可遏。

## 二十八、《辨证录》

清・陈士铎撰，约成书于公元1687年

《辨证录・卷之二・腹痛门》

人有终日腹痛，手按之而宽快，饮冷则痛剧，此寒痛也。不必分别脏腑，皆命门火衰，而寒邪留之也。盖命门为一身之主，命门寒而五脏七腑皆寒矣，故只宜温其命门之火为主。然命门之火不可独补，必须治兼脾胃……方用制肝益火汤。

《辨证录・卷之九・大便闭结门九则》

人有大便闭结者，其症口干舌燥，咽喉肿痛，头目昏晕，面红烦躁，人以为火盛闭结也，谁知是肾水之涸乎。夫肾水为肺金之子，大肠与肺为表里，肺能生子，岂大肠独不能生水乎？不知金各不同，金得清气则能生水，金得浊气不特不能生水，反欲得水以相养，故大肠得气之浊，无水则不能润也。虽然大肠之开阖，虽肾水润之，亦肾火主之也。而肾火必得肾水以相济，无肾火，而大肠洞开矣。无肾水以济肾火，则大肠又固结而不得出，故肾虚而大肠不通，不可徒泻大肠也，泻大肠愈损其真阴矣。此等之症，老人最多，正以老人阴衰干燥，火有余而水不足耳。治法但补其肾中之水，则水足以济火，大肠自润矣。方用濡肠饮：

熟地（二两），当归（一两），肉苁蓉（一两，水洗，淡水浸，一日换水五次）。水煎，空腹服。一连数剂，无不通者。

此方用熟地补肾，用当归生血润肠，用苁蓉性动以通便，补阴而非亡阴，于老人尤宜，而少年肾虚之辈，亦何独不利哉。

此症用濡肠汤亦效。

熟地，当归（各一两），升麻（五分），牛膝（三钱）。水煎服。

人有大便闭结，小腹作痛，胸中嗳气，畏寒畏冷，喜饮热汤，人以为火衰闭结也，谁知是肾火之微乎。夫大肠属金，金宜畏火之刑，何无火而金反闭耶？不知顽金非火不煅，所以大肠必得火始能开阖。大肠者，传导之官也，有火则转输无碍，无火则幽阴之气闭塞，其输挽之途，如大溪巨壑，霜雪堆，结成冰冻，坚浓而不可开，倘得太阳照临，则立时消化，非大肠有火则通，无火则闭之明验乎。然而大肠本经，不可有火也。火在大肠，则大肠有太热之虞；火在肾中，则大肠无大寒之惧。倘肾中无火，则大肠何以传化水谷哉。治法必须补肾中之火，不必通大肠之结也。方用温肠开闭汤：

巴戟天（一两），白术（一两），熟地（一两），山茱萸（五钱），附子（二钱）。水煎服。

此方用巴戟、熟地、山茱萸以补肾，至阴之中，仍有至阳之气，又用白术以利腰脐。因附子直通其肾，迅达于膀胱，则火气熏蒸，阳回黍谷，雪消冰泮，何至固结闭塞哉。

此症用暖阳汤亦效。

白术，肉苁蓉（各一两），附子（一钱）。水煎服。

人有大便闭结，烦躁不宁，口渴舌裂，两目赤突，汗出不止，人以为火盛闭结也，谁知是胃火之沸腾乎。夫阳明胃火一发，必有烁干肾水之祸。大便不通，正胃火烁干肾水也。似宜急救息其火，但火性炎上，若以细微之水泼之，则火势愈烈而不可止，必得滂沱大雨，倾盆倒瓮，淋漓浇濯，则燎原之火庶几尽息。方用竹叶石膏汤：

石膏（一两），知母（三钱），麦冬（一两），甘草（一钱），茯苓（二钱），人参（五钱），竹叶（一百片），黏米（一撮）。水煎服。一剂火泻，二剂便通，改用清肃汤：

玄参（一两），麦冬（五钱），白芥子（三钱），竹叶（三十片），甘菊花（二钱），生地（三钱），陈皮（五分），丹皮（二钱）。水煎服。十剂大便永无闭结之苦。

前用白虎汤，以火势太盛，不得已暂救肾中之水也。但石膏辛散，而性又猛烈，频用多用，反致损耗真阴，真阴一耗，则前火虽消，后火又将复起，况火之有余，水之不足也。与其泻火以损阴，何若补水以制阳之为得，所以改用清肃汤，补水以息阳火之余焰耳。

此症用润胃丹亦效。

石膏（五钱），知母（一钱），玄参（一两），生地（五钱），牛膝（三钱），甘草（五分）。水煎服。

人有大便闭结，胸中饱闷，两胁疼痛，呕酸作吐，不思饮食，人以为火之作祟也，亦知为肝火之故乎。夫肝属木，木易生火，火旺似宜生脾胃之土，土又生金，何至大肠无津，成闭结之症？不知肝中之火，乃木中之火，半是雷火也。雷火最能烁水，试看连阴久雨，必得雷电交作，始散阴霾，正烁水之明征也。故肝火不动则已，动则引心包之火而沸腾，引阳明之火而震动，火多而水有不涸者乎，水涸而大肠安得不闭结哉。故欲开大肠之闭，必先泻肝木之火，则肝气自平，不来克土，胃脾之津液，自能转输于大肠，而无阻滞之苦矣。方用散火汤：

白芍（一两），当归（一两），炒栀子（三钱），柴胡（三分），大黄（一钱），地榆（二钱）。水煎服。一剂大便通，二剂肝火尽散，不再闭结也。

此方专入肝以泻火，又能舒肝之郁，盖肝不郁则肝火必不旺。肝火一散，各经之火无不尽散，岂独留大肠一经之火哉。况方中原有地榆，又专解大肠之火者也。

此症用丹黄汤亦神。

炒栀子，丹皮（各三钱），白芍（五钱），甘草，黄芩（各一钱）。水煎服。

人有大便闭结，口干唇裂，食不能消，腹痛难忍，按之益痛，小便短涩，人以为大便之火闭也，谁知是脾火之作祟哉。夫脾乃湿土，得火则燥，宜为脾之所喜，何反成闭结之症？不知土太柔则崩，土太刚则燥；土崩则成废土，土燥则成焦土也。然而土焦，非阳明之焰下逼，必命门之火上炎，二火合攻，脾之津液涸矣。水谷之入，仅足供脾之用，何能分润于大肠乎，大肠无津液之润，则肠必缩小，不能容物，安得不闭结哉。治法须急救脾土之焦，又必先泻阳明、命门之火，始脾土得养，自易生阴，阴生而津液自润，何必通大肠之多事哉。方用救土通肠汤：

玄参（二两），当归（一两），生地（一两），知母（一钱），浓朴（三钱），升麻（五分），大麻子（三十粒）。水煎服。二剂大便必通，减去大麻子与知母，再用四剂，脾火尽散，大便不再结矣。

此方玄参、生地补脾土之阴，又是泻命门、脾胃之火，当归取以润肠，知母、浓朴取其下行以解热，升麻提脾土之气，则阳升而阴自降，大麻子最润大肠而引火下行，不使阴气上升，正助升麻以提阳气。阳既升而阴又降，则津液无干涩之虞，何患大肠之不通哉。

此症用助阴汤亦效。

玄参，当归，生地（各五钱），知母（一钱），牛膝（二钱）。水煎服。

人有大便闭结，舌下无津，胸前出汗，手足冰冷，烦闷发躁，大眦红赤，人以为大便之火闭也，然亦知是心火之焚烧乎。夫心与小肠为表里，未闻心与大肠有妨碍也。然大肠虽不与心为表里，实与肺为表里，心火之盛刑肺，即刑大肠矣。盖大肠属金，心火太盛，则心不能受，自分其火与大肠。而大肠又最畏心火，火盛烁金，可立而待也。虽肺能生水，肺与大肠有表里之关切，岂无津液之降，以救大肠之枯渴。无如肺先受心火之刑，自救不遑，亲子如肾，尚不能分润，安有余波以及兄弟，来救援大肠乎？此大肠之所以不通也。治法宜急泻火，但徒泻其火，无汪洋甘泽之降，恐不足以济大旱之渴也。必须以大雨淋之，则旱魃之气顿除，而河渠尽通矣。方用扫氛汤：

黄连（三钱），玄参（三两），沙参（一两），当归（一两），麦冬（一两），丹皮（一两），栝蒌（二钱）。水煎服。一剂心火降，大便即通，不必二剂。

此方用黄连以直解其心中之热。然徒用黄连，不益之玄参，则黄连虽寒而性燥，火虽解而大肠之燥如故也。得玄参之润，以匡赞黄连，则浮游之火，不特尽除，且润以去燥，不啻如夏热之时，忽得大雨，既去火炎，又沾瀀渥也。至于沙参生阴，当归生血，麦冬凉肺，丹皮凉肾，无非断四路之氛，使其不来助心中之焰。加入栝蒌，使火存于心中者，尽随濡润之药下降而消灭之也。火灭水生，则大肠之炎氛顿扫，欲不通得乎，所以一剂而奏功也。

此症用散襟汤亦效。

黄连，丹皮（各三钱），当归，麦冬（各一两），天花粉（二钱）。水煎服。

人有大便闭塞不通，咳嗽不宁，口吐白沫，咽喉干燥，两脚冰冷，人以为三焦之火旺也，谁知是肺经之火旺乎。夫肺属金，大肠相表里最为关切者也。肺火之旺，何竟传入于大肠？不知肺乃娇脏，仅可微火熏蒸，不可猛火煅炼，故一遇火生，即移其热于大肠也。且肺主皮毛，肺气少虚，风寒袭之，因肺中正气与邪气相战，寒变热而风变邪，肺因生火，自烁其津，肺与大肠既相唇齿，肺之津涸，大肠之液亦竭矣。治法但宜轻治肺火，而不可重施。以轻清下降之味，少抑其火，庶胃中之火，不来助炎，心中之火，不来添旺，则肺火自散，阴液自生，大肠不必通而自通也。方用抑火汤：

山豆根（二钱），黄芩（三钱），麦冬（一两），天门冬（五钱），当归（一两），升麻（五分）。水煎服。

二剂，肺火清；又服二剂，大肠之闭开；再服二剂全愈。

此方抑肺金之火，又不伤肺金之气，肺金得养，津液通而大肠润矣。

此症用芩麻地冬汤亦效。

麦冬（二两），黄芩，天门冬（各三钱），升麻，甘草（各一钱），生地（五钱）。水煎服。

人有大肠闭结不通，饮食无碍，并无火症之见，亦无后重之机，有至一月不便者，人以为肾中之无津也，谁知是气虚而不能推送乎。夫大肠无津，固不能润，而气弱亦不能行。

阳气一衰，则阳不能通阴，而阴与阳相隔，水谷入于肠，各消各化，不相统会，故留中而不下也。治法不可滋阴以降之，亟当助阳以升之也。方用升阳降浊汤：

人参（五钱），黄芪（五钱），白术（五钱），当归（五钱），柴胡（三分），荆芥（五分），麦冬（五钱），肉桂（一钱），附子（一分）。水煎服。一剂大通。

此方纯是补阳分之药，止麦冬、当归少益其阴，则阳气胜阴，始有偏旺之势，又得附子、肉桂直入于至阴之中，引柴胡、荆芥升提其阳气也。阳气一升，阴气立降，安能阻塞之哉。

此症用润输汤亦效。

黄芪（五钱），当归（一两），川芎（五钱），升麻（五分），红花（五分），麦冬，肉苁蓉（各五钱）。水煎服。

人有大便闭结不通，手按之痛甚欲死，心中烦躁，坐卧不宁，似乎有火，然小便又复清长，人以为有硬屎留于肠中也，谁知有蓄血不散乎。夫蓄血之症，伤寒多有之，今其人并不感风寒之邪，何亦有蓄血之病？不知人之气血，无刻不流通于经络之中，一有拂抑，则气即郁塞不通，血即停住不散，于是遂遏于皮肤而为痈，留于肠胃而成痛，搏结成块，阻住传化之机，隔断糟粕之路，大肠因而不通矣。治法宜通大肠，佐之逐秽之味，然而草木之药，可通无形之结，不能通有形之结也。血乃有形之物，必得有形相制之物，始能入其中而散其结。方用抵当汤治之。

水蛭（三钱，剪碎如米粒大，炒黑），虻虫（二钱，各为末），桃仁（十四粒，研碎），大黄（五钱）。水煎调服。

一剂而大便通，顿失痛楚矣。

盖大黄泄下，其势最猛，得水蛭、虻虫、桃仁破血之味相佐，其破坚逐秽之效更神。此等闭结，不速通利，必有发狂之变。但何以辨其为蓄血之病乎？全在看其小便之利与不利耳。

盖蓄血之病，小便必利，以血不能入于膀胱之中，故膀胱之气能行能化，无害其下出之水道耳。故见小便利而大便结者，用抵当汤万无差谬耳。

此症用大黄散瘀汤亦神。

水蛭（炒黑，三钱），大黄，丹皮（各三钱），当归（一两），红花（三钱），桃仁（十四个），生地（五钱）。水煎服。

《辨证录·卷之十·恼怒门（二则）》

人有少逢拂意之事，便觉怒气填胸，不能自遣，嗔恼不已，人以为肝气之逆也，谁知肝血之少乎。夫肝性急，宜顺不宜逆，恼怒之事，正拂抑之事也。拂抑必致动怒，怒极必致伤肝，轻则飧泄，重则呕血者甚多。

## 二十九、《证治汇补》

清·李用粹撰，成书于公元1687年

《证治汇补·卷之八·下窍门·秘结》

大意

肾主五液，故肾实则津液足而大便润，肾虚则津液竭而大便秘。（正传）虽有热燥、风燥、火燥、气血虚燥、阴结阳结之不同，要皆血虚所致。大约燥属肾、结属脾，须当分辨。（汇补）

内因

或房劳过度，饮食失节，或恣饮酒浆，多食辛辣，饮食之火，起于脾胃；淫欲之火，起于命门。以致火盛水亏，传送失常，渐成燥结之症。（正传）

外候

胃实而秘者，善饮食，小便赤；胃虚而秘者，不能食，小便清。热秘者，面赤身热，六脉数实，或口疮喜冷；冷秘者，面白或黑，六脉沉迟，或溺清喜热；气秘者，气不升降，谷气不行，则多噫；风秘者，风抟肺脏，传于大肠，则筋枯。（汇补）

病久变膈

有津液干枯，三脘俱燥，初则幽门不通，渐至上冲吸门，拒格饮食，变为噎膈。此即三阳结，谓之膈也。（汇补）

脉法

脉多沉伏。阳结沉数，阴结沉迟。风燥脉浮，血燥脉洪。老人虚人，脉雀啄者不治。（脉诀）

治法

如少阴不得大便，以辛润之；太阴不得大便，以苦泄之。阳结者清之，阴结者温之。气滞者疏导之，津少者滋润之。大抵以养血清热为先，急攻通下为次。（汇补）

峻剂宜戒

如老人津液干枯，妇人产后亡血，反发汗利便，病后气血未复，皆令秘结。治宜滋养气血。不可概用牵牛、巴豆之类，损其津液，燥结愈甚，复下复结，遂成不救。（秘藏）或变肺痿，咳唾脓血，或饮食不进而死。（汇补）

发汗宜戒

血虚脉大，发热便燥者。慎不可发汗。汗之则重亡津液。（正传）所谓燥者濡之。养血之义也。（汇补）

用药

主以四物汤，加杏仁、枳壳。热加条芩、黄连；风加防风、麻仁；寒加木香、肉蔻；血少加桃仁、红花；气滞加槟榔、浓朴。老人虚人，病后汗多，不可用通法者，皆宜胆导、蜜导法；壮实人可下者，承气汤；冷闭，用酱生姜导之。

久虚者，煮猪血脏汤加酥食之。血仍润血，脏仍润脏，此良法也。（汇补）

【附：脾约】

有平素津液燥结之人，因患伤寒热病，邪热未至于胃，津液先已消烁，故胃强脾弱，水饮不能四布，但输膀胱，致小便数而大便难者。用脾约丸以开结。若邪传至阳明腑症而秘结，自有承气汤法，不在此例。（汇补）

【附：阴结】

阴结者，阴寒固结，肠胃血气凝滞而秘结也。外症不渴不食，肢冷身凉，大便硬闭，脉沉而迟，宜四物合附子汤。如久不大便而脉反微涩者，黄芪建中汤。

秘结选方

导滞通幽汤：统治便燥之病属少阴者。当归，生地，熟地，桃仁，升麻，大黄，红花。

大承气汤，统治便结之病属太阴者。大黄，芒硝，枳实。

浓朴脾约丸（和剂），治气滞血热便结。浓朴，芍药，枳实（各二两），大黄（四两），麻仁（二两另研），杏仁（一两半）。炼蜜丸，温水下，通利即止。

润肠丸（东垣）：治风秘症。

羌活，归梢，大黄（各五钱），麻仁，桃仁（各一两）。仁另研，蜜丸，白汤下。

麻仁丸：治气滞血凝之症。

麻仁，桃仁，杏仁，郁李仁，大黄，枳实，浓朴，当归，芍药。去枳、朴，加生熟地、升麻。名润燥汤。

五仁丸（得效）：

桃仁，杏仁（各一两），柏子仁（五钱），松子仁（一钱半），郁李仁（五钱），陈皮（四两）。蜜丸，米饮下。

苁蓉丸（济生）：治津少血虚之症。

肉苁蓉（二两），沉香（一两，另研）。为末，麻仁汁打糊丸，米饮下。

益血丹（海藏）：治亡血便燥。

当归，熟地（等分）。蜜丸，弹子大，细嚼，酒下。

黄芪汤：治老人便涩。

黄芪，陈皮（各五钱），为末。每三钱，用麻仁一合，研烂，投水一杯，取浆去渣。煎候乳起，入白蜜一大匙，再煎令沸，调药。空心服。秘甚者两服愈。

通导法：用猪胆去汁少许，入醋在内，将芦管相接缚定，纳谷道中，以手捻之，胆汁入内即通。

或用白蜜炼成，入盐、皂荚、麝香少许，捻如指大，入谷道。待欲便时乃去。

火熨法：用大黄一两、巴豆五钱为末，葱白十枚，酒曲和成饼。加麝香三分，贴脐上。布护火熨。觉腹中响甚，去之。

捷径方：

用白蜜化汤，入玄明粉三钱，空心服。如血热便燥者，加当归五钱煎服。

又法，取麻仁、苏子合研细，入水再研，取汁煮粥，啜之。一法，用菠菜取自然汁饮之。

## 三十、《本草备要》

清·汪昂撰，约成书于公元1694年

《本草备要·木部》

有脏腑相移者，如肺火咳嗽，久则移热于大肠而泄泻。

## 三十一、《张氏医通》

清·张璐撰，约成书于公元1695年

《张氏医通·卷七·大小府门·大便不通》

经曰：北方黑色，入通于肾，开窍于二阴（可知大便闭结专责之少阴，证状虽殊，总由津液枯竭也）。肾苦燥，急食辛以润之（当归肉苁蓉之类）。

肾主五液，津液盛则大便如常，房欲过度，精血耗竭，多致秘结。或饥饱劳役，损伤胃气。

或辛热浓味，渐渍助火。伏于血中，耗散真阴，津液亏少，致令大便结燥。高年血不充，每患是疾。故古人有胃实脾虚，风秘、气秘、痰秘，冷秘、热秘，虚秘、实秘之分，临证所当细察详问也。胃实而秘，善饮食，小便赤涩，麻仁丸。脾虚不能运化，倦怠懒于言动，补中益气倍升、柴、当归，煎成调生蜜、麻油。清气一升，浊气自降。有脾虚下秘者，以此汤下麻仁丸。风秘者，风入大肠，传化失职，羌、防、苏子、枳壳、麻仁、杏仁、皂角灰，煎服润肠丸。气秘者，气不升降，谷气不升，其人多噫，枳壳、沉香、苏子、槟榔、乌药、陈皮，煎服降气散，或四磨、六磨选用。痰秘者，痰饮湿热阻碍，气不升降，头汗喘满，胸胁痞闷，眩晕腹鸣，半夏、茯苓、木香、槟榔、枳实、橘红、香附、白芥子、姜汁、竹沥，不应，加大黄、黄连，甚则控涎丹下之。冷秘者，六脉沉迟，面白或黑，凝阴固结，胃气闭塞，肠内气攻，腹中喜热恶冷，藿香、浓朴、姜、桂、枳壳、陈皮、生姜，煎服半硫丸。热药多秘，惟硫黄性缓而通；冷药多泄，惟黄连浓肠止泄。如阴寒秘结，当与阳药冰冷服之。然数服中，间与清润药一服，不令结秘。若病本虚寒，标显燥热，亦宜助阳药中少加苦寒以去热燥，燥止勿加。热秘者，六脉数实，面赤口干，身热肠胃胀闷，时欲得冷，或口舌生疮，二肠热结，苏子、黄芩、生地、芍药、杏仁、枳壳，煎服润肠丸，或四顺清凉饮。虚秘者，不能饮食，小便清白，或年高，或病久，或脾虚津枯血少，归身、熟地、苁蓉、参、芪、沉香、松子仁、桃仁、麻仁、蜂蜜，或麻仁、枳壳、当归、人参。蜜丸服之。瘦人血枯火秘，通幽汤煎成，入蜜服之。老人津枯，妇人产后去血过多，及发汗利小便，病后血气未复、虚劳骨蒸，皆能作秘。惟当益气补水养血，不可用硝、黄利药。巴豆、牵牛，尤在所禁。有一种大便不通，腹中胀闷，求通不得，频频登厕，努力太过，虚气被挣下注，肛门里急后重，时不可忍，气逆呕恶，渴而索水，饮食不能，呻吟不绝。欲与通利，则气以下脱；欲与升提，则气以上逆。呕恶难堪。人参、枳壳、当归煎服，加陈香橼皮尤效。肾脏血虚，大肠风秘，生何首乌捣自然汁一盏，和白蜜，炖热服之。六味丸加蜜调服亦通。固本丸作膏常服亦妙。古方治老人燥结，多用苁蓉。不知胃气虚者，下口即作呕吐。肥人胃中多有痰湿，尤非所宜。惟命门火衰、开阖失职者，方为合剂。然须丸服，若作汤，亦必作吐，以其味咸气浊也。丹方，治肾肝风秘，至夜微发寒热者。用生何首乌两许顿煎，服之神应。若暴病热邪固结，及中有留滞者禁用，以其纯阴味涩，无养正祛邪之力也。失血后烦渴，大便不通，一味生地黄捣汁服之。大病后不得寐，大便不通，一味熟枣仁，擂水去滓，煮粥频食。血枯燥结，恒用熟地黄蜜煎常服，或熬膏亦佳。又老人血枯便闭，用生地黄、当归身、鲜首乌各四两，广皮一两，熬膏炖热服半小杯。不通，三五次效。实秘者，能饮食，小便赤涩，枳实、槟榔、木香、砂仁、蓬术、大黄、皂肉灰之属。气滞腹急，大便秘涩，六磨汤加大黄。诸秘服药不通，或虚人畏服利药者，宜蜜煎导、削酱姜导。分寒热选用。其猪胆导，非伤寒邪热，不可轻试。病患胃气虚者，用之往往有呃逆之虞，不可不慎。

或问干结之甚，硝、黄亦可暂用否。曰：承气汤用硝、黄，乃伤寒邪热入里，胃液干枯、肾水涸竭，故宜急下以救阴津为务。若老人、虚人，及病后肾水本亏，以致燥结，再用硝、黄下之，是虚其虚，目下取快一时，来日复秘愈甚。欲再下之，虽铁石不能通矣。倘遇此证，当劝慰之。缓图奏效，切勿性急，自贻其咎也。

〔诊〕阳结脉沉数，或促；阴结脉迟伏，或结；老人虚人便秘，脉多沉伏而结促不匀。若见雀啄者不治。

《张氏医通·卷七·大小府门·泄泻》

肾脏真阳虚则水邪胜，水气内溢，必渍脾而为泄泻。

石顽曰：泄泻诸治法颇详，何独不及虚损之泄泻也。盖肾脏真阴虚，则火邪胜，火邪上升，必伤肺而为咳逆；真阳虚则水邪胜，水气内溢，必渍脾而为泄泻。既嗽且泄。上下俱病先后天之气并伤，故虚损关捩，全系乎此。余尝用理中丸加五味子以治下泄，异功散加细辛以治上咳。每每获效。若服之作胀发热者，终难挽回。不可以其咳泻俱缓，轻许其治也。

## 三十二、《医学真传》

清·高士栻撰，成书于公元1699年

《医学真传·心腹痛》

其大腹痛者，乃太阴脾土之部，痛在内而缓，坤土虚寒也。

其有脐旁左右痛者，乃冲脉病也。冲脉当脐左右，若为寒气所凝，其冲脉之血不能上行外达，则当脐左右而痛。

## 三十三、《冯氏锦囊秘录》

清·冯楚瞻撰，约成书于公元1702年

《冯氏锦囊秘录·杂症大小合参卷五》

泄泻而属脾胃者，人固知之矣。然门户束要肝之气也。守司于下，肾之气也。若肝肾气实，则能闭束而不泻泄，虚则闭束失职，而无禁固之权矣。

《冯氏锦囊秘录·杂症大小合参卷七》

经脉流行，环周不休，通则不痛，何病之有？若寒气客于经脉之中，则脉气涩滞而不行，客于脉外，血亦凝泣而不和，气滞血凝，是以卒然而痛也……寒则温之，热则清之，实则通之，虚则调之，此治之法也。

凡痛初得，元气未虚，必推荡之，此通因通用之法。虚弱有久病，直升之、消之。

## 三十四、《顾松园医镜》

清·顾靖远撰，约成书于公元1718年

《顾松园医镜·卷十五·数集·大便秘结》

大便秘结，因热者多，宜分虚实。然有因气滞、因风燥，致秘之不同。治亦有异。又间有冷秘一症，亦当审察。至若老人津液干枯，产后亡血，及发汗、利小便过多，病后气血未复，皆能使大便秘结。当滋阴养血，生津润燥，则便自通。误用硝、黄利药，多遗后患。按东垣云：肾主二便，主五液，津液盛则大便如常。若饥饱劳役，损伤胃气，及过食辛热浓味，则火邪伏于血中，耗散真阴，津液不足，故大便燥结。赵氏云：余尝法东垣之论，而不用其通幽、润肠等，惟用大剂六味，加生津二冬润燥（人乳、白蜜）之品，煎服自效。如热秘而又兼气虚者，于前方再加参三五钱立应。此因气虚不能推送、阴虚不能濡润故也，亲试甚验，故表出之。

六一散顺气汤（见伤寒）：此方治一切实热秘结。随症采用。

麻仁丸：治脾约（脾土燥热，将胃中三五日之谷省约为一二弹丸而出）大便艰难。（肠中津液干燥之故，必胃强者，方可暂用）

麻仁（三两），杏仁（润燥），白芍（养阴），大黄（泄热，制，各二两五钱），枳实，浓朴（散结，各一两），（炼蜜丸服）。此泻热散结、润下之剂。

象胆丸（以味苦象胆也）：真芦荟（苦寒清热，湿润滋燥。同以朱砂清镇下坠之剂，自然热结开通。研细，一两四钱），朱砂（研细，一两，滴好酒少许，和丸小豆大，天晴时修合。每服一钱二分或三钱，白汤送下。朝服暮通，暮服朝通）。此清热下通之缓剂。此方亦实热秘结者宜之。只行一二次，甚为稳当。但味极苦，最难服，胃弱者恐不能胜。

养阴清热润燥汤（见燥）：治一切虚热秘结，随症加减。如内热甚，可加蔗浆或梨汁。

生地蜜油饮：治老人津液干枯，及产后大便秘结。

生地（四两，作小块），芝麻油（四两，入生地同煎，以浮起油面为度，去地，将油倾入大碗），加生白蜜（两许）调滚汤（一碗）同油顿饮。或独用生地（三四两）煎汤顿饮亦效，再加松子仁（一两）更佳。

此二方一切虚热秘结可采用。

橘杏汤：治气滞不通，大便秘结。（三焦相通，不过一气。气闭则大便亦闭）

橘红（利气，二三钱），杏仁（利气而兼润燥，五钱至一两），宜加枳壳（一三钱），苏子（炒研，三五钱），磨真沉香汁数匙冲服。麦冬、蔗浆、梨汁皆可用。

此利气而兼润燥之剂也。

养血祛风润燥汤（自制），治风燥秘结。

秦艽（二三钱），胡麻（炒研，三五钱），鲜首乌（养血祛风，五钱至一两），生地（凉血润燥，三五钱），松子仁（五钱至二两，研烂调服），牛乳（补血润燥，一杯或牛酥一二两），梨汁（治风热，利大肠。一杯）。此方素患风热，大便秘者甚宜，不用风药者，治风先治血，血行风自灭。若用风药，则燥复伤血，而大便愈秘矣。

八味地黄丸（见不能食）治冷秘。（必畏寒厥冷，喜饮大热，小便清白，脉沉小迟者，方作寒医）宜加肉苁蓉（一二两）。此方果属冷，气横于大肠，凝阴固结不通者，可用之。然此症甚少，勿概混投。愚谓当先用肉苁蓉三两，性温入肾为君，酒煎，润燥，调服沉香末三钱，益命门真火为臣，亦可散其凝阴之气。如不应，然后投以八味。所谓病宜用热，必当先以温药探之也。

【举例】

一人服五加皮酒，遂患大便秘结，四五日来，腹中胀闷。用大黄（一钱）通后又结。士材曰：肾气衰少，津液不充，误行疏利，是助其燥矣。以六味加人乳（一杯），白蜜（一两），三剂而通。

一老人大便燥结，胸中作闷。仲淳曰：此血液枯槁之候。用肉苁蓉三两，煎汤顿饮，大便通，胸中快然。

一人患脾约便艰。嘉言用胡麻、首乌、苁蓉、山药等，四剂即润。盖缘肠中少血多气，与药适宜，故效敏捷。

一宗室妇人，年几六十，平生苦肠结病，旬日一行，甚于生产。服养血润燥药，则泥膈不快；服硝、黄通利药，则若罔莫知，如此三十余年。时珍诊之，其人体肥盛而多忧郁，时吐酸痰碗许，乃宽。又多火病。此乃三焦之气壅滞，有升无降，津液皆化为痰，水饮不能下润肠间故也。用牵牛末、皂荚煎汤泛丸与服，即便通利。自后但觉肠结，一服即顺，亦不妨食，且复精爽。盖牵牛能走气分、通三焦，气顺则痰逐饮消，上下通快矣。

一人多素酒色病，下极胀痛，二便不通，不能坐卧，立哭呻吟者七昼夜。用通利药不效。时珍曰：此乃湿热之邪在精道，壅滞隧路，病在二阴之间，故前阻小便，后阻大便，病不在大肠、膀胱也。乃用楝实、茴香、穿山甲诸药，入牵牛加倍，水煎服之，一剂而减，三剂而平。牵牛能达右肾命门，走于精隧，人所不知。

## 三十五、《医学心悟》

清·程国彭撰，成书于公元1732年

《医学心悟·泄泻》

湿多成五泻，泻之属湿也，明矣。

《医学心悟·论温法》

天地杀厉之气，莫甚于伤寒，其自表而入者，初时即行温散，则病自除。若不由表入，而直中阴经者，名曰中寒。其症恶寒厥逆，口鼻气冷，或冷汗自出，呕吐泻利，或腹中急痛，厥逆无脉，下利清谷，种种寒证并见，法当温之。

## 三十六、《医宗金鉴》

清·吴谦撰，成书于公元1742年

《医宗金鉴》

胃主消化水谷，小肠主盛受消化，心脾之热下移小肠胃府，则运化之职失矣，故下注泄泻也。

## 三十七、《刺灸心法要诀》

清·吴谦撰，成书于公元1742年

《刺灸心法要诀·卷八·足三里穴歌》

三里膝眼下，三寸两筋间，能除胸胁痛，腹胀胃中寒，肠鸣并泄泻，眼肿膝胫酸，伤寒羸瘦损，气蛊证诸般，气过三旬后，针灸眼光全。

《刺灸心法要诀·卷七·胸腹部主病针灸要穴歌》

神阙穴，主治百病及老人虚人泄泻，又治产后腹胀，小便不通，小儿脱肛等证。灸三壮，禁针。一法：纳炒干净盐填满脐上，加浓姜一片盖定，上加艾炷，灸百壮，或以川椒代盐亦妙。气海主治脐下气，关元诸虚泻浊遗，中极下元虚寒病，一切痼冷总皆宜。

## 三十八、《医碥》

清·何梦瑶撰，成书于公元1751年

《医碥·卷之三·杂症·大便不通》

有热结者，热耗血液干燥，故结也。脉洪数，能食，（即仲景所谓阳结）麻仁丸，四顺饮子吞润肠丸。若燥实坚，腹满痛，承气汤（见中气）治之。

有寒结，冷气横于肠胃，阴凝不运，津液不通，故结也。脉沉迟，不能食腹痛（即仲景所谓阴结也）。寒而实者，备急丸（见伤饮食）、温脾汤。寒而虚者，半硫丸，姜汁调乳香吞之，或八味丸（见虚损）。外用握药。

有气秘，气壅滞不通，不升不降，其人多噫。实者破结导滞，木香、槟榔、枳壳、陈皮、杏仁等类。虚者（气虚不运故壅滞）补而行之，不宜破散，人参多用。……仍分虚实治之，若气少气弱，无力推送，则惟有助气而已。（肺主气，肺与大肠为表里，气秘治在肺）

丹溪云：肺气不降，则难传送，用枳壳、沉香、诃子、杏仁等。老人、虚人津液少，宜滑之，用胡麻、麻仁、阿胶等。

有血秘，老人（老人后门固，寿之征）、产妇（产后有秘至数十日者，勿亟通之），血液干枯，或病后血虚，或发汗利小便以致津涸，（津亦属血）均宜润剂，苁蓉润肠丸、更衣丸、四物汤（见血）、麻仁、杏仁辛润之品。又肾司二便，肾水虚燥，宜以六味（见虚损）滋水，少佐辛味以润之……

有风秘，其人肠胃素有风，风能燥湿燥血，故大肠不润而结，搜风顺气丸（见中风）、滋燥养荣汤。

老人气血多虚，察其脉浮虚者，气虚也；沉虚者，血虚也。凡结实难下之证，可用穿结药及妙香丸。（见烦躁）

燥屎巨硬，结在肛门难出，名直肠结，从导法治之。

导法：以蜂蜜炼成条，大如指，粘皂角末，油抹，入便门。寒结者加草乌头末，以化寒消结。热结者以猪胆汁导。

## 三十九、《临证指南医案》

清·叶天士撰，约成书于公元1764年

《临证指南医案·卷四·肠痹》

昔丹溪谓肠痹，宜开肺气以宣通，以气通则湿热自走。

《临证指南医案·卷四·便闭》

脾宜升则健，胃宜降则和。盖太阴之土，得阳始运；阳明之土，得阴自安。以脾喜刚燥，胃喜柔润。仲景急下存津，治在胃也。东垣大升阳气，治在脾也。今能食不运，医家悉指脾弱是病。但诊脉较诸冬春，盛大兼弦，据经论病，独大独小。斯为病脉，脾脏属阴，胃腑属阳，脉见弦大。

《临证指南医案·卷六·泄泻》

徐（六六）自春季胸胁肌腠以及腹中疼痛，从治肝小愈，腹鸣泄泻不止。久风飧泄，都因木乘土位。东垣云：治脾胃必先制肝。仿此。（肝犯脾胃）

人参，焦术，炙草，木瓜，乌梅，炒菟丝饼。

陶（十八）病由春木正旺，中焦受克。先泄泻，继以腹痛，小便不利，食不思纳，皆是六腑不和所致。夫胃为阳土，肝属阴木，腑宜通，肝宜柔宜凉。治胃必佐泄肝，制其胜也。阅方呆补，不知脏腑阴阳，故辨及之。

泡淡黄芩，炒小川连，炒广皮，浓朴，生白芍，炒乌梅肉，猪苓，泽泻。

## 四十、《金匮翼》

清·尤怡，约成书于公元1768年

《金匮翼·卷四·胀满统论》

有寒气入于里而胀于内者，盖阴气凝聚，久而不散，内攻肠胃，则为寒中胀满泄利之症。

## 四十一、《古今医案按》

清·喻震撰，约成书于公元1778年

《古今医案按·卷二·泄泻》

过食则呕吐泄泻。

## 四十二、《急救广生集》

清·程鹏程撰，成书于公元1803年

《急救广生集·卷一·慎疾法语·摄生要言》

多食凉水瓜果，则病泄痢腹痛。

《急救广生集·卷二·杂症·泻痢》

泄泻暴痢，大蒜捣，贴两足心，亦可贴脐中，即愈。

## 四十三、《笔花医镜》

清·江涵暾撰，具体成书年代不详

《笔花医镜·卷二·脾部》

脾寒之症，右关必沉迟，唇舌必白，其症为呕吐，为泄泻。

## 四十四、《医林改错》

清·王清任撰，成书于公元1830年

《医林改错·卷上·膈下逐瘀汤所治症目》

五更天泄三两次，古人名曰肾泄。言是肾虚，用二神丸、四神丸等药，治之不效，常有三五年不愈者。病不知源，是难事也。不知总提上有瘀血，卧则将津门挡严，水不能由津门出，由幽门入小肠，与粪合成一处，粪稀溏，故清晨泻三五次。用此方逐总提上之瘀血，血活津门无挡，水出泻止，三五副可痊愈。

凡肚腹疼痛，总不移动，是血瘀，用此方治之极效……泻肚日久，百方不效，是总提瘀血过多，亦用此方。

膈下逐瘀汤：

灵脂（二钱，炒），当归（三钱），川芎（二钱），桃仁（三钱，研泥），丹皮（二钱），赤芍（二钱），乌药（二钱），元胡（一钱），甘草（三钱），香附（钱半），红花（三钱），枳壳（钱半），水煎服。

《医林改错·下卷·少腹逐瘀汤说》

此方治少腹积块疼痛，或有积块不疼痛，或疼痛而无积块，或少腹胀满，或经血见时，先腰酸少腹胀，或经血一月见三五次，接连不断，断而又来，其色或紫，或黑，或块，或崩漏，兼少腹疼痛，或粉红兼白带，皆能治之，效不可尽述。

少腹逐瘀汤：

小茴香（七粒，炒），干姜（二分，炒），元胡（一钱），没药（二钱，研），当归（三钱），川芎（一钱），官桂（一钱），赤芍（二钱），蒲黄（三钱，生），灵脂（二钱，炒）。水煎服。

## 四十五、《类证治裁》

清·林佩琴撰，约成书于公元1839年

《类证治裁·卷之三·肝气肝火肝风论治》

凡上升之气，自肝而出。肝木性升散，不受遏郁，郁则经气逆，为嗳，为胀，为呕吐，为暴怒胁痛，为胸满不食，为飧泄，为疝，皆肝气横决也。

《类证治裁·卷之四·泄泻论治·论肾泄》

肾中真阳虚而泄泻者，每于五更时，或天将明，即洞泄数次，此由丹田不暖，所以尾闾不固，或先肠鸣，或脐下痛，或经月不止，或暂愈复作，此为肾泄。盖肾为胃关，二便开闭，皆肾脏所主。今肾阳衰，则阴寒盛，故于五更后，阳气未复，即洞泄难忍。古方治肾泄，用椒附丸、五味子散。若欲阳生于阴，肾气充固，宜八味丸去丹皮，加补骨脂、菟丝子、五味子，用山药糊丸为妙。

## 四十六、《良方集腋》

清·谢元庆撰，成书于公元1842年

《良方集腋·卷上·气痹门》

良附丸：治心口一点痛，乃胃脘有滞，或有虫，多因恼怒及受寒而起，遂致终身不瘥。俗云：心头痛者。非也。

高良姜（酒洗七次，焙研），香附子（醋洗七次，焙研）。

上二味，须要各焙、各研、各贮，否则无效。

## 四十七、《血证论》

清·唐容川撰，成书于公元1884年

《血证论·卷一·男女异同论》

但调治脾胃，须分阴阳。李东垣后，重脾胃者，但知宜补脾阳，而不知滋养脾阴。脾阳不足，水谷固不化，脾阴不足。水谷仍不化也。譬如釜中煮饭，釜底无火固不熟，釜中无水亦不熟也。

《血证论·卷六·腹痛》

血家腹痛，多是瘀血，另详瘀血门。然亦有气痛者，以失血之人，气先不和，是以血不平而吐衄。但血家气痛，与杂病气痛有别。杂病气痛，则痛之甚；血家气痛，不甚，但觉胸腹之中，不得和畅。有郁滞结聚之形，宜逍遥散，加姜黄、香附子、槟榔、天台乌药治之，再参瘀血痞满门更详。

《血证论·卷六·饮食》

一凡平人内伤饮食，多是中寒洞泄，治宜理中汤。

## 四十八、《医宗已任编》

清·高鼓峰撰，具体成书年代不详

《医宗已任编·卷一·二十五方主症》

凡见脾胃衰弱，饮食不思，大便泄泻，总属君火不旺所致。

## 四十九、《医灯续焰》

清·潘楫撰，具体成书年代不详

《医灯续焰·卷十六·小儿脉证第七十八·附方》

益黄散（又名补脾散）：治脾胃虚寒，泄泻呕吐，腹痛，口鼻气冷。有热证不可服。

陈橘皮（一两），青橘皮，诃子肉，甘草（各半两，锉炒），丁香（二钱），白茯苓（一两）。

上为细末。每服二钱，水一盏，煎至六分。食前温服。

《医灯续焰·卷三·涩脉主病第二十一》

百一除湿汤：治寒湿所伤，身体重着，腰脚痠疼，大便溏泄，小便或涩或利。

半夏曲（炒），浓朴（姜制），苍术（米泔制，各二两），藿香叶，陈皮（去白），白茯苓（去皮，各一两），甘草（炙七钱），白术（生用一两）。

上㕮咀。每服四钱，水一盏，姜七片、枣一枚，煎七分。食前温服。

《医灯续焰·卷五·泄泻脉证第四十四·附方》

二神丸：治脾肾虚弱，侵晨五更作泻，全不思食，或食而不化，大便不实神效。

破故纸（四两，炒），肉豆蔻（二两，生用）。

用红枣四十九枚、生姜四两，同煮熟。去姜及皮核，取肉和药丸如梧子。每服五七十丸，空心盐汤下。

## 五十、《厘正按摩要术》

清·张振鋆撰，成书于公元1888年

《厘正按摩要术·卷二·立法·按法》

按肚角。肚角在脐之旁，用右手掌心按之，治腹痛，亦止泄泻。

《厘正按摩要术·卷二·立法·揉法》

揉中指第一节内纹，先掐三次，后揉之，治泄泻。（《按摩经》）

## 五十一、《知医必辨》

清·李冠仙撰，成书于公元1902年

《知医必辨·论肝气》

肝气一动，即乘脾土，作痛作胀，甚则作泻。

（陈娜　黎颖婷　张海燕　蔡俊媛　丁冠福　林瑞达）

# 附　篇

## 肠易激综合征文献检索过程

# 附录一 古文献检索过程

（一）检索内容

检索内容主要以第三版《中华医典》为检索工具，共检索了包括中医、中药、方剂、针灸、养生等在内的800余部书籍。

（二）检索方法

检索词：检索词主要以中西医病名对照、中西医内科学、中医病名源流、中医内科学中与肠易激综合征相关的中医病名进行检索，并在检索的过程中如发现有其他相关的词可能与肠易激综合征关系较密切，再进行进一步的检索，力求原始材料尽可能齐全。

（三）筛选标准

1. 纳入标准

以现有对肠易激综合征症状、病因病机及治则治法方药的认识，对检索的内容中与肠易激综合征症状、病因病机、治则治法及方药相关或可能相关的文章全部纳入。

2. 排除标准

与肠易激综合征无关的内容、重复内容予以排除；互相引用的文章录入原始文章，其他予以排除。

（四）检索结果

共检索包括泄泻、泻、泄、溏、下利、利、大便难、大便秘涩、大便不通、便秘、后不利、阳结、阴结、脾约、便闭、实秘、虚秘、风秘、痰秘、冷秘、热秘、燥结、腹痛等内容。鉴于包括泄泻、便秘、腹痛等在内的多个检索词与肠易激综合征关系密切，初步筛选出97本书籍。

# 附录二 现代文献检索过程

以肠易激综合征为主题词，通过 CBM 等进行文献检索，共筛选出 178 篇文献，并对 178 篇文献进行逐一分析，从辨证分型、治则治法、中药汤剂、中成药等方面进行分析，结合临床归纳总结。由于本专业相关文献较多，故限定为核心期刊。

检索工具：CBMweb 检索。检索方式：主题词、关键词。

**表 1 现代文献检索过程（文献年限：1999－2012）**

| 序号 | 命中文献数 | 检索表达式 |
| --- | --- | --- |
| 10 | 178 | （（#6）and #7）and #8 －限定：1999－2012；核心期刊 |
| 9 | 499 | （（#6）and #7）and #8 －限定：－ |
| 8 | 3533 | 主题词：肠易激综合征 －限定：1999－2012 |
| 7 | 4549002 | 特征词：人类 －限定：－ |
| 6 | 219829 | （（#1）or #2）or #3）or #4）or #5 －限定：－ |
| 5 | 40151 | 主题词：中医疗法 －限定：－ |

| | | |
|---|---|---|
| 4 | 38754 | 关键词：中西医 －限定：－ |
| 3 | 56895 | 关键词：中医药 －限定：－ |
| 2 | 59916 | 关键词：中药 －限定：－ |
| 1 | 98574 | 关键词：中医 －限定：－ |

**表2　肠易激综合征中药汤剂研究文献总结**

| 中药汤剂 | 文献类型 | 文献篇数 | 结论 |
|---|---|---|---|
| 痛泻要方 | 多个随机对照试验 | 5 | 痛泻要方及其加味对于改善腹泻型肠易激综合征的临床症状具有显著作用 |
| 其他 | 多个小样本随机对照试验 | 8 | 8篇小样本随机对照临床试验运用自拟方治疗肠易激综合征，对于改善肠易激综合征患者临床症状均有疗效 |

8篇小样本随机对照临床试验的自拟方用药多选健脾、疏肝理气、温补肾阳、养心安神之类，健脾类药物可选党参、黄芪、茯苓、白术、山药、莲子肉、炙甘草、薏苡仁等；疏肝理气类药物可选郁金、白芍、柴胡、木香、香附等；温阳类药物可选熟附子、干姜、肉桂、肉豆蔻、吴茱萸等。